LE MÉDECIN

DOCTEUR J. VINCENT

d'Armentières.

LE MÉDECIN

Son Rôle

dans la Famille et la Société.

*Frement omnes licet :
dicam quod sentio.*

CICÉRON.

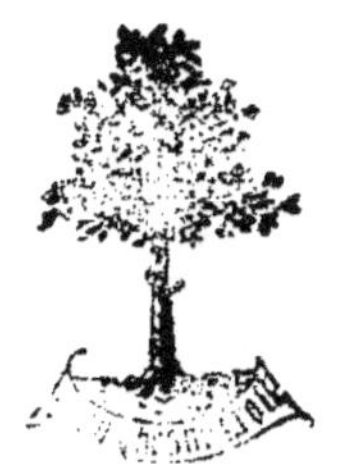

PARIS

Gabriel BEAUCHESNE & Cie, Éditeurs

ANCIENNE LIBRAIRIE DELHOMME & BRIGUET

Rue de Rennes, 117

1911

A LA MÉMOIRE

DE

TOUS MES PARENTS BIEN AIMÉS ET DISPARUS

o o o

A MES CHERS ENFANTS

Qui répondent si bien à toutes mes espérances

et à tous mes vœux,

mes meilleures tendresses et mes sentiments les plus affectueux.

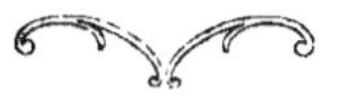

PRÉFACE

Nous venons d'achever un livre nous souvenant de cette
pensée de la sagesse indienne : Celui qui a planté un arbre
avant de mourir n'a pas vécu inutile.

Cet ouvrage est divisé en deux parties reliées entre elles par
une même idée maîtresse et directrice, la morale : la morale du
médecin à propos de l'influence qu'il peut et doit exercer dans
la famille et la société. C'est ainsi, pensons-nous, qu'il revêt
un caractère de nouveauté suffisant pour lui donner un certain
attrait.

Il est le fruit de notre expérience personnelle et un peu celui
de l'expérience des autres. Il est la synthèse d'une longue vie
de médecin qui a beaucoup vu, beaucoup lu et beaucoup rete-
nu. Pareil travail serait impossible à qui n'aurait pas, dans
ses divers mérites, celui de médecin d'autrefois.

Nous sommes, en outre, à un âge où l'on ne court pas les
aventures, où l'imagination se tait et laisse la parole à la
raison. Pour bien juger des hommes et des choses, il faut
les avoir observés maintes fois dans des circonstances et de
âges divers ; les avoir considérés sous toutes leurs faces, en
avoir fait des objets de méditations à froid, sans idées pré-s
conçues et sans exagérations inopportunes.

Vaille que vaille ce livre en est un en raison surtout de la
variété et de la multitude d'idées qui passent rapides sous les
yeux. D'ailleurs il pourrait être plus ample encore si une

intelligence plus brillante que la nôtre, si une érudition plus riche, si une plume mieux taillée et plus diserte voulaient, non pas s'en donner la peine, mais s'en accorder le plaisir.

Du reste, nous le reconnaissons, il doit être envisagé comme une timide ébauche d'un sujet difficile, comme l'expression d'un souhait de voir un jour un écrivain mieux désigné que nous, par la multiplicité de ses mérites, lui donner toute l'ampleur qui lui convient. Nos humbles efforts ne sont, en effet, qu'une invite à une œuvre de plus grande valeur et de meilleur profit.

.˙.

Dans le premier livre, le plus captivant et le plus adapté à la vie commune, nous envisageons le rôle moral du médecin dans la famille depuis son origine jusqu'à son extinction. Il pourra être d'un réel secours au public et aux jeunes médecins dont il accélérera la maturité de l'expérience, cette connaissance pratique que permet seulement d'acquérir le long usage de la vie joint aux réflexions sur ce qui a été vu, sur ce qui est arrivé de bien ou de mal. Personne n'est plus apte que le médecin à donner de judicieux conseils dans toutes les péripéties d'une vie domestique; aussi combien importe-t-il à de jeunes mariés de faire une heureuse sélection parmi les praticiens qui s'offrent à leur choix.

.˙.

Le second résume le rôle du médecin dans la société; ce rôle est un des principaux fondements sur lesquels repose

l'édifice social. Le praticien doit mettre le développement spécifique et intégral de ses ressources individuelles au profit de
la communauté humaine. Selon la lumineuse parabole des
talents, clef de toute morale publique et privée, les médecins
ont reçu les leurs pour les rendre productifs dans la limite de
leur mission. Mais combien en voit-on troquer l'action réelle
qu'ils sont appelés à exercer contre telle action d'apparence
plus flatteuse pour leur naïf amour-propre, semblables à ces
pauvres filles de Bretagne qui vendent leurs cheveux pour
s'acheter un chapeau.

Lorsqu'on veut porter un jugement sur la valeur d'un homme
on s'enquiert de ses œuvres : à l'œuvre on connaît l'artisan.
Il en est de même d'une société. C'est en considérant sa littérature, ses doctrines philosophiques, ses publications pério-
diques de toutes espèces, son théâtre, ses théories scientifiques
et la valeur de son enseignement public qu'on peut juger de
l'influence heureuse ou néfaste que ces différents objets ont
sur sa moralité.

*
* *

C'est pourquoi le médecin, pour s'acquitter de son beau
rôle social, doit posséder une suffisante érudition dans les
lettres, les sciences et les arts et, avant tout, avoir une juste
notion de la philosophie avec ses nombreuses et fausses doctrines ; personne plus que lui n'a le droit de s'écrier : Homo
sum et nihil humani a me alienum puto.

« L'éducation morale et philosophique du médecin ne saurait, écrit M. Chapuis, être trop développée... Il n'y a pas de
profession qui exige, pour être exercée noblement, plus

d'idées générales à côté de sa technique. » Toutefois nous ne prisons pas ce fatras de connaissances à la mode aujourd'hui, qui remplit le cerveau sans le nourrir et n'apprend pas à l'âme à s'élever. Il ne faut pas, tombant dans un regrettable excès, s'ériger en doctor in quocumque, car il est des médecins qu'on aime à consulter pour toutes choses sauf pour raison de santé ; ils n'ignorent rien sinon leur profession.

LE MÉDECIN

PREMIER LIVRE

ROLE DU MÉDECIN DANS LA FAMILLE

CHAPITRE I

Considérations générales sur la famille.

L'homme descend d'un seul couple. — La famille est l'unité de la société. — Rôle de l'homme dans la famille. — Celui de la femme. — Ce qu'est la femme moralement et physiquement.

L'homme a toujours été un affamé de bonheur ; après l'avoir cherché partout et demandé à tous les échos, il a fini par reconnaître que le bonheur n'avait pas de source plus vive ni plus saine que celle des affections.

Dès l'origine il a compris que la solitude était tout ce qu'il y avait de plus terrible pour lui. Aujourd'hui encore l'isolement est redouté comme la peine la plus cruelle, plus cruelle même que la privation de la vie. Substitué à cette dernière par une sensibilité plutôt faible que généreuse, il jette dans les cœurs des grands coupables plus d'effroi que la mort.

L'homme descend d'un seul couple primitif ; toutes les recherches historiques, tous les systèmes philosophiques et tous les efforts des matérialistes n'ont pas encore entamé cette vieille croyance sémitique.

L'unité la plus simple de l'association humaine, celle dont la répétition forme la société, ce n'est pas l'individu, c'est la famille. Tel est l'organisme élémentaire, le groupement primitif procédant des instincts et des intérêts matériels, en un mot, la première des associations.

Deux affections sont inhérentes au cœur de l'homme : l'amour conjugal et l'amour paternel ; elles correspondent à deux besoins également inséparables : le besoin de vivre en autrui et le besoin de revivre en autrui.

La vie publique résulte de toutes ces vies de famille, unies en vue de leur protection mutuelle : les principes et les idées du milieu social sont comme la résultante et la moyenne des idées ou des principes qui déterminent les actes de ces associations familiales.

Voilà pourquoi Dieu, dans son infinie sagesse, après avoir créé l'homme et l'avoir sauvé de la solitude en lui donnant une compagne, fonda la première famille et la dota de l'amour conjugal.

De l'union de l'homme et de la femme naissent des enfants. Dès lors la famille reçoit sa complète constitution : on peut la considérer comme une espèce de royauté dont le père est le roi, la mère le ministre, les enfants les protégés, les domestiques venant en quatrième lieu.

*
* *

L'homme a le commandement de la famille et la femme lui doit obéissance, non pas celle qui humilie, mais celle qui honore. Il ne doit pas mépriser sa compagne, car elle a été faite pour lui et lui a été donnée comme aide et non comme servante.

La vie, plus dure à la femme, lui amène plus de souffrances et de peines ; ses joies les meilleures, qui viennent des enfants, sont chèrement achetées ; son compagnon de vie devrait, autant que possible, alléger le poids des luttes et des soucis, et prêter l'étai de ses robustes épaules à cette faiblesse courageuse. Du reste, si l'homme veut que son épouse lui obéisse, il doit être pour elle plein de sollicitude, savoir à l'occasion subir les tourments les plus pénibles, et au besoin lui sacrifier sa vie.

La paternité est la première autorité reconnue sur la terre ; y a-t-il dans la nature quelque chose de plus doux et de plus grand que cette dignité ?

***

Tant que l'épouse n'a pas d'enfant, elle n'est que la maîtresse légitime de son mari : et elle n'arrive à son complet épanouissement de femme que le jour où elle devient mère.

Alors seulement sa personnalité s'accuse ; elle sent qu'en dehors de son mari elle a des droits et des privilèges qui, en lui assurant une autorité nouvelle, la rehaussent et la transforment. C'est une seconde vie qui s'ouvre devant elle : tout ce qui l'a précédée n'en a été que le prélude.

Mère, elle a d'abord la garde vigilante du berceau qui renferme un enfant capable non seulement de dormir, de pleurer ou de sourire, mais aussi de contenir l'avenir, l'humanité de demain.

Qui sera l'ange de ce trésor? Ce ne peut être son père; il saura bien lui sourire, le caresser et l'embrasser, et c'est tout.

La mère sera cet ange: elle lui donnera les soins de chaque instant. Puis, d'après une loi providentielle, elle le nourrira en le créant pour ainsi dire une seconde fois; le lait qu'elle donne est comme une partie de son cœur qui passe en son enfant.

Peut-on assez admirer et chérir ces femmes esclaves de leur devoir, qui sont mères jusqu'au bout des ongles et s'isolent dans l'égoïsme du sentiment maternel? Elles ont tout oublié excepté la grande passion de la famille; elles sont mortes au moi humain pour s'incarner en autrui; elles prennent tout caillou pour une montagne, toute fondrière pour un abîme au devant des pas de l'enfant trop aimé.

La femme, surtout à l'heure actuelle, est peut-être la créature la plus capable de refaire notre société dévoyée et vermoulue

« Qu'elle soit mère, fille, épouse ou sœur aînée. »

Les hommes qui ont laissé derrière eux un long sillage d'honneur et de gloire sont unanimes à reconnaître qu'ils doivent leur illustration à leurs mères.

« Tes enthousiasmes, écrit Pasteur à sa vaillante mère, tu les as fait passer en moi. Si j'ai toujours associé la grandeur de la science à la grandeur de la Patrie, c'est que j'étais imprégné des sentiments que tu m'avais inspirés. »

« Le souvenir de sa mère, écrit J. Claretie, est quelque chose de sacré. Il semble qu'on le doit garder dans l'intimité de la vie, en avare, comme un trésor. Son image envolée me rappelle un dévouement, une bonté, une tendresse de toutes les heures. »

La peinture a magnifié la mère ; les peintres les plus célèbres en ont fait des chefs-d'œuvre. On peut citer : Greuze, Gervez, Fragonard, Van Dyck, Rembrandt, Le Corrège, Raphaël, Rubens....

La littérature aussi s'en est inspirée dans des pages admirables qu'on peut lire chez Schiller, Gœthe, Kant, Lamartine, Chateaubriand, V. Hugo, Alfred de Musset....

La femme n'est pas, comme on est trop enclin à le croire, un être inférieur. Sa valeur propre est grande aussi bien dans la création que dans l'amélioration de l'espèce.

C'est elle, elle seule, qui fait et dirige l'éducation des enfants. C'est pourquoi elle fait prévaloir l'éducation des jeunes filles sur celle des garçons ; c'est le chef-d'œuvre d'une mère de les former en vue du rôle immense qu'elles devront jouer à leur tour dans la société.

On parle sans cesse du progrès social qu'on attend sous l'orme ; on oublie que la femme en est le facteur le plus important ; que d'elle dépend toute l'humanité.

*
* *

La façon dont les hommes jugent les femmes est un indice certain sur la manière dont eux-mêmes doivent être jugés, et le mépris qu'ils leur portent est une preuve du peu d'estime qu'ils méritent.

Schopenhauer n'a pas craint, le malheureux, d'écrire tout un pamphlet contre le sexe auquel il doit sa mère.

« Il se permet, écrit Grechen, à l'égard de la femme, les appréciations les plus insultantes, ramassées chez les satiriques et les désabusés de tous les siècles et de toutes les nations. La femme est à ses yeux un instrument inconscient entre les mains du génie de l'espèce qui s'en sert pour assurer l'accomplissement de ses desseins en perdant l'homme. C'est que jamais misogyne ne s'est rencontré ni plus féroce, ni plus injuste, ni plus grossier. »

Malheureusement pour le philosophe sa conduite n'est guère en harmonie avec ses dédains si crûment motivés. Et c'est regrettable. Ce pessimiste à froid, qui nie chez la femme la beauté, la vraie tendresse, le dévouement, l'héroïsme, un jour se promène en Italie et rencontre sur son chemin un autre pessimiste irréductible qui, celui-là, représente en poésie la misanthropie de son temps, lord Byron. Et pendant qu'ils exècrent et exécutent, en prose et en vers, la pauvre humanité en général et la femme en particulier, ils se laissent glisser et choir en des fanges qui feraient rougir des don Juan de bas étage.

.

Ces quelques lignes sur la plus intéressante et la plus méritante des créatures humaines peuvent contribuer beaucoup à discerner la psychologie d'une alliance conjugale, psychologie que les médecins doivent connaître pour se trouver à même de rendre aux familles les services qu'elles en attendent. Les indications qui suivent sur le dynamisme de la femme ne leur seront pas moins utiles.

À ce dernier point de vue la femme est insuffisamment

connue de nombreux médecins et rien cependant ne doit les intéresser davantage.

La femme ressent plus vivement que l'homme au moral comme au physique. Chez elle l'imagination est vive, le tact intellectuel délicat, la parole aisée, la joie facilement provoquée, le chagrin profond comme la pitié, l'amour maternel exalté. Tout lui est occasion de sensation et toutes les sensations retentissent sur ses organes. Elle sent plus qu'elle ne pense et tout l'émeut. Ainsi douée elle sait donner son entière sollicitude à son enfant, deviner ses besoins et ses désirs ; être l'associée de son mari dans l'âge mûr, son soutien dans la vieillesse. Plus tendre et plus expansive que l'homme, elle s'intéresse au sort des infortunés et des faibles : elle s'attache aux persécutés et se dépense en attentions pour secourir l'enfant, le malade, le vieillard. Ses plus grandes jouissances sont dans son dévouement aux pauvres. Elle est naturellement sensible, compatissante et charitable : une misère quelconque l'attendrit facilement.

Au physique elle est extrêmement impressionnable sur toutes les parties du corps ; le plus petit rien, une lumière un peu vive, les odeurs un peu fortes lui donnent une migraine ; un contact un peu rude lui fait mal ou la blesse. L'électricité ou des émanations dans l'air lui causent des étouffements.

D'autre part les attributs dominants de la femme sont sa faiblesse et sa sensibilité, et c'est ainsi qu'elle arrive à remplir dans la société le rôle qu'en attend la Providence. Ce rôle n'est pas exclusivement borné à la reproduction de l'espèce ; il s'étend surtout à l'éducation de l'enfant, à la consolation de l'homme, au soin de la vieillesse et c'est pour tout cela que la force, chez elle, a été sacrifiée au sentiment.

Le médecin doit savoir manier ce thermomètre de la sensibilité chez la femme et n'oublier jamais que si les hommes sont faits pour agir, les femmes le sont pour ressentir.

CHAPITRE II

Ce que vaut la vie.

Vie de famille. — L'homme est libre d'user de la vie à sa guise, mais n'en a pas le droit. — Dilettantisme. — Lois de la vie. — Le Devoir. — L'homme responsable de sa vie. — Loi du devoir ou loi morale. — La vie est une succession d'événements.

La vie de famille, si rafraîchissante et si fortifiante à la fois, est si douce et si saine au corps et à l'âme que, malgré les nombreux écueils semés sur son parcours, elle demeure celle en qui abondent davantage le calme et la joie. Pour atteindre ce bonheur, il faut savoir avant tout quel usage on doit faire de la vie en raison de son importance et du prix qu'elle vaut.

Les questions philosophiques les plus utiles à l'homme sont négligées à notre époque; non seulement le public, à part quelques intellectuels d'élite, mais aussi de nombreux médecins ignorent les notions fondamentales qui doivent servir de phare dans la direction de la vie; elles leur sont cependant indispensables pour eux-mêmes et pour les autres qu'ils sont appelés à guider dans la limite de leur influence.

L'homme a le désir de vivre et c'est ardemment qu'il s'attache à l'existence. Il doit élever à un prix plus estimable sa vie morale et sa vie intellectuelle que sa vie organique. De là la difficulté de connaître la nature, les conditions, le prix de la vie.

Chacun de nous a la liberté d'en faire usage à sa guise, mais n'a jamais le droit de la soumettre à tous ses caprices. On est même souvent obligé de s'incliner devant des circonstances dont la volonté n'est pas maîtresse, tandis que d'autres lui sont entièrement soumises.

D'après cela ce qui donne à la vie toute son importance c'est la sélection qu'il faut savoir faire entre les actions convenables et celles qui ne le sont pas. De cette simple considération naît le sentiment du devoir et, par suite, la dignité et la responsabilité de l'homme.

Celui qui considère la vie en dilettante en fait une chose vaine ; ce n'est alors pour lui qu'une image amusante. Il se contente de voir et de comprendre et jouit du plaisir de ces deux actes : le reste n'a pour lui aucune importance. D'ailleurs tout le monde ne peut s'accorder cette satisfaction, et c'est pourquoi la formule du dilettantisme ne peut s'appliquer à l'humanité tout entière, car beaucoup seraient, par le fait, sans ressources dans la lutte pour l'existence. Cette doctrine est mauvaise et par suite inacceptable.

La vie est bien plus sérieuse.

.

Chez les végétaux et chez les animaux comme chez l'homme la vie matérielle est caractérisée par la nutrition ; c'est ainsi qu'elle se conserve et croît sans cesse ; mais elle fait tout cela pour se dépenser aussi sans relâche, et se prodiguer plus ou moins selon que l'être organisé est doué d'une vie et plus éminente et plus riche.

L'être vivant n'acquiert que pour dépenser; c'est son unique but. Mais, chose plus digne d'admiration, arrivé à son complet développement, il se met à produire et trouve sa perfection dans la reproduction, obéissant ainsi à la plus grande loi de la vie, la fécondité. En un mot, si le rôle de la vie est de recevoir et de prendre, son but est de donner et de rendre.

La vie intellectuelle ne s'entretient qu'en recevant et en acquérant à l'aide d'un acte, d'un effort, car l'esprit n'est pas créateur; l'intelligence ne se développe qu'à la condition d'agir et de travailler sans cesse. Dès lors elle sent la nécessité de sortir d'elle-même. de s'exprimer, de rayonner au dehors; tel le savant qui désire faire des savants comme lui.

L'artiste est dans le même cas; les chefs-d'œuvre des autres alimentent son génie; il reçoit des matériaux de la nature et des hommes pour les transformer selon sa puissance; en un mot, il reçoit et il donne.

N'est-ce pas de cette façon que l'homme est sans cesse nécessaire à l'homme? Il faut sortir de soi-même pour donner aux autres une part de sa vie. En un mot la vie est soumise à ces deux lois : *recevoir* et *donner*.

La vie est action et c'est pourquoi elle est chose sérieuse.

L'homme qui s'amuse s'égare; il oublie qu'il a une tâche à remplir, la sienne. Cela est extrêmement grave.

Sous les formes les plus diverses il exerce ses facultés et n'arrive à traiter sa vie comme une chose sérieuse qu'en remplissant la mission qui lui est propre.

Mais l'homme n'est pas un animal : il faut le considérer comme homme et parce qu'il est homme. C'est par sa faculté de penser, par sa force et sa générosité, caractères que le christianisme perfectionne, ennoblit et fortifie sans cesse, qu'il est homme, c'est de cette façon qu'il arrive à réaliser la beauté de sa vie.

.[.].

Tout homme a donc quelque chose à faire et un commandement impérieux l'oblige à s'en acquitter de bonne grâce. C'est une obligation morale qui peut étendre ses exigences jusqu'à tous les sacrifices même celui de l'existence ; le devoir, tel est le résumé philosophique de la vie.

Cette obligation implique de toute nécessité la dépendance de l'homme, mais une dépendance qui ne l'abaisse pas, car celui qui le commande a une valeur infiniment plus grande que la sienne : en se soumettant librement, l'homme s'ennoblit ; il grandit en s'inclinant.

Nous avons un maître auquel on ne peut opposer sans repentir une résistance. Nous voyons donc comment nous ne pouvons faire de la vie ce que nous voulons.

Des prérogatives précieuses ont été confiées à l'homme par un supérieur non pour en user à sa guise, mais d'une façon dont il devra répondre. Telle est notre responsabilité morale. Il y a un Maître, un Législateur, un Juge auquel nous sommes tous soumis, c'est-à-dire Dieu. La morale, avec sa soumission nous fait rompre avec la nature et nous ouvre l'entrée d'un monde supérieur. Tout, même le sacrifice, nous y mène ; la mort elle-même n'est pas un terme ; elle est le moyen qui brise l'obstacle qui nou sépare de cette vie supérieure. « Mourir, écrit un philosophe, c'est vivre, et pour vivre il faut mourir. » Tout a son origine et retourne au Vivant éternel, à Celui pour qui l'on meurt.

Dès lors quoi de plus lamentablement étrange que d'entendre des hommes assez fous pour crier : « Ni Dieu, ni maître. » Rien au-dessus d'eux et conséquemment plus de dogmes religieux, plus de morale. Ils appliquent tous leurs efforts à renverser la vraie morale pour en inaugurer une autre qui n'a rien de moral.

La loi du devoir marque le véritable sens et le but de l'existence, Vivre selon la morale c'est vivre comme il faut, car c'est elle qui donne à la vie toute sa perfection.

La vie est aussi une lutte continuelle dans laquelle les hommes s'aident mutuellement pour obéir à la loi morale ; un seul mot la résume, le mot *aimer*. L'amour a un caractère social et c'est le fond de la raison de vivre, c'est le fond de notre religion : aimer Dieu par-dessus toute chose et le prochain comme soi-même, voilà pourquoi la vie est faite, et voilà ce qu'il en faut faire. L'amour est un don qui explique tout ; c'est lui qui nous fait sortir de l'égoïsme.

La vie est donc une chose précieuse ; elle en prépare une autre. A vrai dire elle ne trompe que ceux qui n'attendent pas assez d'elle.

*
* *

A un autre point de vue, on peut considérer la vie comme une succession d'événements qui nous font mourir tous les jours. Un philosophe l'a résumée en ces trois mots : *nasci, pali, mori ;* il a omis le verbe *vivere*, et cela à bon escient parce que l'homme souvent oublie de vivre. Combien peu, en effet, absorbés par les affaires ou les divertissements, s'occupent de la vie présente ou songent à la vie future. La chose précieuse et chère entre toutes est prodiguée comme la plus méprisable.

Il y a des âmes vides qui sont à charge à elles-mêmes et aux autres : elles passent leur temps dans une dissipation continuelle et ne peuvent se défendre d'abord d'un désolant ennui qui les consume et plus tard d'un dégoût navrant de toute occupation, de toute jouissance, et même de l'existence.

L'homme, que de cruels malheurs ont réduit à la solitude, sait encore goûter des plaisirs dans l'amour des lettres, des arts ou des sciences. Les distractions de l'âme guérissent ou soulagent les peines physiques ou morales. « La vie, écrit Ohnet, est pleine d'amertumes, de déceptions et de misères, et ce sont le plus souvent les plus nobles esprits qui sont les plus malheureux, car tout leur est souffrance au milieu des vulgarités, des bassesses et des vilenies courantes. À notre époque faite pour les cuistres et les coquins, les âmes délicates et loyales sont à plaindre. »

Cette connaissance de la vie est d'une utilité incontestable à tous ceux qui en ignorent les enseignements avant de se lancer dans une carrière ou dans une alliance conjugale. Savoir ce qu'elle est, ce qu'elle vaut, ce qu'elle exige, c'est tenir le fil d'Ariane pour sortir honorablement des labyrinthes où tous nous sommes exposés à nous égarer.

Considérons d'abord les préliminaires du mariage : les fiançailles et la dot.

CHAPITRE III

Fiançailles et dot.

Éviter les improvisations conjugales. — Conditions de fortune. — Le bonheur ne s'achète pas. — Demander chez la femme, avant tout, un bon esprit, la raison et l'attention.

On ne saurait apporter trop de prudence et de réflexion dans cette matière si délicate, la conclusion d'un mariage. Il faut un peu s'étudier avant de s'enchaîner l'un à l'autre pour la vie; le temps est un collaborateur indispensable. Il faut avoir peur des improvisations conjugales si l'on veut éviter de laisser derrière soi l'amertume des regrets.

Aujourd'hui, il est vrai, la première fillette venue, en rupture de poupée ou à sa sortie de couvent, a déjà des idées fort nettes sur le placement de sa petite personne et calcule avec une lucidité merveilleuse les chances de profit et de perte qu'offre cette spéculation.

Dans les grands centres les qualités morales d'une jeune personne comptent pour peu dans ses chances d'établissement. D'abord on ne s'y voit guère qu'en représentation, ce qui permet de dissimuler les défauts sous une mince couche de vernis. Plus tard, après l'union conjugale, la lune se roussit-elle, Monsieur et Madame viennent-ils à se prendre en grippe, rien ne les empêche de tirer chacun de leur côté et de substituer à l'aversion légale une félicité de contrebande ; s'ennuyant en ménage chacun cherche à passer de Sparte à Capoue. Les époux sont perdus dans la foule ; parmi leur entourage, les uns ignorent leurs désordres ; les autres les acceptent avec une indulgence dont ils ont besoin pour eux mêmes.

Dans les petites localités, au contraire, la vie est transparente ; on respire porte à porte ; on sait tout de tous. En outre, l'union une fois conclue ne peut être rompue, ni même être desserrée sans faire crier au scandale, toutes raisons excellentes pour y regarder à deux fois et ne priver qu'à bon escient sainte Catherine de ses dames d'atour.

On s'étonne de l'aveuglement candide avec lequel la plus charmante des filles épouse un vilain sot qui a laissé de la laine à tous les buissons.

Pour un homme, souvent, le mariage n'est qu'un des événements de la vie et, parfois même, l'un des plus vulgaires.

Pour une jeune fille, c'est le grand événement. Quelqu'un passe devant ses yeux ; ses regards se sont croisés avec les siens et cela a suffi. Un mystérieux échange s'est accompli entre eux, et, sous l'influence d'un mirage, ce quelqu'un prend des proportions fantastiques ; le cœur bondit et le poème commence. C'en est fait. Les défauts d'un fiancé peuvent sauter aux yeux de tous sans que la pauvre fille en soit le moins du monde inquiète ; elle en chasse même l'évidence.

Ce sont deux rêves que le prêtre unira demain ; deux fantômes qui échangent l'anneau et se jurent fidélité.

L'épouse se cramponne à son rêve de fiancée, alors

même que des années d'expérience lui en ont prouvé la fausseté. Mais, si cruelle que soit la déception, elle n'avouera jamais la nullité de l'homme qu'elle a choisi. Il est encore dans le monde des anges qui se cachent, des anges à huis-clos. Si le regret est le fond de l'âme humaine, les femmes, en général, n'en sont pas moins remarquables par la fidélité de leurs sentiments.

,

Nous savons qu'il y a des convenances reconnues salutaires par l'expérience ; telles sont les conditions de fortune, de position et de naissance qui peuvent contribuer beaucoup au bonheur ou au malheur d'une famille. Les parents comprennent d'ordinaire ces règles de la prudence domestique. Les jeunes gens en feraient plus volontiers bon marché ; du moins, était-ce ainsi autrefois, car on dit qu'aujourd'hui les jeunes calculent aussi bien que les vieux.

D'aucuns prétendent que le mariage, étant une pure loterie, il faut s'assurer uniquement de la dot principalement de la jeune fille en la soupesant comme un lingot d'or, et s'abandonner à la chance pour le reste. Mais tout le monde n'est pas de cet avis. Si l'homme n'est pas en situation de dédaigner les titres de rente, il veut pourtant que la femme lui offre quelques autres garanties de bonheur, d'honneur et même des garanties exceptionnelles. On sait comment un certain nombre de jeunes filles, aujourd'hui, sont élevées ; cela fait peur.

On n'a jamais tant vu de mauvais mariages depuis

qu'on est devenu plus attentif à la dot qu'à l'honneur et à la vertu. Il faut que la figure plaise ; mais il faut s'attacher de préférence au caractère et à l'éducation. On ne doit s'allier qu'avec de parfaites honnêtes gens chez qui la probité fut dans tous les temps héréditaire et sans tache.

La femme sérieuse, belle et chaste est celle que le jeune homme doit rêver d'avoir à son foyer, à sa *sancta casa*, où elle sera la madone pour en être aussi l'honneur et le charme.

On ne doit pas ignorer à quel point la passion peut fausser et pervertir les âmes les plus pures et les plus hautes si on la laisse s'établir en souveraine sur les ruines de la raison, de la volonté et de l'honneur.

Le mariage ne doit pas viser l'union de deux dots, de deux corps, mais celle de deux cœurs, de deux âmes et de deux vies.

On n'achète pas le bonheur au poids et à la mesure à l'aide de la fortune. Voulez-vous vous ruiner, a écrit quelque part Michelet, épousez une femme riche. Du reste, on doit savoir que ce n'est pas seulement avec une grosse dot ou par des gains importants qu'on amasse une fortune ; c'est bien plus par ce qu'on ne dépense pas.

Quand on est sans le sou on marie ses sentiments ; quand on est riche on marie ses dots, oubliant que la fortune est une fée si prestigieuse qu'elle entraîne les esprits dans le tourbillon de sa roue.

Il serait mal de décourager certaines âmes assez énergiques pour faire abnégation, à l'avantage inestimable de choisir selon leur cœur, de bienséances sociales, respectables sans doute, mais non obligatoires, pourvu toutefois que le mobile de cette détermination ne soit pas une passion blâmable, et qu'on soit bien décidé à faire face à toutes les difficultés avec autant de courage qu'on a eu à les braver.

Nous ne savons plus quelle femme a écrit que si elle était fée et avait à choisir pour doter son filleul entre l'esprit et la bêtise, elle choisirait la bêtise afin qu'il ne vive pas en ce monde comme un paria. C'est qu'en effet la simple bêtise donne plus sûrement le calme et le bonheur que ne sauraient le faire l'esprit et la sagesse.

Qui n'a pas rencontré des imbéciles dont la béatitude donnait envie ? Malheureusement n'est pas bête qui veut : l'étude ne suffit pas ; il faut la vocation, et rendrait-on cette école de bêtise gratuite et obligatoire qu'on ne parviendrait pas à bêtifier tout le monde ; il y aurait toujours à la queue de la classe quelques diables d'esprit, absolument rebelles.

On tient compte aussi, dans certaines régions, de la position sociale du prétendant ; mais ce qui est désirable ici ne l'est pas ailleurs ; cela tient aux coutumes et aux préjugés en vigueur. Écoutons l'intéressante anecdote suivante :

Quand par hasard une jeune fille est réduite à épouser un beau garçon, riche, instruit, honnête, bien élevé et gagnant soixante mille francs par an dans le commerce ou l'industrie, elle prend de longs détours pour exprimer cette déchéance à son amie de couvent. « Mon mari est dans le commerce, mais dans le haut commerce ; il fait les affaires en grand et ne s'occupe, pour ainsi dire, de rien : à peine s'il se montre à son bureau une demi-heure par jour. Du reste, nous comptons nous retirer bientôt. »

L'amie qui doit épouser un sous-préfet à 4.500 fr. l'embrasse avec effusion et lui dit : « Pauvre belle ! je serai toujours la même pour toi : mon mari n'a pas de préjugés. Tu nous présenteras le tien quand il sera sorti des affaires ! »

La dot ne doit pas être exclue : mais qu'on s'abstienne au moins de préférer de beaux diamants aux pierres précieuses. Avec une femme qui a de grandes qualités, un esprit noble et juste, beaucoup de raison et d'attention, la dot grossit tous les jours : au contraire, avec une folle qui ne doute de rien et dont le père est un parvenu de fraîche date, toutes les successions sont mangées à l'avance et le vieux patrimoine est bientôt entamé.

Il paraît aussi aux médecins observateurs que le système de la dot, plus spécial aux races latines, et plus développé, plus tyrannique en France que partout ailleurs, est un danger pour l'avenir. Un riche banquier avait une jeune fille dont l'un des membres inférieurs était raccourci par une coxalgie. La mère, elle même scrofuleuse, se désolait en réfléchissant combien l'établissement de sa fille présenterait de difficultés. Bast ! dit le père, une épaisse semelle en billets de banque rétablira son équilibre ; et il dit vrai. Ainsi vont à peu près les choses aujourd'hui : prenez ma fille et je vous donnerai tant d'indemnité

CHAPITRE IV

Mariage. — Amour conjugal.

« Le mariage, écrit le P. Taparelli, S. J., dans son beau
traité de droit naturel, est une fonction de la nature
humaine, destinée par elle à la conservation, à la propagation et au perfectionnement du genre humain ; il est
donc un besoin constant de l'espèce humaine qui périrait
sans lui ; de plus il est l'origine de la société domestique
et peut être pour l'individu, parfois, une nécessité. »

Deux ordres de personnes composent le genre humain ;
la différence des sexes rend leur union nécessaire pour
la propagation de l'espèce. Si l'ordre de la nature ne vient
à subir un trouble quelconque, il naît par année commune et dans le monde entier un nombre à peu près égal
d'enfants des deux sexes.

Le mariage, est une associaton en vertu de de laquelle un
homme et une femme confondent inséparablement leurs
vies ; ils entrent en participation de tous les droits divins
et humains qui leur appartiennent, et mettent en commun
leurs personnes, leurs affections, les biens et les maux que
leur réserve la fortune adverse ou propice.

L'homme et la femme ne deviennent époux que par

l'exercice simultané de la volonté et de la liberté du choix ; le libre arbitre et un instinct impérieux, la raison et les sens concourent à former le pacte conjugal.

Le mariage a certainement ses inconvénients, ses tristesses, ses dangers ; mais c'est encore le meilleur moyen que puisse trouver l'homme pour vieillir et mourir honnêtement sous ses cheveux blancs.

Le premier conseil que le médecin a l'occasion de donner à de jeunes époux c'est celui de s'aimer beaucoup, de s'aimer toujours.

L'amour est le besoin de vivre en autrui. Aimer, selon Leibnitz, c'est se délecter de la félicité des autres, ou, ce qui revient au même, en faire la sienne.

L'amour conjugal est un amour profond qui fait partie de nous-mêmes ; où le respect se mêle à la tendresse ; où l'on craint plus de déplaire à l'être qu'on aime que d'encourir des disgrâces.

La solitude est le péril le plus redoutable pour l'homme qui ne peut s'y résigner parce que, seul, la pensée de son néant le tourmente sans cesse. C'est pourquoi l'homme ne doit jamais mépriser la femme : car elle a été faite pour lui, et d'ordinaire nous aimons ce qui a été fait pour nous ; rien n'harmonise la vie comme l'amour du mari et de la femme : et quand la concorde règne entre eux, les enfants sont bien élevés.

L'amour conjugal est le sentiment qui donne naissance à la famille ; il émeut toutes les facultés : l'esprit, le cœur, l'imagination et même la raison. Pascal écrivant sur ce sujet ne craint point de dire : « L'amour et la raison n'est qu'une même chose : c'est une précipitation de pensées qui se porte d'un côté sans bien examiner tout, mais c'est toujours une raison. Les poètes ne devraient pas nous dépeindre l'amour comme un aveugle ; il faut lui ôter son bandeau et lui rendre désormais la jouissance de ses yeux. »

Platon, le grand philosophe de l'amour, l'appelle : « un enthousiasme et un délire envoyé par les dieux. » Toutefois il faut redouter les effets déplorables de cette exaltation.

Les hommes s'attachent trop aux attraits frivoles d'un joli visage. L'amour conjugal ne vise pas à de brutales sensations ; son but unique est la conservation de l'espèce ; toujours doivent être observées la tempérance et la délicatesse voulues. L'exaltation n'est pas la faute du sentiment, mais celle de l'homme qui ne sait le contenir et le gouverner. La passion n'est jamais la tendresse et l'on n'aime de tout son cœur que si on est resté pur. Rien n'est plus saint ni plus estimé que d'aimer sa femme ; ce plaisir sans contredit est le plus agréable de tous.

Un des caractères principaux de l'amour conjugal, c'est la délicatesse qui est au cœur ce que la finesse est à l'esprit. C'est par là qu'il se révèle tout entier. Rien de tout ce qui peut plaire ne lui échappe ; il prévient tous les désirs.

La force est aussi un caractère qui vient du cœur. Le véritable amour conjugal est fort et courageux ; c'est ce qui en fait une affection si grande et si noble. Doté de cette inestimable vertu l'amour dans le mariage peut tout supporter et tout entreprendre : l'impossible n'a pas de prise sur lui. Beaucoup souffrir et beaucoup faire pour la personne aimée, voilà son ambition et aussi son rêve.

Il y a des hommes qui sont résolus à l'avance à être pour leurs femmes irréprochables quant aux égards, aux soins délicats qu'elles souhaitent : mais elles n'ont point à attendre d'être aimées d'amour par eux.

Il est aussi des jeunes filles trop superficielles pour **être** aimantes ou trop mondaines pour désirer vivre par le cœur. Coquettes et frivoles, amoureuses du luxe et friandes des jouissances d'amour-propre, elles ne sont jamais accessibles aux sentiments les plus élevés. Elles ont **plus besoin** d'être adulées qu'aimées.

Ces mariages-là ne sont que des unions de convenance. Quoi qu'il en soit, les conjoints doivent faire ce qui doit être fait : chercher toujours le bien à accomplir et, à défaut du bonheur, trouver au moins la **paix**.

En résumé l'amour est une des conditions du mariage et c'est pourquoi il n'a pas besoin d'être défendu. Contrairement à la passion qui ne dure pas toujours, l'amour conjugal est sans limite dans le temps.

_

La diversité et l'imperfection des caractères sont une cause fréquente d'écueils. Dans la plupart des unions il y a divers degrés d'intimité, de confiance et de bonheur.

Tous les caractères ont leurs angles et les frottements ne seront rien ou seront beaucoup selon la **sagesse des maris**, qui ne doivent jamais envenimer le mal et **prendre la massue d'Hercule pour tuer une mouche.**

Le meilleur moyen d'éviter même les plus légères
piqûres, c'est de s'autoriser réciproquement, dès le début
du mariage, à se faire toutes les observations en gardant
sans cesse le ton de l'entretien familier dicté par la prudence, la charité et l'amour. Les observations immédiates
ne sont pas sans danger : faites et reçues dans la colère,
elles sortent presque toujours des justes limites, compromettent l'autorité et amoindrissent le respect. Ce qui, du
reste, rend la tolérance facile, c'est la pensée que chacun
a ses défauts et qu'on n'a pas le droit d'exiger des autres
la perfection que l'on ne s'impose pas à soi-même.

Si la femme est fière et dédaigneuse, que son mari ne
la méprise pas ; il doit savoir par son dévouement
l'attirer à lui et prouver sa tendresse par les plus
ingénieuses délicatesses d'une affection qui éclate dans
les moindres choses. Qu'il ne tente jamais de l'enchaîner
par la peur, mais qu'il se l'attache par la bienveillance et
la vénération. Combien la joie est doublée quand elle est
partagée par des cœurs qui se comprennent et qui se
répondent. Quelle touchante solidarité aussi le malheur
établit entre ceux qui souffrent du même mal, qui peuvent
entrelacer leurs mains pour se raidir ensemble contre
l'adversité et verser leurs pleurs dans la même coupe !

Les mœurs et les idées d'autrefois sur la famille ont
bien changé. Le caractère sacerdotal de la paternité s'est
effacé peu à peu du consentement des deux partis, car
tout se vote et se discute à l'heure actuelle. On s'est habitué à penser que la tendresse suffisait à tout. Pour protes-
ter contre une hiérarchie dont on ne comprend plus la
grandeur sociale, on est tombé dans l'abandon des idées

égalitaires et le laisser-aller de la camaraderie ; un souffle d'indépendance et de familiarité a tenu la place des respects et des pieuses contraintes d'autrefois.

Une cause fréquente de discorde résulte de l'empiètement de l'un des époux sur les prérogatives de l'autre. La femme doit savoir qu'il faut à son foyer une autorité et que celle-ci n'a jamais été contestée au mari. Dieu lui a donné la raison et la force : la raison pour gouverner la famille, la force pour la défendre

Du reste l'homme a des qualités pour l'exercice de la souveraineté que la femme ne possède pas ; son esprit a plus d'étendue, ses idées plus de suite, son jugement plus d'impartialité.

De l'amour, il en faut donc : au moins un peu en épousant et beaucoup après avoir épousé. Ce n'est que pour les libertins et les hommes déraisonnables que le mariage devient le tombeau de l'amour : celui-ci doit-être la suite plutôt que le motif du mariage. Il faut un amour produit par la raison admettant la connaissance et le goût des devoirs, et non pas un amour extravagant ne sachant faire que des folies. Il n'appartient qu'aux hommes corrompus de croire qu'un amour raisonnable est un paradoxe.

Enfin deux considérations importantes jouent un grand rôle dans l'avenir d'une union conjugale : la précipitation que l'on met à la conclure et la question de la dot qui est trop appréciée.

On ne peut assez déplorer l'aveuglement d'hommes qui réalisent avec tant d'étourderie un marché aussi sérieux et qui, le marché conclu, se donnent si peu de soucis pour s'épargner le chagrin de s'en repentir.

CHAPITRE V

Le foyer.

Le jeune homme et la jeune femme en se mariant n'héritent pas d'ordinaire de la maison familiale. Il faut qu'ils trouvent ou qu'ils édifient un foyer pour y accrocher leurs âmes et y remplir leur destinée.

Dans le choix ou la construction d'une maison le médecin de la famille devrait toujours être consulté sur les garanties de salubrité qu'elle doit offrir. Cela est d'une grande importance : il y a tant de choses dont il faut tenir compte.

Il en faut considérer l'éloignement, l'orientation, le grand air, la salubrité du sol, la disposition des pièces ; faire grand cas du cube d'air, de l'éclairage, du chauffage, de la ventilation, d'une distribution constante d'eaux potables de bonne qualité.

La principale cause de la phtisie est l'habitation insalubre, et les taudis malsains des malheureux ne sont pas les seuls à incriminer.

Les magnifiques immeubles modernes ont des parties

qui jurent, par leur insalubrité, avec les salons, les salles à manger, etc... consacrés aux besoins de paraître. Trop souvent les chambres sont exiguës et prennent jour sur des rues étroites et empestées.

Mais les cuisines à demi obscures et encombrées, mais les chambres étroites, non aérées, reléguées au cinquième ou au sixième étage ; mais les loges des concierges, ces réduits inhumains, sans air et sans lumière ; que tout cela est triste et fertile en tuberculeux ! Quand donc surveillera-t-on ces bouges dorés qui déshonorent notre époque si fière de sa civilisation ?

Il est aussi de fait qu'aujourd'hui on sacrifie trop au luxe criard, à l'étalage d'une architecture insolente pour négliger les conditions propres à rendre une demeure à la fois saine et commode et un séjour agréable. Malheureusement l'émulation s'en mêle et on ne voit pas la fin d'une manie aussi puérile que dangereuse. Les maisons, devrait-on savoir, sont bâties pour vivre dedans et non pour les regarder du dehors. On doit préférer la commodité à la symétrie si toutefois on ne peut avoir l'une et l'autre. Ces jolies superfluités, apportées pour rendre les habitations agréables à l'œil, ne sont bonnes que pour les palais enchantés de nos poètes qui les bâtissent à peu de frais.

Quand les conditions hygiéniques ont été observées, on arrive à se procurer ce petit coin intime qui fait qu'on est chez soi, qu'on aime les murs qui vous entourent, l'atmosphère qui vous enveloppe, nous ne savons quoi de doux et de familier qui parle au cœur et à qui le cœur parle. On s'attache à sa maison ; on en aime le visage, l'esprit, les détours ; on s'y sent protégé contre les indiscrétions, les vicissitudes et tous les bruits du dehors. C'est ainsi qu'on chérit le vieux nid où le moindre coin offre un souvenir, où tout est connu, aimé. L'âme des choses vraiment n'est pas un vain mot.

Le foyer ! que d'idées ce mot éveille dans les cœurs et les esprits ! C'est là que la vie se résume, c'est là que s'épanouissent à l'aise les joies de la famille ; il est à la fois un refuge dans la douleur et le domaine des belles et douces affections.

« O foyer domestique ! s'écrie un grand orateur de Notre-Dame, maison paternelle où, dès nos premiers ans, nous avons respiré avec la lumière l'amour des saintes choses ; nous avons beau vieillir, nous revenons à vous avec un cœur toujours jeune, et, n'était l'éternité qui nous appelle en nous éloignant de vous, nous ne nous consolerions pas de voir chaque jour votre ombre s'allonger et votre soleil pâlir. »

*
* *

La jeune femme est belle à voir, en sa nouvelle demeure ; elle y apporte l'ordre, la propreté, l'harmonie dans les objets, ce je ne sais quoi enfin d'artistique qui en produit le charme et tout l'attrait. Aujourd'hui, dans le grand monde, il est de bon ton de donner à son intérieur une note personnelle pour le distinguer des autres. La femme doit arranger son home selon sa manière de voir, ses goûts, ses fantaisies, ses charmantes initiatives qui font remarquer qu'un esprit intelligent et distingué a passé par là.

L'homme aussi doit s'intéresser à son logis en y disposant tout selon les besoins du ménage; il faut qu'il s'y reflète quelque chose de lui-même et qu'il sache en tirer tout ce qu'il peut produire; il doit aussi en garder pour lui toutes les responsabilités et tous les soucis.

Négliger d'embellir, d'enguirlander sa demeure, d'en éloigner les gênes par l'effort de l'intelligence, d'y rendre enfin la vie plus facile, c'est se rapprocher du sauvage qui se contente d'un hamac d'écorces. La décence de la maison et la dignité de l'homme sont presque toujours inséparables : on aime la vie à la maison quand la maison est aimable. Le perfectionnement du foyer domestique est un des caractères les plus évidents de la civilisation. Il constate l'attachement de l'homme a sa demeure et à la famille, l'habitude des devoirs journaliers. le besoin des joies honnêtes. « Le nid mal construit. dit le proverbe chinois, indique l'oiseau vagabond. »

**
* *

Enfin le foyer est créé et trois êtres y sont assis : l'époux, l'épouse et l'amour qui les unit. Ces premières heures sont à eux ; qu'ils en jouissent donc sans trouble. A leur âge on a besoin de solitude pour causer de ses espérances.

La femme qui dirige et surveille le travail de la maison est appelée la femme forte dans la Bible. Les Romains disaient : *Domi suæ quilibet rex.* tout homme est roi chez lui et ils estimaient à grand prix la dame qui savait garder sa demeure. L'Anglais tient un langage identique quand il proclame cet axiome : La maison de chaque Anglais est une forteresse.

Chez tous les peuples le foyer a été considéré comme un lieu sacré dont la violation emportait l'idée d'un sacrilège.

Les anciens comptaient l'amour de la maison parmi les vertus. Ce sentiment était profond, puissant dans leurs âmes. C'est Anchise qui, à la vue de Troie en flammes, ne veut pourtant pas quitter sa vieille demeure. C'est Ulysse à qui sont offerts tous les trésors et l'immortalité même et qui préfère revoir son foyer. C'est Cicéron : « Ici, dit-il, est ma religion, ici est ma race, ici les traces de mes pères ; je ne sais quel charme se trouve ici qui pénètre mon cœur et mes sens. » Quand on se place par la pensée au milieu des plus antiques générations, on comprend combien ces sentiments affaiblis déjà au temps de Cicéron, avaient été vifs et pénétrants. Pour nous la maison est seulement un domicile, un abri : nous la quittons et l'oublions sans trop de peine, ou, si nous nous y attachons, ce n'est que par la force des habitudes et des souvenirs. Car pour nous la religion n'est pas là ; notre Dieu est le Dieu de l'Univers et nous le trouvons partout. Il en était autrement chez les anciens ; c'était dans l'intérieur de leur habitation qu'ils trouvaient leur principale divinité, leur providence, celle qui les protégeait individuellement, qui écoutait leurs prières et exauçait leurs vœux. Hors de sa demeure l'homme ne se sentait plus de dieu ; le dieu du voisin était un dieu hostile. L'homme aimait alors sa maison comme il aime maintenant son église.

Aujourd'hui, il n'est guère de contrée du globe où ne se voit un foyer domestique, un asile pour la nuit, un refuge dans les mauvais jours.

Dans les pays civilisés, en notre belle France surtout,

la Providence refuse rarement le souriant berceau à l'enfant, l'honnête atelier au travailleur, le logis, si exigu soit il, à la famille qui trouve généralement plus de joie dans une petite que dans une grande maison : *Parva domus, magna quies.* « Un grand cœur dans une petite maison, a écrit Lacordaire, est toujours ce qui m'a touché ici bas. » « Se trouver bien dans un petit état, dit Gœthe, c'est avoir atteint un grand but. »

.·.

En traitant cette question si intéressante du foyer domestique, nous ne pouvons nous empêcher de penser à l'habitation du pauvre, de l'ouvrier.

« Que de miséreux, écrit Mgr Baunard, qui, dans nos grandes villes, ont leurs pauvres nids perchés au dernier étage de ces grandes enfilées de maisons aériennes, sous le toit glacé ou brûlant, où le jour se glisse par l'étroit passage d'une lucarne mal close et gémissante. »

Les garnis de nuit à Paris sont des niches qu'un économiste, le comte d'Haussonville, nous représente « taillées par tranches dans une seule pièce de laquelle on en a fait quatre, perdues là-haut dans les combles, si basses, si reserrées qu'on ne peut y pénétrer qu'en rampant. Les escaliers descellés, les vitres absentes, les larges fentes qui bâillent aux murailles, donnent à ces masures l'apparence d'une ruine. Ni quinquet, ni lumière ; on marche à tâtons au milieu d'une lourde atmosphère où se combinent, dans une odeur insupportable, l'humidité des murs, les chandelles éteintes et la buée de la sueur humaine. Sur un matelas, d'où la laine s'échappe mêlée à des copeaux, un paquet de guenilles est roulé dans un coin ; on le pousse, il s'agite, il se lève : c'est un homme ! Et l'on recule effrayé de voir qu'une créature vivante puisse respirer et vivre dans cette atmosphère de mort. »

Dans nos villes industrielles se rencontrent ce qu'on appelle des *cours* composées de maisons affreuses, repaires hideux et infects de toutes les misères du corps et de l'âme. Elles existent pour le grand scandale de la société, la honte de propriétaires rapaces et la condamnation de pouvoirs inconscients et veules.

Nous, médecins habitués à voir et à toucher les choses les plus répugnantes, sortons toujours de ces taudis avec un profond dégoût et une grande tristesse.

L'une de ces cours est composée de cent dix habitations dont chacune a comme surface environ huit mètres carrés : une seule pièce au rez-de-chaussée et pour étage une mansarde où l'on accède par un escalier ressemblant davantage à une échelle. Là grouillent le père, la mère et souvent cinq à six enfants. Nous avons vu une famille de ce nombre sous-louer sa mansarde à une seconde famille aussi nombreuse. La nuit elles étalaient leurs matelas, l'une sur le plancher de l'étage, l'autre sur le pavement du rez-de-chaussée ; et sur ces deux lits se couchaient le soir hommes, femmes et enfants de tous âges et de tous sexes.

Si dans pareille demeure l'hygiène physique est épouvantable, l'hygiène morale est bien plus répugnante encore.

Nous avons aussi observé une autre cour très étroite,

comportant onze habitations, où la promiscuité des familles avait amené une entente tellement cordiale qu'elles avaient adopté un ignoble et scandaleux roulement.

Ce qui double la réprobation en ces cas particuliers, c'est que ces habitations détestables se louent proportionnellement à un prix excessif. Nous pouvons assurer que les cent dix maisons citées plus haut ne valent pas beaucoupplus que le revenu d'une année.

*
* *

Vous tous, industriels, qui êtes devenus riches si facilement et en si peu de temps, mettez-vous donc à l'œuvre : l'heure a sonné de remplir largement votre devoir de richesse. Donnez à vos ouvriers des maisons saines, toutes riantes d'air et de lumière. Vous referez leur moralité en refaisant la salubrité de leurs demeures. Avec quelle satisfaction voyons-nous des patrons aux cœurs bons et généreux, prenant une initiative digne d'admiration, édifier pour leurs ouvriers des maisons commodes et saines, agrémentées chacune d'un petit jardin !

Notre rôle n'est pas de signaler ici la nécessisé absolue de désinfecter les logements chaque fois que le réclame une hygiène bien entendue, ni de parler de maints défauts de construction qui s'opposent insuffisamment à la pénétration du froid et de la pluie et n'assurent pas la lumière. Là où le soleil n'entre pas le médecin entre.

Retenons seulement le côté moral.

Obtenir de bonnes conditions hygiéniques est chose facile ; mais les conditions morales constituent un problème aussi urgent que difficile à résoudre.

Quelle injustice observe-t-on assez souvent dans de grandes maisons où les maîtres font de leurs domestiques non seulement des esclaves de leurs caprices, quelquefois même de leurs vices, mais les condamnent, sans contrôle, à une promiscuité dangereuse pour la morale dans leurs offices et dans leurs mansardes! Cependant les maîtres et les maîtresses ont le devoir rigoureux de veiller à la moralité de leurs domestiques et de prévenir les plus grands abus. « Ce qui est inadmissible, écrit G. Letourneaux, c'est qu'un maître de maison nous réponde par l'odieuse parole de Caïn : « Est-ce que je suis le gardien de mon frère ! » Oui, nous sommes les gardiens des frères et des sœurs qui ont été confiés à notre sollicitude et à notre surveillance ; nous aurons à répondre, au jugement de Dieu, de ce précepte.

Parfois même les domestiques ont leurs chambres loin des appartements de leurs maîtres ; là ils s'entraînent les uns les autres et rendent effrayante la promiscuité des sexes ; on rencontre quelquefois des pères et mères qui abandonnent en quelque sorte leurs enfants à ces pervertis.

Le sanctuaire de la famille, ce que notre vieille langue appelle encore le foyer domestique, devient de plus en plus rare. Le père lui est presque étranger. A peine des affaires de tous genres lui permettent-elles de s'asseoir à la table commune. Que d'efforts font les mères pour échapper à une solitude si triste que les enfants ne remplissent pas assez !

CHAPITRE VI

Choix du médecin.

Qualités exigées chez le médecin : honnêteté, dignité professionnelle. — Confiance en son art. — Discret, bon et compatissant. — Pureté de sa vie. — Tempérance. — Patience. — Courage. — Faire du médecin son ami.

En général les jeunes gens en se mariant entrent dans un monde qui leur est absolument inconnu. Leurs parents et leurs maîtres les ont laissés s'y engager sans conseil et sans direction. Embarqués dans la vie en simples passagers, ils ne savent ni orienter les voiles, ni trouver leur route sur les flots. Aussi sont-ils à peine installés dans la maison de leur choix qu'ils appellent le médecin comme une Providence. Ils ont tant de choses à lui demander qu'ils n'osent pas toujours lui confier, mais qu'il devine facilement,

.

Où découvrir le médecin idéal, riche de qualités qui le distinguent et le font prévaloir sur les autres? Le choix n'est pas si aisé : cette question a une haute portée qu'ignorent ou ne comprennent pas la plupart des familles.

Les unes, en effet, se déterminent sur le conseil bénévole d'un voisin ou d'un ami ; d'autres s'en rapportent au

hasard qui les met un jour en face d'une plaque de médecin ; d'autres encore se laissent persuader par un entremetteur souvent plus recommandant que recommandable,
qui va partout prônant M. X... et ses mérites ; bien peu,
enfin, considérant, avant tout, que le médecin est l'arbitre
de la vie et de la mort et que leur bonheur est entre ses
mains, mettent tous leurs soins à découvrir celui dont la
richesse intellectuelle et morale lui vaudra leur confiance
et quelquefois leur amitié.

Nous ne voulons retenir ici que les qualités qui donnent
au médecin toute sa valeur morale.

*
* *

Avant tout le médecin doit posséder l'honneur, de
bonnes mœurs qui font le parfait honnête homme. Il doit
avoir des vertus sérieuses et une vie privée défiant tout
contrôle.

Il n'y aurait pas de morale particulière pour le médecin si sa profession n'avait pas un caractère spécial.
Peut-on considérer comme un homme ordinaire celui
à qui l'on va confier les plus grands intérêts de la famille ?
Sa mission exige des devoirs délicats ; elle lui impose les
responsabilités les plus lourdes en l'initiant à tous les
secrets ; on est en droit de le soumettre à des conditions
exceptionnelles d'élévation, de délicatesse et de prudence,
qui ne peuvent être exigées dans l'exercice d'aucune autre
profession.

Le premier devoir pour un médecin est d'être un parfait
honnête homme. Cependant aujourd'hui la mentalité du

monde est telle qu'on se détourne des honnêtes gens ; on n'aime pas à s'y frotter tant il est difficile de tromper celui qui ne ment pas, qui ne vole pas, qui va droit son chemin sans s'inquiéter d'autre chose que de son devoir. On ne trouve pas à mordre sur le marbre lisse et dur. Il en est ainsi de l'honnêteté : elle est impénétrable. C'est là le secret des gens qui, se disant et se montrant chrétiens, choisissent de préférence le médecin franc-maçon.

La dignité professionnelle est aussi la conséquence de la noblesse de l'art ; elle imprime un certain cachet de grandeur à la vie publique et privée du médecin.

Elle se détaille chez lui sous forme de pudeur morale, de sentiments élevés, de caractère noble, d'esprit sérieux. Elle brille dans sa conversation d'où il élimine avec soin les futilités et les sorties saugrenues. Elle préside à la suite des idées, à la tolérance envers tous, à la tempérance, à toutes les distractions de la vie et le tient également éloigné de l'orgueil et de l'ignorance souvent plus prétentieuse que la vanité.

C'est dans certains cas qu'il doit surtout se draper dans sa dignité pour répondre à des solliciteurs réclamant des services indélicats, tels : des renseignements compromettants, la remise de lettres secrètes, la délivrance de certificats de complaisance, la surcharge de notes d'honoraires au détriment d'héritiers, et même la disparition d'une honteuse conséquence d'inconduite.

.

Le médecin doit aussi avoir la foi en son art.

« Il y a dans l'esprit humain, écrit Mme de Staël, deux forces très distinctes : l'une inspire le besoin de croire, l'autre celui d'examiner. » Rien, dit Munaret, n'est plus philosophiquement vrai.

Cabanis prétend que pour étudier et pratiquer la méde cine il faut y mettre de l'importance, et que pour y mettre une importance véritable il faut y croire.

Réveillé-Parise a développé ce sujet avec toute la chaleur de sa conviction.

« Pour connaître et approfondir cette belle partie des connaissances humaines, pour mesurer ses problèmes, pour apprécier ses ressources et ses difficultés ; pour en suivre la marche, comprendre le sens des idées acquises et des idées nouvelles, des principes vieillis et des prin- cipes qui germent ; pour contribuer soi-même au progrès, il faut une croyance pleine et entière : la foi est la racine même de la science. Sans cette même foi, sans l'ardeur et l'enthousiasme, sans le mal sacré de l'art, rien ne sera révélé de cette science sublime. Il en est de même pour la pratique. La médecine, cet apostolat de l'humanité, ne peut faire le bien que par une sage confiance dans ses efforts ; elle exige du savoir et de l'esprit, mais aussi du cœur et de l'âme. Si on la regarde comme une chimère et une superstition ; si on ne croit ni à ses dogmes, ni à ses préceptes, ni à ses bienfaits ; si, en l'exerçant, on n'a pas le sentiment toujours présent d'un devoir et d'une mission, comment comprendra-t-on les obligations, les nécessités, les scrupules : dès lors que faut-il penser du masque, des paroles et des promesses ! Qu'on renonce donc à la con- sidération due à cette noble profession, ou bien l'on n'est qu'un histrion, et de l'espèce la plus méprisable. »

.

La discrétion constitue aussi l'un des plus grands devoirs du médecin ; le secret fait partie de l'essence même de sa profession, et sa conscience est d'accord ici avec l'opinion publique. Tout le lui commande. du reste : son honneur, l'intérêt général et la sécurité des familles.

On ne cache rien au médecin ; c'est dans son rôle de tout savoir, de tout deviner ce qui intéresse le malade ; ce serait une forfaiture de le divulguer. Ce sentiment est consacré par cette parole fréquemment entendue : « On peut tout dire à son médecin. » Compromettre les secrets d'une famille n'est pas seulement une indélicatesse, c'est un crime qu'avec raison la loi retient et punit. Du reste, quelle estime mériterait celui qui, oublieux de ses devoirs professionnels. trahirait la confiance des familles ?

Rien ne peut justifier une infraction à ce grand devoir du médecin ; c'était déjà l'opinion de Cicéron : « *Medici, qui thalamos et tecta aliena subeunt, multa tegere debent etiam læsi, quamvis sit difficile tacere cum doleas.* » Cette obligation est inscrite dans le serment d'Hippocrate : « Ce que je verrai ou entendrai dans l'exercice de mon art ou même hors de mon ministère et qui ne devra pas être divulgué, je le regarderai comme quelque chose de secret et je me tairai. »

La législation actuelle en France est aussi d'avis que le médecin, l'avocat et le procureur ne peuvent être contraints de rendre témoignage contre leurs malades et leurs clients, *ne propter eorum munus prævaricatores habeantur.* »

Le secret confié doit donc être admis au rang des choses les plus sacrées; on ne saurait le révéler sans commettre une espèce de sacrilège.

*
* *

Il est encore du devoir du médecin d'être bon et compatissant; c'est peut-être chez lui la meilleure manière de donner.

Sécher une larme est une gloire plus noble que répandre des flots de sang. Toutes les misères des êtres qui souffrent, l'homme de l'art vraiment bon les ressent comme siennes; il serait heureux d'apaiser toutes les douleurs, de remplacer les larmes par des sourires, de donner la joie et la santé à ceux qui ont l'infortune et la maladie. Les souffrances des autres l'apprennent même à mépriser les siennes. Qui a plus besoin de bonté que le médecin ? Il doit être profondément bon, jusqu'à la tendresse envers ses malades. D'un mot parti du cœur il doit savoir toujours adoucir leurs anxiétés, les encourager et raviver leurs espérances.

La compassion naît de l'amour; on ne peut l'exercer envers les malheureux et les malades qu'en les aimant; c'est ainsi que le médecin a le droit de s'écrier avec Corneille dans Horace :

> Je serai du parti qu'affligera le sort.

La douleur est toujours touchante; de ce fait elle détermine dans les nobles cœurs une réelle prédilection, surtout lorsqu'elle est dignement supportée, car elle n'est belle, en effet, qu'à la condition d'embellir l'âme.

Les médecins ne sont pas tous doués d'une égale bonté;

nul homme n'est aussi excellent qu'on le suppose ; nul homme n'est aussi mauvais qu'on se l'imagine ; il y a de l'infirmité chez les plus parfaits, et dans les pires il y a un fond de droiture et quelques sentiments dont on peut tirer parti.

Être bon, c'est pour le médecin répandre les faveurs et les bienfaits sur ses pas, c'est donner libre carrière à cette vertu plus noble qu'on nomme la *charité*.

Tous les hommes ont besoin de se prêter une mutuelle assistance ; d'autre part, de nombreux bienfaits sont en germe dans une bourse d'or ; il ne faut que l'industrie d'un cœur compatissant pour les féconder. Le médecin donne son dévouement et ses consolations à ceux qui souffrent, son appui aux déshérités, ses égards à tous, et l'argent n'a pas grand chose à faire dans tout cela. Il se donne lui-même et la charité qui déborde de son cœur a plus de mérite que celle qui découle d'une bourse pleine d'or. Un bon conseil vaut souvent mieux qu'une pièce de monnaie.

Le médecin qui a le souci de sa dignité ne doit jamais déshonorer sa main en acceptant le denier du pauvre ; au contraire, il sait toujours en trouver un au fond de son gousset pour soulager la misère délaissée.

Le médecin pratique fréquemment le bien pour le bien et ne cherche rien de plus dans une bonne action que le plaisir de l'avoir faite ; et si le bienfait n'est jamais perdu, c'est surtout parce qu'il est lui-même sa récompense.

> Le bien qu'on fait parfume l'âme,
> On s'en souvient toujours un peu !

Nous ne savons plus qui a dit : la main du pauvre est

la bourse de Dieu ; ou encore : lorsqu'on jette deux grains de blé à un oiseau, il en prend un et Dieu fait un épi de l'autre.

Il est écrit aussi dans le Coran que l'homme le plus parfait est celui qui est le plus utile à ses frères. Diogène, armé de sa lanterne et durement repoussé par le pontife, le riche et le puissant, rencontra un esclave qui lui donna une obole, et il s'écria : « J'ai enfin trouvé un homme. » Le médecin doit toujours être cet homme-là.

Cependant, ce que nous pouvons matériellement est contenu dans d'étroites limites ; que peuvent, en effet, contre les moindres événements, ceux mêmes qu'on appelle les maîtres de la terre ? Un jour où Louis XIV, fier des merveilles qu'il avait exécutées à Versailles, dit à M. de Vivonne : « Vous souvient-il qu'il y avait là un moulin ? » — Le duc de lui répondre : « Oui, sire, le moulin n'y est plus, mais le vent y est encore. »

*
* *

Le médecin qui sait apprécier sa dignité et celle de ses frères ne profane jamais son art. Plus que tout autre il a besoin de la pureté, parce que plus que tout autre aussi il a besoin du vrai et du bien ; car la vérité n'est accessible qu'à celui dont l'intelligence est pure. « C'est pour cela qu'avant de jeter la semence en terre, dit saint Thomas, le laboureur a soin d'en ôter les mauvaises herbes. »

La dignité de notre profession a toujours été respectée, et si l'on veut que cette déférence lui demeure acquise, il faut avant tout que le médecin lui-même se respecte plus que personne et que sa volonté, sur ce délicat sujet, reste constamment maîtresse d'elle-même et ne capitule jamais.

Les grandes âmes et les grandes affaires sont incompatibles avec de mauvaises mœurs. Les poètes en donnent une très juste idée en disant que l'insensé qui donna la préférence à Hélène (à Vénus) perdit les dons de Junon et de Pallas.

« La dignité médicale, écrit Dechambre, c'est le *decens habitus* de l'âme ; c'est une manière d'être où toutes les actions de la vie, toutes les relations sociales, toute la conduite privée respirent la pudeur morale. »

La chasteté grandit le médecin à ses propres yeux et vis-à-vis de la société ; mais quelle dégradation, quel déshonneur il s'inflige quand il est libertin et que, traître à la confiance d'un malheureux père de famille, il profane et souille son diplôme par des excitations à la débauche chez de jeunes personnes toutes radieuses encore de la candeur de leurs seize ans !

Le médecin sans vertu est un fléau au foyer d'une famille où étourdiment on lui donne accès.

.*.

Le médecin intempérant est plus rare aujourd'hui qu'il y a cinquante ans, ce qui veut dire qu'on en rencontre encore à la ville et à la campagne.

Nous le connaissons pour l'avoir vu de près et assez bien étudié. Voici l'histoire ordinaire d'une de ses journées :

Quand il se découche le matin encore tout embrumé des libations de la veille, le besoin de boire est sa première sensation et le *petit genièvre* sa prière du matin. Il se débarbouille approximativement et prétendra tout le jour qu'il est aseptique. Déjà des clients l'attendent à son cabinet de consultations ; ils savent, les braves gens, que pour trouver leur médecin à peu près *sui compos* il faut le prendre au saut du lit. A leur sortie on les entend s'écrier : « Quel bon médecin que M. X...! c'est vraiment dommage qu'après dix heures il soit imprudent de réclamer ses soins. » Toutefois il en est d'autres qui préfèrent le consulter quand déjà il va de-ci de-là pour avoir eu trop soif ; il vaticine bien mieux sous l'influence de l'alcool.

Il sort ensuite pour se rendre auprès de ses malades. Au premier estaminet il s'arrête ; encore un petit genièvre, c'est pour lui donner des jambes ; plus loin un ami de rencontre l'invite à accepter une consommation au cabaret voisin ; toujours un genièvre ; celui-ci pour lui donner des idées ; et cela se repète et se répète, car on a beaucoup d'amis. Enfin quand l'heure du retour arrive, on s'aperçoit, ô ironie ! qu'il n'a plus de jambes et encore moins d'idées.

L'après-midi se passe de la même façon avec toutefois cette différence que la bière a supplanté le genièvre.

L'histoire nous rapporte que les anciens Égyptiens, à l'époque de Sésostris, pratiquaient l'intempérance. Ils étaient surtout des buveurs de bière. La quantité de *hek* consommée par toutes les classes, depuis le Pharaon et sa Cour jusqu'aux castes les plus infimes, était colossale. L'intempérance était si générale que les peintres funéraires, obligés par la coutume de retracer autour des défunts l'image de toutes les occupations et de toutes les

les joies nécessaires à la vie, n'ont pas manqué de représenter des scènes d'ivresse sur les murs des tombeaux et jusque sur les bandelettes dont les momies étaient revêtues. Certaines de ces peintures nous montrent des ivrognes emmenés au poste ; d'autres, des femmes du meilleur monde vidant des coupes de vin et donnant de leur ébriété des signes si manifestes que leurs compagnes plus modestes en sont scandalisées.

Mais on n'a jamais rencontré de peintures de ce genre se rapportant aux médecins d'alors, et cela sans doute parce que prêtres ils ne sortaient pas des temples ou plutôt, nous aimons à le croire, parce qu'ils étaient sobres.

Ce fut pour réagir contre ces funestes abus qu'on fonda des ligues antialcooliques ; des inscriptions en font foi.

On se demande avec angoisse quels espèces de services des médecins ivrognes, que les autres osent à peine appeler confrères, sont capables de rendre aux familles et à la société.

.*.

La patience est aussi l'une des vertus du médecin ; personne n'a moins que lui le droit d'en manquer, à tel point que fréquemment elle se confond avec son courage. Est-ce de la patience ou du courage qu'il faut pour supporter sans murmure les multiples dérangements de jour pendant les repas, de nuit pendant le repos. Combien n'en faut-il pas constamment pour répondre à toutes les insanités de clients prétentieux et ignorants, à toutes les sornettes de femmes qui veulent raisonner médecine sans en avoir la moindre notion : à tous les préjugés dont l'un n'est pas sitôt réfuté qu'il fait place à un autre. Combien de temps on fait perdre au praticien; si encore on lui permettait de s'appliquer ce vieux proverbe anglais : *time is money*. Ce serait sans doute le meilleur moyen pour faire cesser un abus dont souffrent à la fois les médecins et les malades.

Que d'explications à donner, que de sophismes à combattre, que d'arguments à rétorquer, que de convictions à faire adopter !

La patience se confond avec la charité quand elle refoule dans le cœur du praticien pour n'en rien traduire au dehors, les dégoûts dont trop souvent l'abreuvent les indélicatesses et les procédés d'une mauvaise éducation ou d'une intelligence étriquée.

* * *

Le courage n'est pas moins indispensable au médecin, courage à la hauteur de toutes les circonstances. Dieu sait ce qu'il en faut parfois ! Nous affirmons qu'on nous fait souvent commettre telles imprudences qu'elles frisent le suicide. L'hiver, par une nuit très froide, on sonne à notre porte ; en proie à un violent accès de fièvre paludéenne à sa troisième période, notre linge de corps et de lit trempé de sueur était à tordre. Notre domestique vient nous dire qu'on nous appelle en toute hâte chez M. X... pour un enfant qu'on croyait avoir toussé rauque. Nous faisons observer que notre état de souffrance nous met dans l'impossibilité de sortir. Peu de temps après, le grand-père de l'enfant se présente lui-même disant haut qu'il veut nous voir. On le fait monter, il peut constater

notre état et nous dire avec l'accent d'une vive sollicitude :
« Il ne fait pas bien froid ; je vais aider à vous habiller ! »
Ainsi dit, ainsi fait. Dans la rue nous prenons le pas de
course. L'enfant qui était l'occasion de notre coupable imprudence dormait d'un sommeil si doux qu'il eût été cruel
de l'en tirer ; l'innocent petit être n'avait rien. Chacun
comprendra aisément qu'en cette circonstance nous nous
offrions en holocauste à l'amour maternel que nous excu-
sons d'ailleurs.

Le sommeil du médecin est le seul qu'on ne respecte
jamais. Quand il rentre chez lui le soir accablé et épuisé
de fatigue, il espère, avec un repos indispensable, réparer
ses forces : mais cet espoir est vain le plus souvent : *Lasso
non datur requies*. Il est appelé près d'un malade qui se
meurt, le froid est excessif, le temps affreux, n'importe il
faut partir. Combien de courage ne faut-il pas pour tant
de dévouement ! combien encore pour affronter tous les
dangers des épidémies les plus meurtrières !

Mais, hélas ! combien de fois aussi sent-il toute l'horreur
de son état quand il est requis d'aller, malgré les douleurs
qu'il éprouve lui-même, exercer des forces qu'il n'a plus !

Réveillé Parise donne pour conseil « qu'il faut prendre
pour médecin son ami, ou faire de son médecin son ami.
Lui seul a pu apprécier le tempérament de son malade
nuancé de maintes façons. Dans les relations fréquentes
de l'amitié le médecin se fera une notion exacte de son
client, de son moral et de sa vertu vitale, et le soignera
d'autant plus intelligemment quand il sera malade. »

C'est très bien ; mais Réveillé-Parise écrivait cela il y a plus d'un demi-siècle, à une époque où le médecin était vraiment l'ami de la famille et pas encore comme aujourd'hui, rien que son humble serviteur. *O tempora, o mores !*

*

Nous pourrions facilement allonger cette liste, car il n'est pas une vertu qu'on autorise le médecin à ne pas avoir. Mais la vertu toute seule est impuissante à faire le bien toujours ; de même la science serait parfois dangereuse si l'on n'y joignait l'idée morale et religieuse, cet arôme nécessaire, dit Bacon, pour l'empêcher de se corrompre.

En résumé, la morale du médecin la voici : Faire son devoir *non emolumento aliquo, sed ipsius honestatis decore* (Cicéron).

De ces quelques pages sur le choix du médecin, il résulte cette vérité qu'il y a des sélections difficiles ; elles réclament des jeunes mariés le meilleur jugement et la plus grande attention. Celui-là sera le médecin de leurs rêves qui sait allier la modestie à la gravité, l'honnêteté au désintéressement. Si, en plus, il a la science professionnelle et une grande bonté, qu'ils lui accordent sans hésitation leur entière confiance ; elle ne tardera pas à être payée de retour par un dévouement à toute épreuve. Dès lors que leurs âmes n'aient aucun secret pour lui. Qu'ils lui confient et leurs soucis, et leurs anxiétés, et leurs peines, et même leurs fautes : tout lui est nécessaire pour leur être utile.

Qu'ils le cherchent donc avec soin, et quand ils l'auront trouvé qu'ils ne lui soient pas infidèles ni capricieux.

CHAPITRE VII

Qualités nécessaires à la femme.

La bonté. — L'esprit. — La paix de la maison. — Savoir gouverner l'intérieur. Conscience de la maison. — Vraie mère. — La Beauté.

Les qualités qui font d'une femme une épouse parfaite sont nombreuses. Dans l'impossibilité de les examiner toutes, arrêtons-nous à quelques-unes seulement.

La bonté. — Quel grand mot ! En langage philosophique il est synonyme de perfection. Elle met le sceau à toute la valeur morale de la femme.

La bonté, c'est la volonté du bien et c'est le bien voulu qui est aimable. Mais la volonté du bien, où s'unissent les deux termes dans une vivante unité, qu'est-ce autre chose que l'amour ? Donc, en dernière analyse, ce qui est aimable c'est ce qui est aimant.

Comme trop de gens inclinent à le penser, la bonté n'est pas un luxe : c'est un devoir et l'un des plus impérieux. C'est une voie où l'on peut progresser toujours sans risquer d'aller trop loin ; Marivaux l'a dit après bien d'autres : « Pour être assez bon, il faut l'être trop. »

Il y a des êtres qui sont bons de naissance ; pourquoi ? C'est le secret de Dieu.

Rigoureuse à notre époque où l'idéal ne monte plus au-dessus des basses satisfactions personnelles, la bonté ne doit point se résigner à s'enclore dans le théâtre resserré du foyer domestique ; elle doit s'émanciper et parcourir le monde. Son œuvre est immense.

Nombreuses sont les femmes dont le dévouement se met au service des œuvres d'assistance. On les admire et on les bénit toujours là où la haine n'a point encore ajouté sa misère au dénuement de l'infortune.

« Oui, écrit R. Bazin, la misère matérielle est grande. Mais il y a une autre misère, la plus digne de pitié, la plus répandue, la moins facile à secourir. C'est celle des pauvres gens appauvris dans leur foi, et par conséquent dans leur espérance ; c'est la misère de ceux qui avaient droit à la vérité et qui n'ont que la vérité insuffisante, ou la négation, et la haine, et l'envie en partage.

Il n'y a pas de charité plus grande, ni plus digne de la femme idéale dont nous parlons, que de réapprendre le christianisme à ceux qu'on a tenus à l'écart de cette idée libératrice, surtout aux pauvres gens.... Prenez donc en pitié, avant même les pauvres qui ont faim, les pauvres qui sont trompés. Donnez-leur cette superbe aumône : la liberté de leur âme. »

*
* *

Esprit. — Il faut au moins, chez la femme, qu'à l'esprit puissent s'ajouter d'une façon permanente un grand bon sens et une bonté parfaite, qualités précieuses qui ne sont pas communes et sont encore bien plus rares quand elles n'enlèvent aucun charme au sentiment. On est près de la vérité en disant qu'une épouse de beaucoup d'esprit manque souvent de cœur.

La femme qui a de l'esprit se met souvent à en avoir trop ; nous savons combien c'est dans ses mœurs de pratiquer l'étalage et d'agir comme certains oiseaux qui ne chantent jamais plus volontiers qu'au milieu du bruit. Elle montrerait mieux cependant qu'elle en a beaucoup en n'en montrant que juste ce qu'il faut.

L'esprit de la femme est incontestablement fin, précieux, étincelant et serait parfait s'il ne redoutait pas tant l'obscurité ; il ne lui est pas indispensable. Que d'épouses sans esprit qui ne disent et ne font jamais une sottise et qui sont d'exquises créatures. Celles qui n'ont que de l'esprit et sont dépourvues de cœur ne méritent point pareil éloge.

Qu'une femme ait beaucoup de cœur on ne s'apercevra jamais que l'esprit lui fait défaut.

L'amour conjugal vrai ne s'accommode pas facilement de l'excès d'esprit de la femme ; il se passe même volontiers des bas bleus, car il est simpliste et c'est pourquoi il est bon.

La maîtresse de maison, serait-elle dans l'opulence, doit quand même être la femme de ménage à qui la part d'esprit a souvent été donnée en bon sens ; elle connaît les réalités de la vie et sait prudemment éviter les cailloux qu'y sème le caprice. Son esprit, comme a pu le dire un écrivain, est la prose de la vie ; elle n'attend jamais l'heure du coucher pour commander les matelas.

Ce qu'il faut éviter à tout prix, c'est la femme savante ; il faut en dire avec Clitandre répliquant à Henriette :

> Les femmes docteurs ne sont pas de mon goût.
> Je consens qu'une femme ait des clartés de tout ;
> Mais je ne lui veux point la passion choquante
> De se rendre savante afin d'être savante.

Et plus loin Chrysale défendant Martine :

> Qu'importe qu'elle manque aux lois de Vaugelas,
> Pourvu qu'à la cuisine elle ne manque pas !
> J'aime bien mieux, pour moi, qu'en épluchant ses herbes
> Elle accommode mal les noms avec les verbes,
> Et redise cent fois un bas et méchant mot,
> Que de brûler ma viande, ou saler trop mon pot :
> Je vis de bonne soupe, et non de beau langage.
> Vaugelas n'apprend point à bien faire un potage ;
> Et Malherbe et Balzac, si savants en beaux mots,
> En cuisine peut-être auraient été des sots.

Toutefois l'esprit chez la femme n'est pas à dédaigner quand il est synonyme d'intelligence et de bon sens. Que de maris des épouses ont sauvés de la sottise et dont on n'aperçoit la nullité qu'à la disparition de leur spirituelle compagne ! Que d'Egéries encore à notre époque !

****

L'amour, la dot, la bonté, l'esprit sont choses de grand prix chez une épouse, mais choses encore insuffisantes pour réaliser l'idéale, la vraie compagne de la vie de l'homme.

Le premier bien que la femme doit apporter à son mari, c'est la *paix de la maison*.

Il est désirable que l'épouse s'intéresse et s'associe aux affaires de son mari tout en remplissant envers lui son devoir de confiance et de respect. Il arrive fréquemment qu'elle se sent obligée, par amour pour lui, de se taire tout en l'honorant de son meilleur sourire. Elle fait preuve d'une affection très sensée en tenant compte, dans les obligations qu'elle lui doit, de son humeur et du loisir dont il dispose ; d'ailleurs pour l'encourager elle n'a nullement besoin de pénétrer dans ses idées, pourvu qu'elle sache accoutumer son attention à suivre les entreprises qui le préoccupent.

Mais par ses notions acquises peu à peu, elle arrive un jour à pouvoir juger, conseiller et critiquer sûrement et discrètement son époux. C'est la plus belle dot qu'elle lui apporte : fruit de son courage et de son intelligente affection elle ne la doit qu'à elle-même ; son père et sa mère n'y sont pour rien.

Les femmes qui savent aimer sont seules capables de cette perfection.

En outre l'épouse sait rendre à son mari le service le plus estimable en s'opposant à sa complète absorption par les affaires : elle sait l'en reposer et l'en distraire sans toutefois l'en arracher ou l'en éloigner. Tel est le véritable moyen d'amener la paix au foyer, d'en créer un milieu agréable où l'homme est heureux de vivre.

Du reste associer la femme aux intérêts intellectuels et positifs du mari n'est pas sans avantage du fait même qu'elle est sa compagne et son interlocutrice habituelle. Loin de désunir leurs esprits il faut, au contraire, admettre l'épouse dans le domaine des idées pour y accompagner son mari. C'est la meilleure façon de la tirer de son ignorance sur la plupart des questions qui préoccupent la famille et de lui donner des lumières capables d'éclairer son influence et de conseiller en connaissance de cause. Initiée à tous les intérêts, elle sera d'un grand secours dans les circonstances les plus diverses. Apaiser, soutenir, consoler, c'est son rôle ; mais pourquoi le rendre exclusif ? Sa vie ne doit pas être distincte de celle de son mari, dont elle a droit de connaître les moindres recoins pour y découvrir la plaie à guérir et le remède qu'il convient d'appliquer. Pourquoi deux époux s'entraîmant d'un amour égal ne mettraient-ils pas leurs âmes au même niveau, ou mieux de leurs deux âmes n'en feraient-ils pas une seule ? Dans la vie ordinaire la femme apportera ses sensations plus directes et ses facultés plus pratiques ; mais comme la servante de Molière, elle pourra toujours éclairer le génie lui-même sur la réalité, qu'il s'agisse d'éducation, de littérature, d'art, d'industrie ou même de philosophie.

Autant il est triste de voir un ménage où la femme, abaissant l'homme auquel elle a juré l'obéissance, se persuade qu'

> Il a reçu du ciel certaine bonté d'âme
> Qui le soumet d'abord à ce que veut la femme

et affecte une souveraineté pour laquelle elle n'est pas faite, autant il est beau de voir l'homme et la femme délibérer en commun sur les intérêts de la famille et prendre des résolutions sans qu'on puisse dire de qui en vient l'initiative.

Avec les enseignements salutaires du christianisme la femme a cessé d'être l'humble servante de son mari qui, lui, doit toujours rester le chef de la famille ; mais en revanche il n'en a pas moins le devoir de garder à sa femme la fidélité embellie de complaisance, de bonté, d'assiduité, de sollicitude, de douce et tendre familiarité. En un mot l'égalité morale dans le mariage est la condi-

tion même d'une famille vraie et heureuse ; elle est celle
dont on ne peut se passer.

À l'épouse sans doute, comme à la femme forte **du** *Livre
des Proverbes*, appartient le gouvernement intérieur de la
maison, et elle ne doit pas s'immiscer habituellement
dans les hautes spéculations de son mari : il faut cependant qu'elle soit assez intelligente pour s'associer à ses
travaux, assez sage pour se contenter du rôle modeste qui
lui convient, assez habile pour l'attirer doucement par le
charme d'un commerce agréable et le préserver, par une
salutaire médiation, des influences néfastes qui l'assiègent
au dehors.

.˙.

Une épouse intelligente et bonne sait être aussi *la conscience* de la maison. J.-B. de la Bévière, député aux États-
Généraux, écrivait à son gendre en 1797 : « Abandonnez à votre femme la direction de l'intérieur et soutenez
son autorité de la vôtre ; réservez-vous l'administration des
affaires extérieures et la surveillance sur le tout. Ne faites
aucune entreprise sans consulter votre compagne. Les
femmes ont un tact sûr, même dans les choses qui ne
paraissent pas de leur ressort : d'ailleurs, il est bon qu'elles
ne soient pas étrangères aux affaires difficiles et épineuses.
Quand les intérêts sont communs et étroitement liés, tout
doit être fait d'un commun accord. » C'était un homme
d'expérience et de bon sens.

Il est une chose certaine, c'est que le mari, dans ses
relations extérieures, subit des influences capables de soumettre sa conscience à d'angoissantes épreuves. Peut-il

passer un jour au travail ou même au repos sans rapporter chez lui des contagions redoutables, des idées troublantes engendrées par des compromissions de tous genres, des mensonges, des intrigues, des lâchetés, des paradoxes? Il se demande alors pourquoi il ne ferait pas comme les autres. La réponse à cette question lui sera donnée par son épouse si elle est en possession d'une réelle valeur morale. Si le mari pense qu'il doit toujours garder son indépendance, sa femme ne tardera pas à deviner l'anxiété de sa conscience. Avec son jugement droit, l'intransigeance de son honneur et de sa fierté, elle déconseillera son époux d'agir d'une façon indigne de lui ou le blâmera de l'indélicatesse qu'il aurait pu commettre. Dès lors il prendra l'habitude de consulter sa respectable compagne qui deviendra par le fait la gardienne de la conscience de la maison.

*
* *

La femme, à son foyer, doit être une *vraie mère*. Son rôle ne se borne pas à élever des enfants, à les bien soigner dans leurs maladies: elle ne ferait que viser uniquement leurs corps, et si elle ne s'intéresse pas à leur vie morale elle en fera des êtres vulgaires, sans vertus et sans résistance.

Nous ne répéterons pas ce que nous avons dit ailleurs sur la mère : que les hommes, par exemple, doivent généralement leur supériorité à leur mère.

« La vérité, comme le dit R. Bazin, est bien plus générale : tous les hommes doivent à leur mère quelques-unes de leurs idées et presque tous leurs sentiments. Une puissance divine réside en elle, et change en leçons tous ses mots, tous ses actes et jusqu'à sa toilette et au son de sa voix. Elle ne peut la déléguer, et, quand l'enfant s'éloigne et qu'il entre au collège, sa mère reste celle qui juge le maître et qui l'approuve ou le contredit.

Plus tard quand les enfants sont grands le père s'en remet à elle du soin de correspondre avec eux, Toujours... il est reconnaissant à l'éducatrice, à qui il sent bien qu'il a eu raison de laisser toute liberté. Il juge sa femme d'après l'intime souvenir du passé ; il la juge aussi d'après les témoins nouveaux qui sont les enfants. Et elle ne sera complètement la compagne de la vie que si elle a été trouvée deux fois sans reproche, comme épouse et comme mère. »

. .

LA BEAUTÉ : écoutons Pascal : « Si je n'aime une personne que pour sa beauté physique, je n'aime pas cette personne. Fragile amour que celui qu'emporterait une maladie !... Sous l'enveloppe matérielle mon âme cherche l'âme ; séduite par le regard, où, plus qu'ailleurs, l'âme brille et se fait visible.... Ce que mon amour cherche par delà le corps et dans l'âme elle-même, par delà la pure puissance, par delà la pure intelligence. C'est le foyer d'amour où le bien, s'unissant à la volonté libre, devient bonté.... »

Nous avons lu quelque part qu'un homme depuis seize ans jusqu'à vingt-cinq veut une belle femme, depuis vingt-cinq jusqu'à trente une jolie femme, après trente ans une femme raisonnable. Ce changement de goût est juste ; il est le fruit de la raison et de l'expérience qui apprennent à connaître la valeur des choses. Une femme belle et raisonnable rassemble le mérite des deux sexes. Si nous ne pouvons tout avoir, surtout ne manquons pas la raison, car la beauté de tous les biens est le plus fragile.

Il faut se servir du jugement, et non pas des oreilles et des yeux, pour choisir une épouse, et savoir que le joli, le gracieux s'adresse plutôt à notre sensibilité qu'à notre raison ; il nous récrée sans faire sur nous une impression profonde ; il n'envahit pas, il n'inonde pas le cœur, mais il flatte agréablement. Une impression si fugitive ne doit pas jouer le principal rôle dans la détermination d'une alliance.

Le christianisme ne méprise pas la beauté du corps, mais il tient en plus haute estime la beauté de l'âme, parce que la beauté physique tend trop souvent des pièges à la beauté morale. La beauté parfaite est plus intérieure qu'extérieure : il n'y a d'abord de belles formes que celles qui revêtent une belle âme.

Les femmes laides, laides dès leur naissance, ne manquent pas et sont souvent les meilleures ; elles ignorent les regrets et l'envie et le douteux avantage de passer pour des femmes recherchées : ce sont des sœurs ou des amies pleines de dévouement et d'excellentes mères qui finissent par imposer le respect et l'amour.

⁕

En un mot, pour assurer aux jeunes époux le bonheur de leur vie, il faut l'amour de la justice, une union étroite

et une communauté entière. Que le lit soit commun, peu
importe, si les soucis de chaque jour, les plaisirs, les
peines, la douleur et avant tout la conscience ne le sont
pas. C'est beaucoup plus par la communauté des pleurs
que des rires, de la souffrance que de la volupté que l'on
resserre les liens conjugaux. Nous pouvons même affirmer
que les douleurs domestiques sont des occasions d'entre
tenir le dévouement et de réveiller les affections. En recevant une violente émotion, le cœur se débarrasse brusque
ment des petites amertumes accumulées par les débats
journaliers.

CHAPITRE VIII

Hygiène dans le mariage.

La charmante influence, l'une sur l'autre. de deux âmes également belles les porte à donner à leurs corps les soins hygiéniques nécessaires. La femme doit être constamment soucieuse de sauvegarder sa grâce et sa beauté ; c'est la seule manière d'exciter chez son mari les mêmes attentions délicates pour conserver la dignité de son corps. Cultiver la propreté est un soin dont la santé ne peut se passer et qui est encore bien plus rigoureux dans le mariage.

Pourquoi l'un des époux s'exposerait-il à compromettre le respect qu'il doit à l'autre en infligeant aux organes des sens des impressions aussi désobligeantes qu'inciviles? Du reste, est-ce bien malaisé de maintenir la beauté du corps quand il est si facile de faire usage de certaines pratiques d'hydrothérapie à la portée de tous et si favorables à la santé?

A l'épouse revient par nature le soin de veiller à la délicatesse des manières et à la bienséance du corps. « C'est le grand maître des cérémonies. »

.·.

Il est des femmes qui se croient obligées de faire usage d'odeurs et de parfums : les unes en ignorent la portée, les autres la signification.

Bacon dit quelque part : « La cosmétique a des parties utiles dans la vie ordinaire et d'autres parties qui ne conviennent qu'à des efféminés. C'est avec raison qu'on regarde la propreté du corps et un extérieur soigné comme l'effet d'une certaine modestie de caractère et d'un certain respect, d'abord envers Dieu même, dont nous sommes les créatures, puis envers la société où nous vivons, enfin envers nous qui ne devons pas avoir moins de respect pour nous-mêmes que pour les autres. Mais cette parure mensongère, où l'on fait entrer le fard et tout l'appareil de la toilette, mérite bien les inconvénients qui l'accompagnent toujours ; car, malgré tous ses prestiges, elle n'est jamais assez adroite pour faire entièrement illusion ; d'ailleurs elle est assez embarrassante. Enfin ses effets ne sont pas entièrement innocents et la santé en souffre quelquefois. »

Les Grecs et les Romains, dans l'antiquité, prodiguaient les parfums dans leurs réunions publiques et privées ; le Moyen-Age avait aussi adopté cette coutume et les peuples de l'Orient se sont toujours montrés très friands de substances odorantes.

Si l'on ne peut nier l'agréable influence du parfum des fleurs, on doit savoir aussi qu'il joue un rôle considérable sur l'imagination et la sensualité.

Les odeurs agissent fortement, par elles-mêmes, sur tout

le système nerveux; elles le disposent aux diverses sensations de plaisir; elles lui communiquent ce léger degré de trouble qui semble en être inséparable; et tout cela parce qu'elles exercent une action spéciale sur les organes où prennent leur source les plaisirs les plus vifs accordés à la nature sensible.

Les fonctions génésiques, sans aucun doute, sont celles sur lesquelles l'action des odeurs paraît se faire sentir le plus; et ce fait, en dehors des exagérations maladives, qu'une imagination débauchée peut lui prêter, est en concordance avec ce qu'on observe dans la nature.

« D'après cela, écrit A. Laget, on comprend combien on peut aller vite dans la recherche d'une pareille influence des odeurs; et s'il y a des perceptions odorantes délicates, qu'il est bien excusable à une femme qui veut plaire de faire naître, quelle honte de songer que par sa faiblesse et sa débauche un homme peut descendre assez bas dans sa propre estime pour arriver à n'être plus qu'un de ces *renifleurs* dont parle A. Tardieu dans son livre sur les attentats à la pudeur, et qu'une littérature malsaine ose nous montrer aujourd'hui dans toute leur repoussante expression. »

D'ailleurs les parfums ne sont recherchés que par les femmes qui en *sentent* le besoin afin d'en dissimuler d'autres qui n'ont rien d'éthéré. De là sans doute ce double proverbe latin : *Qui bene olet male olet; qui nihil olet bene olet.*

Le parfum est un trompe-nez comme le fard et le cosmétique sont des trompe-l'œil.

Les fards ont pour effet direct d'endommager la peau qu'ils dessèchent et parcheminent.

L'emploi des cosmétiques est vraisemblablement aussi ancien que le désir de plaire et de conserver les apparences de la jeunesse, c'est-à-dire qu'il est aussi vieux que le monde. Ovide a composé un poème sur ce sujet (*de Medicamine faciei*). Le poète, s'adressant aux jeunes filles de son temps, leur rappelle la nécessité de la parure. Sous le règne de Tatius, dit-il, les antiques Sabines pouvaient négliger le soin de leur personne. La matrone au teint coloré (*rubicunda*) ne s'occupait que du ménage. Mais vos mères ont engendré des filles délicates :

At cestræ teneras matres peperere puellas.

Il les engage d'autant plus à soigner leurs corps que les hommes y trouvent leur profit, puisqu'en définitive c'est pour leur plaire. « La première de vos préoccupations, ajoute-t-il, doit être de veiller sur vos mœurs. » Voilà certes, à propos de cosmétiques, un conseil excellent à suivre, mais auquel on ne s'attendait guère de la part d'Ovide.

En résumé, il est permis, sans aucun doute, et même nécessaire quelquefois, au point de vue hygiénique, de prendre soin de sa personne. Mais tous les trésors de beauté passagère, par un juste retour, sont des moyens assurés d'enlaidissement définitif; en outre, ils efféminent et sont l'escorte obligée de la dépravation des mœurs : c'est un signe de décadence.

CHAPITRE IX

Devoirs dans le mariage.

Les époux sont en possession du bonheur. Mais il leur appartient de s'occuper sans cesse de l'affermir, de le perfectionner, de le garantir contre tout heurt et toute défaillance. Pour cela ils doivent se munir de la vraie sagesse qui procure, dans toutes les situations sociales et notamment dans le mariage, les lumières propres à discerner le bien du mal et la force nécessaire pour éviter l'un et pratiquer l'autre. Les grandes joies ont leur source dans l'accomplissement réciproque des devoirs inhérents à une union conjugale.

Des défauts qu'on ne soupçonnait pas au temps des fiançailles se dévoilent peu à peu, et, quelque charmante que soit une individualité humaine, elle a ses bornes ; on finit par en faire le tour, et dès l'instant les répétitions se remarquent : on est choqué des fautes de détail et le charme s'amoindrit.

C'est alors qu'il faut s'armer de la patience dont sont faites toutes les vertus humbles et modestes : la politesse et la douceur découlent de la patience du caractère ; la patience de l'esprit apporte la persévérance et celle du cœur la résignation. Avec le temps et la patience, d'après un philosophe chinois, la feuille du mûrier devient satin : elle est aussi, disent les Arabes, la clef de la joie.

⁂

« L'idéal de la femme mariée, écrit A. Dumas, c'est de savoir comprendre et accepter, de regarder au plus haut des nuées sans se désaccoutumer de voir à ses pieds ; elle a la lumière et l'humilité, le conseil et la soumission. »

Celui de l'homme n'est pas moins beau : c'est de savoir trouver son bonheur dans l'amour et le respect dus à sa femme, toutes ses satisfactions personnelles dans l'exercice régulier de ses devoirs et la mise en œuvre de ses bons sentiments. Pour être heureux il n'a besoin ni des richesses, ni des honneurs, ni des violentes émotions poursuivis avec tant d'avidité et d'acharnement ; il lui suffit d'être bon. Qu'il redoute surtout, comme le pire des maux, la soif de s'enrichir qui produit les avares, les ingrats et les envieux. Qu'il médite ce beau sonnet sur les riches d'Ed. Plouvier :

> Le roi le plus puissant dans notre humanité,
> Celui dont l'aspect seul soumet, désarme, enchaine,
> Qui triomphe toujours et qui, malgré la haine,
> A plus d'adorateurs que la Divinité,
>
> C'est l'or... Debout toujours son empire est resté.
> Dans l'empire du Ciel, la plus puissante reine
> Qui sèche toute larme et brise toute chaine,
> C'est l'épouse du Christ, c'est l'humble charité.
>
> O riches soyez bons ! La porte de la tombe
> Est basse ; en y passant toute couronne tombe
> Entrainant avec elle une fausse grandeur.

Soyez bons ! pour qu'au jour où le juge du monde
Vous interrogera la Charité réponde :
« C'est un de mes enfants, accueillez-le, Seigneur. »

Que l'intérêt du mari ne soit jamais la raison dernière de toutes ses actions. Hélas ! combien d'hommes aujourd'hui, comme toujours, en sont encore au point marqué par la vieille sentence du Moyen-Age : — Si la science se présente à l'entrée d'une maison, on lui dit que le maître n'y est pas ; si la sagesse, la porte est fermée ; si l'honneur, qu'il passe son chemin ; si l'amour et la fidélité, qui seraient si bien ensemble, personne n'ose les laisser entrer ; si la vérité, qu'elle attende à la porte ; si la droiture et la justice, elles ne trouveront que des chaînes et des verrous ; mais si c'est un écu qui arrive, toutes les grandes et petites portes s'ouvriront aussitôt.

Cependant tout homme, nous le savons, a une tâche à remplir ici-bas ; il ne lui est pas permis de s'en exempter et il ne peut l'accomplir qu'en travaillant. Quelle que soit l'étendue de sa fortune, il n'est jamais dispensé du travail ; à plus forte raison l'homme qui fonde une association conjugale et qui n'a que l'industrie de son intelligence et de ses bras pour élever sa famille.

*
* *

Le travail se présente sous forme d'une loi promulguée et mise en vigueur à l'origine du monde et qui s'est perpétuée jusqu'à nous malgré les révolutions de tous genres. Cette règle courbe sous ses rigueurs tous les âges, toutes les conditions, toutes les fortunes ; elle est écrite en traits indéniables dans la conscience de chacun.

Cette grave question n'a jamais préoccupé plus qu'en nos jours la pensée des philosophes et des législateurs, qui ont la présomption d'entrer en révolte contre l'idée du travail résultant d'une déchéance encourue par l'humanité, pour faire prévaloir cette autre opinion qui considère le travail exclusivement dû à l'injustice de nos lois.

L'obligation de travailler atteint tous les hommes sans distinction de temps, de lieu, de condition. C'est une loi divine qui est arrivée jusqu'à nous vierge de toute révision et de tout adoucissement. L'homme sent, du reste, comme l'écrit de Saci, qu'il est né pour le travail comme l'oiseau pour voler. C'est aussi pour lui un besoin : « Le travail, dit Voltaire, éloigne de nous trois grands maux : l'ennui, le vice et le besoin. » « Le travail, écrit aussi Diderot, entre autres avantages, a celui de raccourcir les journées et d'étendre la vie. » Et Mirabeau : « Le travail est le pain nourricier des grandes nations. »

La nécessité du travail résulte aussi de l'organisation de l'homme : Dieu le créa pour travailler : *Deus... posuit eum in paradiso voluptatis, ut operaretur et custodiret illum* (Genèse). Même avant la faute le travail était nécessaire à l'homme.

« Pour la culture, dit Bossuet, ce n'était pas cette culture laborieuse qui a été la peine de notre péché lorsqu'il a fallu comme arracher, à la sueur de notre front, du sein de la terre, le fruit nécessaire à la conservation de notre vie : la culture donnée à l'homme pour son exercice était cette culture curieuse qui fait cultiver les fruits et les fleurs plus pour le plaisir que pour l'utilité. Par ce moyen l'homme devait être instruit de la nature des terres et du génie des plantes, de leurs fruits ou de leurs semences ; et il y trouvait la figure de la culture des vertus. »

Si le travail est une nécessité de notre organisation, il est, par cela même, une raison de santé. En effet, il développe les forces, fouette l'appétit, régularise les excrétions, conserve et fortifie l'intégrité des sens.

« La civilisation, écrit Le Play, est le régime du travail stable, fécondé par la science et la vertu... Le vrai but du travail est la vertu, non la richesse... Pour s'accoutumer à un travail régulier, l'homme doit d'abord résister à la propension, pour ainsi dire animale, qui le porte à éviter tout effort pénible et à s'approprier par la force et la ruse les produits du travail d'autrui. En permettant aux hommes d'échapper à l'obligation du travail, la richesse les expose aux inspirations de l'oisiveté, des passions brutales, des appétits sensuels. La richesse cesse donc d'être bienfaisante si le sentiment du devoir ne croît pas dans la même proportion que la fortune, si les plus riches et les plus puissants ne sont pas en même temps les meilleurs et les plus dévoués. »

*
* *

Le travail est une peine, mais ce n'est pas un motif pour ne pas l'honorer, l'adoucir, le doser et le protéger contre la cupidité de certains employeurs et même le récompenser.

La femme surtout a besoin de cette protection dans son travail qui, trop souvent, l'accable en même temps qu'il déshonore ceux qui le lui infligent.

Des lois spéciales devraient s'opposer aux odieuses injustices qui imposent à d'infortunées créatures, pour leur travail à domicile, un salaire de famine.

Des objets divers confectionnés chez elles leur rapportent un salaire dérisoire. On trouve dans les magasins des objets de toilette portant encore « la trace des larmes et des souffrances des pauvres ouvrières qui les ont livrés à l'avide entrepreneur : des corsages à dix-huit sous la douzaine, des manchettes à dix-sept sous les douze paires, des chemises et des jupons à trois sous la pièce, non compris le fil, les aiguilles et la lumière ; moyennant quoi une pauvre fille peut se faire une journée de douze, de quinze et jusqu'à vingt sous, en travaillant de six heures du matin à minuit. Ce salaire de misère représente le travail des malheureuses qui en meurent plutôt qu'elles n'en vivent. »

Allons donc, les féministes, prenez pitié de ces **pauvres filles** et souci de leur dignité. Votre champ d'action est extrêmement vaste puisqu'il y a à Paris 250.000 victimes du travail à domicile. C'est dans ce milieu où les déchéances physiques s'allient aux déchéances morales que les médecins doivent trouver mille occasions d'exercer leur influence sociale en appelant, vous particulièrement, médecins députés, sénateurs ou ministres, sur ce sujet lamentable, l'attention du gouvernement et en le déterminant à fixer par une loi une juste rémunération et une réglementation du travail des femmes à domicile, comme cela a été fait pour le travail à l'atelier.

.˙.

Le travail, ainsi que tous les actes de la vie de relation,

doit être soumis à la loi de l'intermittence. Comme nous l'avons vu, l'homme est fait pour recevoir et donner, donner et recevoir. Or, en travaillant il donne et il donne souvent beaucoup : il doit donc recevoir pour réparer ses pertes et s'entretenir, ce qu'il ne peut, s'il ne reçoit pas, à dose suffisante, l'aliment, le repos et le sommeil. Si tout cela vient à lui faire plus ou moins défaut il tombe nécessairement dans le surmenage.

Mais le malheureux, qui lutte pour la vie, n'est pas le seul qui aboutisse au surmenage. On le rencontre plus souvent chez les hommes qui abusent de leur intelligence pour produire des œuvres de l'esprit ou amasser, dans le commerce et l'industrie, une fortune à laquelle ils n'ont pas la sagesse de fixer un terme.

Que de soucis, que d'ennuis, que de labeurs, en effet ! Les uns pour emplir de plus en plus leurs coffres forts ; d'autres pour gagner un morceau de pain ; ceux-ci pour obtenir un peu de louange ou un peu de gloire ; ceux-là, un morceau de marbre après leur mort. Quel marché de dupe ! pour quel maigre résultat faire le sacrifice de sa santé, de son bien-être et compromettre son existence !

Qui donc a écrit : A quoi bon la gloire ? ce n'est qu'un mirage ; un nom ? à qui n'a plus même de moi ; des applaudissements ? qui ne parviennent jamais jusqu'au fond d'une tombe ; la postérité ? on n'y croit plus. Diderot disait à d'Alembert : « Prenez garde au sophisme de l'éphémère, à cet être qui fuit comme une ombre et qui ressemble à la rose de Fontenelle disant que de mémoire de rose on n'avait vu mourir un jardinier. »

Quelle illusion aussi d'espérer en ses contemporains

pour chanter vos louanges ! Ne dit-on pas qu'à l'origine du monde le génie appelait le malheur *mon frère ?*

.*.

Le surmenage physique n'est pas moins redoutable. Souvent, dans les exercices et les grands mouvements de troupes, des hommes épuisés de fatigue recueillent des microbes plus ou moins dangereux et particulièrement celui de la fièvre typhoïde qui, rencontrant un terrain en état d'opportunité, s'y installe et s'y développe.

L'ouvrier à la tête d'une grande famille se surmène facilement pour arriver à loger, à nourrir et à vêtir sa femme et ses enfants ; c'est un surmenage lent, chronique qui conduit sûrement à la déchéance physique, toujours apte au développement, non pas, comme dans le surmenage aigu, de la fièvre typhoïde, mais du bacille tuberculeux, et cela surtout quand le cabaret sert trop souvent de refuge à sa misère.

Qu'il s'agisse de surmenage physique ou intellectuel, ou des deux à la fois, s'ils se compliquent de préoccupations morales, il en résulte une fatigue nerveuse dont la première conséquence est la dyspepsie.

Le fonctionnement exagéré des muscles ou des cellules nerveuses engendre des poisons, des toxines. Ces toxines ne peuvent séjourner impunément dans l'organisme. Par un séjour trop prolongé elles s'accumulent, adultèrent le sang et troublent profondément les fonctions régulières de tous les organes.

Le système nerveux, le plus sensible aux poisons de

toutes sortes, est le premier troublé dans l'accomplissement de sa tâche ; c'est pourquoi les fonctions de l'estomac sont compromises avant toutes les autres ; de là la prompte installation de la dyspepsie gastro-intestinale. A partir de ce moment les produits toxiques, résultant de fermentations accidentelles dans l'estomac et les intestins, viennent s'ajouter aux toxines cellulaires.

Si les organes chargés de l'élimination de ces poisons, entre autres le foie et les reins, sont à la hauteur de leur mission, l'individu peut conserver toutes les apparences de la santé.

Si, au contraire, ces organes sont en défaillance ancienne ou récente, ils sont obligés de se surmener eux-mêmes pour remplir leur tâche, et malgré tout ils ne tarderont pas à tomber dans l'insuffisance et la faillite.

Dès lors, l'accumulation des toxines augmentant sans cesse, les troubles nerveux s'accentuent. troubles bizarres qui caractérisent la neurasthénie et font le désespoir des malades et des médecins.

Ce n'est pas tout. Bientôt le foie et les reins surmenés et infectés à leur tour deviennent malades eux-mêmes ; il n'est pas rare de voir des hommes même robustes succomber à une néphrite résultant du surmenage.

CHAPITRE X

Naissance de l'enfant.

Enfantement. -- Interventions exceptionnelles. - Sollicitude du médecin pour l'enfant. - Rôles du père et de la mère.

Enfin les jeunes mariés définitivement renseignés sur leurs devoirs peuvent s'orienter vers l'avenir, un avenir plein d'espérances et de joies s'ils savent garder pour eux-mêmes le mérite de leur conscience et de leur foi.

En effet, l'épouse ne tarde pas à annoncer à son mari ses espérances : elle sent dès lors toutes les richesses de son cœur s'accroître sous l'empire du sentiment maternel. Cette pensée fait briller à ses yeux l'étendue des devoirs d'une mère. « Ils sont là tous les deux, écrit P. Féval. Adam plus tendre, Ève plus charmante : l'espoir s'épand de leurs cœurs et remplit autour d'eux le logis comme un parfum. Sera-ce un fils ? pour lui quel avenir on rêve ! Sera-ce une fille ? toutes les fleurs de la terre, on voudrait déjà les cueillir pour les effeuiller au-devant de ses pas. »

L'heure de la délivrance approche ; de légers malaises, d'insignifiantes souffrances en marquent le début comme pour familiariser petit à petit la parturiente avec des douleurs plus vives.

Mais celles-ci ne tardent pas à faire leur apparition.

C'est alors qu'on voit l'entourage pousser de gros soupirs et lancer à chaque instant des regards inquiets vers la porte de la chambre à coucher.

Le pauvre mari fort agité arpente la maison à grands pas et interroge du regard le docteur qui, placide et certain d'un heureux dénouement, a la douce satisfaction de rassurer son monde par une phrase à peu près toujours la même en pareil cas : Ça va bien, mais patience.

De temps en temps, attiré par des cris, l'époux rentre dans la chambre ; l'émoi de la famile redouble et chacun de dire encore au docteur : Vous n'avez pas d'inquiétude? ne nous dissimulez rien.

Auprès de la pauvre femme se trouve sa mère qui l'encourage et lui fait comprendre que le bonheur s'achète toujours fort cher. Une femme ne se montre jamais plus mère qu'au moment où sa fille va bientôt le devenir à son tour.

Près de la patiente est son mari dont elle prend la main et la serre avec une violente tendresse.

On rencontre de nobles créatures qui, pour ne pas trop attendrir les personnes qui s'empressent autour d'elle, ferment les yeux et se taisent stoïquement.

Le mari, dans l'anxiété de son attente, se sent, à ce moment solennel, bouleversé jusqu'au fond de son âme, remué par ce sentiment de la paternité qui approche, par cette émotion tout ensemble douce et étrange à la pensée de ce petit être qui va dédoubler sa propre vie et s'attacher à lui.

Enfin le dénouement approche et le bon docteur peut affirmer que l'enfant si désiré ne tardera pas à faire son apparition. Il s'assure que tout est prêt pour le recevoir et, prenant son air le plus grave, il s'installe auprès de la patiente qui pousse des cris lamentables, à donner le frisson : tout va bien, lui dit-il, dans un instant vous entendrez la voix du bébé.

Cette dernière minute est des plus dramatiques ; les tortures, les gémissements n'ont plus de cesse ; la mère ne peut plus dissimuler ses larmes ; tout le monde est sur pied et ne se tient plus d'émotion.

Enfin une plainte plus lamentable que les autres et le petit être presque inanimé, grimaçant et ridé, jetant un cri aigu, tombe dans les mains du docteur triomphant et heureux.

Ce tableau de l'enfantement est le plus ordinaire. En d'autres cas, quand le médecin se voit forcé, pour sauver la vie de deux êtres, de recourir à des manœuvres exceptionnelles, la scène est plus navrante encore.

C'est alors que le docteur doit faire appel à tout ce qu'il a de conscience, de talent et de sang-froid. Il faut avoir ressenti toute la responsabilité qui pèse sur ses épaules pour voir clairement combien est grand, noble et sérieux le rôle du médecin dans la famille.

Le petit être dont il vient de faciliter l'entrée dans le monde va devenir presque son enfant à lui ; il va le suivre dans la vie : il sera la règle de sa santé et son salut dans toutes les maladies.

La médecine préside à l'apparition de l'homme et lui assure la vie matérielle en l'environnant de tous les soins que réclame sa jeune et frêle existence.

La vigilante sollicitude du médecin doit s'exercer à

l'égard de l'enfant dès l'âge le plus tendre afin de le guérir à l'occasion, mais bien mieux de le préserver des maladies propres à cette période initiale de la vie.

Dès les premières années jusqu'à la puberté et au delà, l'homme de l'art, de concert avec la mère de l'enfant, si elle est suffisamment intelligente, doit avec un soin extrême veiller sur celui-ci pour le prémunir contre les premières habitudes mauvaises ou en prévenir le développement. La négligence ou l'oubli de cette précaution est souvent la source ou la cause des plus grands malheurs moraux. C'est pourquoi il est toujours bon de faire élever les enfants avec une certaine rigueur pour empêcher que la sensibilité ne se développe trop ou ne s'exalte vicieusement.

**

« Prêtre de la famille comme l'homme en est le roi », selon l'expression de Ventura, la mère, avec ce charme ineffable et ce sentiment délicieux qu'inspire la maternité, s'occupera de la première éducation de son enfant. Quand il a été élevé sur les genoux de la femme, a-t-on dit, l'homme à dix ans est formé. C'est vrai, « la mère est une délégation, presque une consécration religieuse. » L'âme de l'enfant lui appartient. Dans l'intérieur de sa maison elle modèle cette âme et la façonne. Quand nous nous retournons vers le passé, c'est notre mère, sa douce et pure image qui nous apparaît comme le génie de notre vie, l'ange qui devait guider nos pas.

Le père, lui, est le représentant de la raison souveraine ; il est le premier éducateur de son enfant ; l'instituteur

sacré et profane ne font que travailler sur les premières
assises qu'a posées le père de famille. Quel sujet de respect pour l'enfant! mais aussi quel sujet de terreur pour
le père si, au lieu d'accomplir religieusement son rôle
d'initiateur moral, il abandonne cette âme dont il est
responsable, soit à la tendre partialité de la mère, soit à
l'indifférence des étrangers, ou si, pour toute sagesse, il
ne lui enseigne qu'un égoïsme glacé et rampant, ou si,
enfin, abaissant encore davantage la dignité paternelle, il
se fait l'ouvrier de sa corruption et le complice de ses
folies.

CHAPITRE XI

Vie progressive de l'enfant.

Cri du nouveau-né. — Définition de la vie d'après saint Thomas. — La vue. — Le toucher. — L'ouïe. — Le goût. — L'odorat. — Mémoire et imagination. — Intelligence. — Idée de cause. — Motilité. — Responsabilité.

Il n'y a pas de spectacle plus attendrissant que la naissance d'un enfant. Il prend possession de sa vie nouvelle en poussant des cris qui traduisent sans doute des impressions pénibles ou douloureuses occasionnées par son premier contact avec le monde extérieur : *Flens animal cæteris imperaturum.*

La voix trahit l'homme, et révèle la douceur comme l'âpreté de son caractère, sa franchise comme sa loyauté, les bons comme les mauvais sentiments qui animent son âme, le courage aussi bien que la lâcheté, l'amour aussi bien que la colère.

* *

Le cri du nouveau-né trahit ses sensations désagréables. La jeune maman doit en connaître la signification.

Le cri qui frappe l'air et parvient à nos oreilles nous pénètre et nous impressionne sans que nous puissions nous rendre compte des sensations qu'il nous fait éprouver. Quoique fugitives et variées, ces sensations sont réelles et quelquefois bien profondes.

Quand l'enfant a beaucoup crié, la voix devient aiguë et comme éraillée : à ce caractère on peut facilement deviner un malaise quelconque.

Lorsqu'il est tourmenté par la faim le petit être crie en tournant la tête de tous côtés ; il s'agite et ouvre la bouche. Après une certaine durée la face devient violette et la respiration prend un caractère convulsif ; des mouvements saccadés agitent tous les muscles du visage et des lèvres ; on dit alors que l'enfant se *pâme*.

Nous avons souvent entendu dire par des parents que, pour empêcher les nouveau-nés de contracter de mauvaises habitudes, on doit les laisser crier. Nous refusons d'approuver pareille conduite ; les cris par leur exagération peuvent entraîner des accidents graves. Il vaut mieux se faire la victime volontaire de ces charmants petits êtres que de les exposer à des congestions variées, à des convulsions et à d'autres misères.

Les cris sont souvent accompagnés d'une abondante sécrétion de larmes ; ce phénomène n'a pas lieu chez les jeunes enfants ; la glande lacrymale ne fonctionne pas encore. Elle ne commence à sécréter que vers le troisième ou quatrième mois. Alors il est bon de tenir compte de la présence ou de la disparition des larmes ; car les fonctions de la glande lacrymale se suspendent sous l'influence des maladies aiguës fort graves. La suppression des larmes peut alors être considérée comme un signe général important dans le pronostic des maladies.

* *
*

Nous avons considéré comme instructives ces quelques notions sur le cri du nouveau-né ; mais le sont bien davantage celles qui s'appliquent à la vie progressive de l'enfant. Elles revêtent, en outre, un caractère philosophique qui en double l'intérêt.

Ce sujet si captivant a été traité par le P. Roure, S. J., dans un article où nous avons puisé le fond et souvent la forme du notre démonstration.

Les anciens et à leur suite la scolastique avec saint Thomas définissaient la vie : « Un être vivant est un être qui se meut lui-même ; vivre, c'est se mouvoir. » Le terme *mouvement* dans la langue de l'École signifie tout changement, tout passage de la puissance à l'acte, et, d'une manière plus large, toute action. La définition précédente se traduit d'une façon plus compréhensible pour tout le monde : Vivre, c'est agir sur soi-même.

Les biologistes actuels, faisant table rase de toute doctrine philosophique, n'étudient plus la vie que dans son mécanisme, tel M. Dastre dans son livre : *La vie et la mort.*

Cependant la simple réflexion démontre aisément que les grandes fonctions d'assimilation et de nutrition s'exécutent au moyen de l'action de l'être sur lui-même, d'un travail intérieur de l'être.

Saint Thomas fait découler de sa définition une conséquence simple et féconde : Plus un être agira davantage sur lui-même, moins d'éléments son activité empruntera au dehors, plus en un mot il se suffira à lui-même, plus sa vie sera parfaite. Tous les emprunts faits au dehors apportent leur causalité extrinsèque qui diminue d'autant l'immanence de la vie.

L'être raisonnable seul se détermine à lui-même ses fins particulières, et c'est par ses propres actes, ses actes libres qu'il y tend.

La vie de l'enfant s'élève et se perfectionne en lui à mesure qu'elle devient plus indépendante du dehors. Pour lui, se développer c'est prendre possession de soi même ; c'est, tout en restant tributaire de l'extérieur, cesser d'en être l'esclave.

La psychologie infantile confirme la doctrine scolastique sur la perfection de la vie. « La vie monte en perfection à mesure que l'être se meut plus complètement lui même. » C'est ce que nous allons voir.

.·.

Et d'abord la *vue*. Le nouveau-né est comme un aveugle : ses paupières sont closes, et s'il les ouvre il n'éprouve pas immédiatement la perception visuelle des objets. Quelques instants après il se montre sensible à la lumière. Une bougie allumée lui donne une vive expression de déplaisir : la lumière diffuse ne le gêne pas.

Peu à peu l'œil se fortifie, et, vers le dixième mois, l'enfant rit à la lumière et tend ses petits bras vers l'objet brillant.

Ce n'est qu'à la fin de la deuxième année qu'il se réjouit à la vue de couleurs vives, notamment le rouge et le jaune, qu'il semble distinguer les premières. Ces couleurs en effet provoquent dans l'organe de la vue une activité plus énergique que les autres ; la physique des couleurs explique d'ailleurs parfaitement ce phénomène.

Quand peu à peu l'œil de l'enfant s'est fortifié, l'impression cesse d'être blessante et développe une activité agréable dans tout l'organisme ; c'est alors seulement que les couleurs éclatantes plaisent.

Jusqu'ici la spontanéité personnelle fait complètement défaut ; elle commence à se révéler quand l'enfant acquiert la notion du relief et de l'épaisseur des objets.

L'appréciation exacte des distances manque au nouveau-né. S'il essaie de saisir un objet, il portera la main trop haut ou trop bas, à droite ou à gauche ; en un mot il est maladroit. En voici l'explication. Le sens de l'accommodation de la vue à toutes les distances est confié à un muscle situé à l'intérieur de l'œil ; ce muscle en se contractant ou en se relâchant modifie la courbure du cristallin et fait varier ainsi sa puissance convergente. Or, dans le premier âge, ce muscle est inhabile à remplir sa fonction. Peu à peu encore l'enfant commencera par lui-même l'exploration de l'espace à trois dimensions et en achèvera la perception.

Impuissant à saisir le relief des objets et leur mouvement, n'ayant encore qu'un exercice très imparfait du sens du toucher, il est permis de penser que le monde extérieur ne présente d'abord à l'enfant qu'une étendue continue et ne forme à sa vue qu'un objet unique. C'est par les mouvements perçus, par les mains promenées autour des objets qu'il arrive à des représentations distinctes, qu'il détache de l'ensemble vague des choses, des images isolées.

« L'enfant, comme l'écrit l'abbé Farges, vit à l'extérieur avant de vivre à l'intérieur ; c'est par le contact avec le monde externe, par exemple en se heurtant contre les obstacles, que le petit enfant acquiert la conscience de sa personne et de ses membres ; il sait localiser les objets du dehors avant de savoir localiser ses souffrances ou ses plaisirs. Qu'est-ce qui te fait mal ? lui demande sa mère. Il hésite ; il ne sait rien dire de précis, tandis qu'il nous montrera du doigt la direction de la lampe ou de la lune. » L'éducation se fera surtout par les perceptions optiques et tactiles combinées ; mais l'éducation ne crée pas, elle perfectionne.

.*.

Le *toucher*, comme nous l'avons vu, prête son concours à l'organe de la vision ; il est fort imparfait chez le nouveau-né. Aristote avait déjà noté que l'enfant à sa naissance n'est pas sensible au chatouillement ; il sent à peine une piqûre d'aiguille ; aussi les douleurs du premier âge sont-elles modérées ; il ne faut pas toujours croire à ses pleurs et à ses cris ! La Providence a voulu rendre bruyante la manifestation des souffrances et plus précoce que l'expression des plaisirs. C'est que la souffrance dévoile un trouble dans les fonctions organiques et un péril dont il faut hâter la disparition.

L'enfant est inhabile à la préhension ; il a de la peine à saisir et à retenir les objets ; la sensibilité est obtuse et les muscles sans force ; il est impuissant à les commander et à doser la portée de leurs efforts. Comme pour la vue il n'a pas encore l'accommodation.

***

A sa naissance l'enfant est sourd ; à lui seul va incomber la conquête de l'*ouïe*. Cette surdité congénitale a pour première cause l'absence d'air dans l'oreille moyenne avant la respiration. Au bout de deux jours on peut commencer à s'apercevoir qu'il réagit au son.

Du moment où ses oreilles ont acquis quelque puissance, le nouveau-né se plaît aux sons intenses ; il aime le bruit pour le bruit. Ce qui nous assourdit, ce qui nous blesse l'oreille fait sa joie.

L'organe de l'ouïe a aussi besoin d'éducation ; ce n'est qu'avec le temps qu'il parviendra à reconnaître la direction des sons d'ailleurs imparfaite chez l'adulte.

***

Le *goût* est le seul des organes des sens qui ne réclame ni perfectionnement, ni dressage ; il est constitué dès l'origine.

Le nouveau-né perçoit immédiatement les saveurs et sait en distinguer les qualités et les nuances ; si l'on change le lait dont il est nourri, il s'en aperçoit aussitôt et il est rare qu'il n'en témoigne quelque déplaisir. C'est pourquoi à l'époque du sevrage il est souvent difficile de lui faire accepter une autre nourriture que le lait. Cette avance du goût sur tous les autres organes des sens a été ménagée à l'enfant par la Providence en vue de surveiller son alimentation ; d'instinct il se défie des aliments nouveaux.

Le goût, en outre, n'a rien à voir dans le développement intellectuel : c'est pourquoi l'enfant n'a pas la curiosité de ce sens comme il a celle des yeux ; et s'il porte à la bouche tous les objets mis à sa portée, c'est moins désir de connaître qu'espérance d'y trouver quelque agréable saveur.

.·.

L'*odorat* est intimement lié au goût, du moins en tant qu'il se rapporte aux aliments, et comme celui-ci il semble avoir toute sa perfection dès l'origine.

Le défaut de spontanéité et d'initiative dans l'exercice de l'odorat, plus encore peut être que dans l'exercice du goût, est particulièrement remarquable. L'enfant ne cherche pas à se rendre compte par lui-même de l'odeur des objets ; il ne flaire pas. Il ne s'approchera pas d'une rose pour en mieux savourer le parfum ; il ne s'écartera pas des objets à odeur désagréable.

.·.

Les autres sens ont besoin de perfectionnement qu'ils acquièrent par l'exercice passif d'abord, actif et spontané ensuite ; non seulement l'enfant voit, mais il regarde ; non seulement il entend, mais il écoute ; non seulement il touche, mais il palpe. Tout dépendant qu'il est et qu'il reste de l'extérieur, il tâche de s'en affranchir le plus tôt possible, de faire siennes ses facultés et de les exercer par une activité vraiment propre. Plus il s'élève dans la vie, plus il se meut véritablement lui-même ; en conformité avec la doctrine de saint Thomas, l'être vivant croît en perfection à mesure qu'il agit davantage sur lui-même et emprunte moins au dehors.

On observe la même gradation indiquée par saint Thomas d'Aquin dans le développement des autres facultés sensibles.

* *

MÉMOIRE ET IMAGINATION. — La mémoire débute aussi par la passivité. « La mémoire enfantine, écrit Compayré, est passive ; elle a besoin d'être soutenue sans cesse par les excitations extérieures, d'être provoquée par la présence des choses. Les souvenirs de l'enfant ne s'évoquent pas d'eux-mêmes... Il ne faut pas lui demander de se complaire, comme le fera la mémoire de l'homme mûr, à revivre les mois déjà écoulés. Sa mémoire ressemble à celle des animaux, sans activité propre, subordonnée aux sensations réelles. »

Du fait de la passivité la mémoire de l'enfant est littérale et mécanique. Elle reproduit les images sensibles avec l'exactitude de la photographie. Elle est surtout verbale. La mémoire des mots est prééminente chez l'enfant. Elle persiste plus longtemps chez la petite fille ; mais chez le petit garçon la mémoire logique apparaît et se perfectionne plus tôt.

L'imagination reproductrice diffère peu de la mémoire ; elle est une sorte de mémoire active ; mais, par suite de l'imperfection des sens, on peut assurer que l'imagination n'est pas contemporaine de la naissance.

Le tout jeune enfant ne rêve pas ; il ne rêve qu'au bout de deux mois, suivant Albert le Grand, suivant d'autres au

neuvième. « Dès la deuxième année de sa vie, écrit E. Egger,
je vois un enfant s'éveiller subitement avec des cris causés
sans doute par quelque vision pénible. Il rêvait doulou-
reusement, mais il n'a pas su dire à quoi il rêvait. »

Les jeux marquent d'ordinaire le début de l'imagination
active et créatrice ; ils sont un exercice continuel de cette
puissance d'invention. Avec quelques bouts de bois, quelques morceaux de papier découpés, les enfants figurent
les personnages les plus divers. Une chaise leur est tour
à tour un cheval, une voiture... « Il ne faut pas, dit
Fénelon, être en peine de leurs plaisirs ; ils en invente-
ront assez d'eux mêmes : il suffit de les laisser faire. »

On voit combien déjà, dans la vie sensible, éclate la
spontanéité de l'enfant. À mesure qu'il grandit il prend
possession, par son initiative, et des facultés sensibles et
des connaissances dont il s'enrichit : il se meut plus parfaitement lui-même. Sans cesse il fait effort pour briser
les lisières de sa passivité et marcher de son propre pas.

La spontanéité proprement intellectuelle de l'enfant
n'attend pas le plein développement des facultés sensibles
pour se produire. Il y a déjà une grande part d'intelligence
donnée à ce développement. Tout dans l'homme procède
par degré, et on doit trouver en germe chez l'enfant ce qui
sera épanoui chez l'adulte.

.·.

INTELLIGENCE. — A quelle époque est-il possible de
saisir la première manifestation de l'intelligence?

D'après Egger, le premier rire marquerait l'époque

d'apparition de l'intelligence. Il s'observe après le quarantième jour et ce rire-là est automatique et sans intention. L'enfant n'aime d'abord sa mère que par besoin ; mais avec son premier sourire apparaît le premier don d'un amour désintéressé, la première grâce d'une âme libre et bonne. C'est ce qui fait la beauté et le charme du sourire, aurore de l'intelligence, de la volonté et de l'amour ; c'est ce qui en fait aussi l'irrésistible puissance. Ce ne serait que vers le troisième mois que le rire rire serait le reflet de l'intelligence naissante.

Avant de savoir questionner, l'enfant regarde et écoute ; il fait des efforts pour comprendre ce qui se passe autour de lui. Une espèce de fascination extérieure ne l'attire plus vers les objets, mais il se porte vers eux d'un mouvement propre. A vingt mois il comprend certaines phrases assez complexes. Donc, dès cet âge, il donne des preuves de perception intelligente, d'attention, de curiosité. C'est dans l'acquisition du langage qu'éclatent l'intelligence de l'enfant et sa force de spontanéité. Au début l'enfant crie ; puis vient la voix réelle, qui, produite par l'action des muscles de la bouche et de la langue, se caractérise ensuite et s'individualise en même temps qu'elle articule. C'est là un signe incontestable d'un progrès intellectuel, et d'une prise de possession de soi même vraiment humaine.

Dans son travail d'apprentissage l'enfant a une double spontanéité en jeu : spontanéité à créer une langue personnelle, car il a des mots à lui, de son invention ; spontanéité à faire sienne la langue sociale.

Cette spontanéité apparaît dans toutes les opérations intellectuelles qui accompagnent l'acquisition et l'exercice de la parole, qui préparent le langage et que le langage perfectionne. Au premier rang des opérations vient l'*abstraction*. La faculté d'abstraire se manifeste chez l'enfant dès la première parole significative, dès le mot de *papa* ou de *maman* prononcé avec intention. Elle dégage ce qu'il y a de commun entre le papa de tout à l'heure et le papa de maintenant. Puis l'abstraction s'étend.

** **

L'*idée de cause* est assez familière à l'enfant. Ses incessants *pourquoi* le montrent surabondamment. Il lui arrive d'appliquer mal la notion de causalité, mais enfin il la possède et la développe peu à peu. Or, c'est par un travail spontané et non imposé par le dehors que l'intelligence remonte de l'effet à la cause.

Peut-être peut-on rattacher la *peur*, qu'on explique de maintes façons, à la notion de cause. Voici ce qu'il y a de plus vraisemblable. L'enfant commence à avoir peur quand il se trouve en présence d'un objet nouveau dont il conjecture qu'il peut lui arriver quelque mal, ou bien d'un objet qui déjà lui a été nuisible. Dans les deux cas il y a eu précédemment une expérience fâcheuse dont l'enfant, par une induction causale, craint le retour. La peur des ténèbres repose sur une induction semblable. La peur enfantine naît d'une spontanéité intellectuelle mal réglée : la généralisation est excessive, l'induction hâtive, l'imagination grossissante jusqu'à la déformation.

On peut se demander si l'intelligence de l'enfant, une fois en possession du principe de causalité, peut se pousser

elle-même jusqu'à la connaissance de la cause première.
« L'idée abstraite de l'absolu, dit Egger, est presque
inabordable à l'esprit humain avant son âge de maturité.
Mais l'idée d'un Dieu, père et créateur, entre dans l'esprit
de l'enfant et s'y développe avec facilité. On est même
quelquefois tenté de croire qu'elle n'y entre pas du dehors,
qu'il en apporte avec lui le germe dès sa naissance, et
que toute notre science consiste à la dégager, à la féconder
en l'épurant. » L'enfant « a besoin d'admettre une cause
personnelle et vivante de tous les phénomènes que le
monde déroule sous nos yeux. »

*
* *

La *motilité* a aussi des débuts très humbles. L'éternue-
ment est souvent chez le nouveau-né le premier acte
respiratoire ; mais c'est un mouvement involontaire d'origine réflexe comme le premier cri.

Sont encore automatiques et sous l'influence d'imitations
intérieures les actions de se remuer, de s'agiter, de se
débattre. Il en est de même des mouvements des lèvres
dans la succion.

Au début l'individualité de l'enfant est très faible ; mais
de bonne heure il se montre capable de mouvements
volontaires, parce que bientôt aussi on trouve chez lui le
germe de la *liberté*. Au quatrième mois déjà on remarque des imitations intentionnelles et voulues.

Avec l'exercice de la liberté grandit le sentiment de la
personnalité. L'enfant prend conscience qu'il est un être
qui vit et agit de lui-même. Il n'est donc pas téméraire de

penser qu'au plaisir de l'activité physique se mêle la jouissance, déjà saisie par l'enfant, d'être le principe de cette activité, d'être cause de changements en lui et hors de lui, de se sentir un être causal.

*
* *

La *responsabilité* n'est pas contemporaine de la liberté ; elle est, en effet, plus que la liberté de choisir ; elle ne va pas sans l'aptitude à discerner entre le bien et le mal ; et pour cela il faut beaucoup de temps. Le sens moral n'est pleinement développé qu'assez tard ; les moralistes catholiques fixent la responsabilité à environ sept ans, l'âge où, comme l'on dit, les péchés comptent. Mais il est certain que ce discernement a été préparé. L'idée de moralité entre chez l'enfant par l'idée de sanction ; celle-ci est plus sensible et en quelque sorte plus matérielle.

*
* *

On le voit, le développement sensible, intellectuel, moral de l'enfant est une marche constante de la passivité à l'activité, de la détermination par le dehors à la détermination par le dedans ; un progrès, comme le veut saint Thomas, dans l'activité de l'être sur lui même.

« Ainsi, écrit le P. Roure en terminant son article, en toute vérité l'homme peut se définir : un être qui conquiert lui-même et conquiert tout ce qu'il devient. Et chaque pas dans cette conquête marque un progrès dans l'immanence de la vie. Par là se trouve justifiée la pensée de saint Thomas : « la vie d'un être est d'autant plus parfaite qu'il agit plus pleinement sur lui-même. »

CHAPITRE XII

Évolution physique de l'enfant.

Dessin idéal de Cl. Bernard. — Cellules constitutives de l'homme. — Dès le commencement l'être vivant reçoit son âme spirituelle. — Héritage ancestral.

Nous avons assisté au développement progressif des facultés sensorielles, intellectuelles et morales de l'enfant. Comment se passe son évolution physique ?

Elle rencontre bien des obstacles sur sa route. Condamnés à mort dès notre naissance, nous avons souvent à subir de cruels assauts sous forme de maladies aussi variées que multipliées.

Il y a peu de temps on croyait encore que le germe originel de l'enfant était une minuscule représentation, une photographie microscopique de l'individu à l'état adulte. Cela est absolument inexact.

L'homme a pour origine deux cellules confondues dans l'acte mystérieux de la conception. Dans ce canevas il n'y a aucune organisation perceptible ; il ne s'y trouve, comme le dit Cl. Bernard, qu'un *dessin idéal.* c'est-à-dire que le germe est en possession d'une force qui, loin d'être aveugle, est réglée par ce dessin préconçu. cette idée « qui a assigné d'avance à chaque partie, à chaque élément, sa place, sa structure et ses propriétés. » En un mot cette idée est le principe immédiat de l'espèce.

Les cellules constitutives de l'homme sont de deux ordres : les unes feront le corps, le *soma*, et périront; les autres assureront la continuité de l'espèce et seront immortelles. La cellule sexuelle est dans ce cas. L'homme ne meurt donc pas tout entier.

« Les ascendants, comme le dit M. Dastre, n'ont pas disparu tout entiers, puisqu'ils ont laissé l'œuf fécondé, élément survivant, d'où est sorti l'être que nous avons en vue : et, quand celui-ci s'est développé, une partie de l'œuf a été mise en réserve pour une nouvelle génération. La mort des éléments n'est donc pas universelle. L'homme dès l'origine se divise donc en deux parts : les cellules somatiques qui mourront, et les cellules reproductrices ou germinales ou sexuelles, capables de vivre indéfiniment. »

Tout être humain porte dans ses organes génitaux un nombre limité de cellules germinatives : elles ne se reproduisent pas, comme celles du soma, au fur et à mesure de leur élimination. Mais arrivée à maturité la cellule germinative se détache, et si alors deux cellules de sexe différent se rencontrent dans un milieu approprié et s'unissent elles formeront l'ébauche, le germe du nouvel être.

Or, toute cellule renferme dans son intérieur un liquide granuleux appelé *protoplasme*. Le germe sera donc le mélange, le mariage, si l'on veut, des substances protoplasmiques des deux cellules mâle et femelle.

Comme on le voit le germe de tout être vivant n'est que

la fusion de deux cellules ; et ce germe a pour protoplasme celui des deux générateurs.

Cette notion explique à la fois les ressemblances de famille et l'hérédité morbide capable de remonter même très haut dans l'échelle ancestrale. L'hérédité a donc ses racines dans ce que la vie a de plus intime et de plus fondamental.

Mais le commencement de l'être vivant n'en est pas le principe immatériel. Les parents n'ont pour mission, dans l'acte de la génération, que de fournir les éléments matériels qu'ils tiennent eux-mêmes de leurs ancêtres. Dès leur union ces éléments constituent un nouvel être qui reçoit aussitôt son âme spirituelle ; il ne la reçoit pas de ses parents parce que l'âme ne peut se diviser ; il la reçoit du Créateur comme cela s'est passé pour nos premiers parents. Ce principe, c'est-à-dire l'âme, en s'unissant au germe en fait un être vivant. Comment se fait cette infusion de l'âme dans un organisme rudimentaire ? La science humaine ergotera encore longtemps sur ce profond mystère.

Cet aperçu, bien que sommaire, de notre origine a une grande importance au point de vue moral. En effet, il en découle cette vérité indiscutable : la personne qui se livre et la femme qui se prête à des manœuvres abortives, même dans le plus faible début d'une grossesse, sont de grands criminels, des assassins.

*
* *

A sa naissance l'enfant trouve penchée sur son berceau

une fée qui peut prédire son avenir : c'est l'influence ancestrale, c'est l'hérédité.

« L'hérédité, écrit Ribot, est une loi biologique d'après laquelle les êtres vivants tendent à se répéter dans leurs descendants et à leur transmettre leurs propriétés. »

« En remontant, écrit quelque part Lamartine, avec attention le cours des générations, on retrouve presque toujours, dans la première goutte de sang, la source de la dernière. »

« L'homme, selon Boinet, a avec ses ancêtres et sa postérité des rapports étroits qui règlent l'existence normale ou viciée de l'humanité. On pourrait dire d'une façon imagée que chaque individu vivant possède une page du Grand Livre de la vie sur lequel il inscrit au *doit* les fautes et les erreurs et à l'*avoir* les qualités et les bonnes actions ; ce que reçoivent ses enfants c'est le report de l'excédent du bon ou du mauvais. »

*
* *

L'hérédité s'exerce sur toutes les manières d'être de l'homme : elle est la source de ses vertus ou de ses vices, de sa beauté ou de sa laideur : elle donne aussi la longévité : « Si vous voulez savoir, écrit Finot, d'une façon approximative, combien d'années il vous reste à jouir des bienfaits de la vie, consultez les registres de vos ancêtres. Plus vous y trouverez de gens ayant joui d'une verte vieillesse plus vous avez de chance d'en profiter à votre tour. » Si l'enfant reçoit dans son patrimoine la longévité de ses parents, c'est qu'il hérite de leurs vertus physiques et morales ; la longévité est la conséquece de ces vertus.

L'enfant hérite du tempérament de l'âme comme de celui du corps. Ici le père avait une faiblesse dont le fils a fait un vice; là, le premier possédait une qualité que chez le second nous voyons transformée en vertu; l'atmosphère domestique a opéré ces modifications en perfectionnant ou en dépravant les dispositions premières, et l'enfant est ainsi devenu justement notre récompense ou notre punition.

Les Compagnies d'assurances sur la vie admettent à l'égal d'un axiome l'hérédité de la longue existence. Un médecin en chef de l'une d'elles déclare que l'enquête sur la longévité héréditaire dans la famille de l'assuré est de beaucoup plus importante pour les Compagnies que l'examen des conditions individuelles de son existence.

Parmi les centenaires beaucoup sont des rejetons de parents qui ont vécu de nombreuses années; en tout pays on trouve un grand nombre d'exemples de longévité héréditaire. L'hérédité se dévoilait déjà dans les temps les plus reculés. Ainsi on peut lire dans la Bible : « Il a encore les dents agacées celui dont l'ancêtre de la septième génération a mangé des raisins verts. »

Elle est d'autant plus sévère que les générateurs sont plus tarés, et leurs tares se multiplient l'une par l'autre quand elles sont de même nature. Aussi combien de familles disparaissent de la face du monde victimes des fautes et des vices de leurs ancêtres.

Nous ne voulons pas nous étendre davantage sur ce sujet à la fois si grave et si intéressant, ou plutôt si intéressant parce qu'il est si grave. Qu'on nous permette seulement d'émettre ici un désir, un souhait, celui de voir les familles comprendre toute l'importance qu'il y a d'établir un mémorial de toutes les maladies, même les plus bénignes, dont les père, mère et enfants auraient été atteints. Ces archives du foyer aideraient beaucoup le médecin et le bénéfice qu'il en pourrait tirer serait tout à l'avantage des descendants ?

L'hérédité familiale est donc chose certaine, et l'on comprend aisément qu'elle puisse se prêter à une généralisation, c'est-à-dire qu'elle puisse s'étendre à une société tout entière. Ne trouve-t-on pas, en effet, des caractères particuliers à chaque race et à chaque peuple, formant sans nul doute des types d'origine ancestrale ?

Comme les particuliers les nations font souvent fausse route, et si elles y persévèrent elles déclinent et disparaissent. Telle a été la tragique destinée des anciens empires sémitiques, de l'Égypte, de Rome, etc. Tous avaient mérité cette fin lamentable parce qu'ils avaient dévié du droit chemin.

Problème effrayant : la France moderne doit-elle périr comme les grandes nations primitives ? Cela dépendra de sa moralité. Rien de plus impartial que l'héritage ancestral : il transmet fidèlement ce qu'on lui donne. Or, l'amour des richesses, le culte du dieu Mammon, entraîne le désir des plaisirs et surtout des plaisirs malsains. L'esprit, uniquement préoccupé de mercantilisme et de jouissance, diminue ses horizons et restreint ses entreprises ; la vitalité du pays en souffre, et bientôt se prépare la décadence morale et intellectuelle de la nation. Dieu veuille que cela ne soit déjà accompli et le mal sans remède !

CHAPITRE XIII

Désillusions dans le mariage. — Avarie. - Divorce.

Mariages faits à la légère. — Avarie pendant le mariage. — Misères morale,
le déshonneur. — Mépris de la dualité conjugale. — Divorce.

On rencontre souvent des foyers domestiques où l'on
sent, où l'on respire le bonheur. Mais aussi que d'unions
heureuses en apparence seulement, où le mari fait couler
des larmes d'autant plus brûlantes qu'elles sont plus
cachées ; d'où la vie a comme disparu pour ne laisser,
avec toutes leurs tristesses, que l'indifférence et l'aban
don.

La conclusion des mariages, nous l'avons déjà dit, se
fait trop à la légère ; les parents refusent de voir et avec
la plus coupable insouciance ils mettent en opposition
deux âmes disparates : l'une pleine de charme. candide
et fraîche, avide d'émotions exquises ; l'autre desséchée,
glacée par les excès, une âme de vieillard repu et ennuyé.

Pauvre femme, qui s'était bercée du doux espoir de rencontrer dans le mariage un véritable ami, un protecteur
dévoué et à l'occasion un consolateur plein de bonté ? Elle
se voit bien vite délaissée et méprisée ; elle ne sent plus
autour d'elle que trahison et son imagination désenchantée
est livrée à tous les périls. Si elle est chrétienne, par peur
de scandale et surtout par respect pour ses enfants, elle

accepte avec la plus courageuse résignation son infortune sans faire appel à la justice ; dès lors elle se voue à la solitude sans briser les chaînes ; elle est veuve par anticipation ! Médecins nous rencontrons ce lamentable spectacle plus fréquemment sans doute dans les grandes villes, mais trop souvent encore dans les centres de moindre importance.

Combien loin sommes-nous de la foi jurée et de cet amour qui, suivant les grands mystiques, n'est pas mercenaire ! il n'obtient pas la récompense qu'il sollicite ; sa vie est faite de sacrifices : il se confond avec l'objet aimé ; et comme l'amour conjugal est mutuel, chacun reçoit autant qu'il donne ; il est pauvre et gratuit.

« Le roman français, selon R. Bazin, a étudié les mauvais ménages, les demi ménages, — après divorce, — et les faux ménages jusqu'à épuiser la patience de beaucoup de lecteurs. Tout le monde les connaît et sait très bien comment cela commence, comment cela continue et comment cela finit. Un chroniqueur parisien le remarquait récemment et le déplorait : « Il n'y a aucune exagération, disait il, à noter que les romans et les pièces de théâtre publiés et joués en France, depuis un demi-siècle, s'inspirent de l'adultère dans la proportion d'au moins soixante-quinze pour cent. Cet infatigable recommencement dispense les écrivains de s'ingénier à trouver des sujets plus nobles et plus élevés ».

Dans les ménages où la gangrène a tout envahi, âme et cœur, et a tout détruit, la foi et la noblesse des sentiments, le médecin n'a pas grand'chose ou plutôt n'a rien à faire.

A moins toutefois qu'il n'y soit appelé à l'effet de soigner des affections honteuses apportées au foyer domestique par l'un des conjoints. La syphilis, en effet, n'est pas rare dans ces mariages-là. Elle place toujours le médecin dans une cruelle situation, tellement il lui est difficile d'ordinaire de découvrir l'origine du mal.

Dans un premier cas il peut être la continuation de la syphilis du fiancé. Le médecin a pour devoir de nommer le mal à l'intéressé et d'appliquer aussitôt un traitement avec toute la prudence nécessaire pour éviter, s'il y a lieu, la discorde conjugale. Il devra alors intervenir auprès de l'épouse pour la convaincre que son mari doit suspendre tous rapports sexuels jusqu'à nouvel ordre ; c'est-à-dire avec la même rigueur que s'il était encore fiancé.

La grande difficulté n'est pas de faire comprendre au mari la nécessité de cette quarantaine, c'est de la lui faire observer et de la faire adopter par l'épouse. En tout cas, le scandale sera moindre dans la pratique de la séparation des lits que dans le divorce réclamé généralement par la femme infectée de syphilis du fait de son mari.

Le meilleur moyen est encore l'aveu. Car « s'il avoue, comme l'écrit Thibierge, les précautions et le traitement deviennent plus faciles, l'existence tout entière est simplifiée ; la femme, au lieu d'être une adversaire, peut devenir une confidente qui le défend contre les autres et le protège contre les indiscrétions. »

Le médecin sera encore en cette circonstance, si son tact riche en expédients le lui permet, le meilleur diplomate ;

s'il a la confiance du ménage ses arguments et ses conseils ont grande chance d'être écoutés et observés. Nous le répétons, c'est encore le meilleur moyen de sauver une situation très menaçante de conséquences désastreuses ; en tout cas cela vaut certainement beaucoup mieux qu'une dissimulation qui sera toujours d'une éphémère durée.

Si la femme présentait des signes de grossesse, il faudrait la prémunir contre l'acquisition de la syphilis par la voie fœtale en la soumettant aussitôt à la cure spécifique.

Le plus souvent le mal est contracté au cours du mariage par un mari immoral et coureur d'aventures. Le rôle du médecin dans ce cas est identique au précédent.

Mais la difficulté est bien plus grande quand le médecin, constatant des accidents syphilitiques chez la femme, ne peut deviner de qui vient la faute. Dans l'éventualité fréquente de l'innocence de la femme, pour maintenir l'harmonie conjugale et ne pas compromettre l'avenir des enfants, il tait le diagnostic tout en appliquant le traitement convenable. En raison de la longue durée des soins, l'honnêteté du médecin amène souvent le naufrage de son prestige. On ne tarde pas, en effet, à en consulter un autre qui, moins scrupuleux que le premier, met les pieds dans le plat dans le but malhonnête de faire pièce à un confrère.

Il y a encore une chose que chacun devrait savoir : la syphilis n'est pas toujours d'origine sexuelle; elle peut être extragénitale. C'est alors l'avarie *des innocents*. Un jour un bambin tombe dans la rue et se blesse ; une dame qui passait s'empresse de panser la petite plaie à l'aide

d'un morceau de papier gommé humecté de sa salive ;
quelque temps après un chancre se développait au niveau
de la plaie.

Mais le transport du germe peut s'opérer de maintes
autres façons : porte-plumes, clous, etc., qui, après avoir
été mouillés de la salive d'un contaminé, portent la contagion à la bouche d'un autre. Des objets de table, des
gobelets attachés à des fontaines pour désaltérer des ouvriers ou autres, que sais je : l'embouchure d'un instrument de musique, le rasoir de toilette, des embrassades,
la dégustation par une domestique d'une bouillie d'enfants, etc.

Les misères morales, le déshonneur, quand ils viennent
s'asseoir au foyer conjugal, n'y apportent pas seulement
des larmes et des regrets, mais aussi le mépris, la haine
entre gens qui s'étaient juré amour et fidélité pour toute
leur vie. Trouvant insuffisante la loi de séparation, ils en
appellent dès lors à celle du divorce.

L'un des deux conjoints, quelquefois même les deux,
a commencé par fouler aux pieds la loi fondamentale qui
préside à une union conjugale, celle de la dualité, c'est-à-
dire l'union d'un seul homme et d'une seule femme. Rien
de surprenant dès lors qu'on méprise aussi la seconde loi
du mariage, son indissolubilité.

L'union conjugale, en effet, a pour but de lier indivisi-
blement deux êtres intelligents et sensibles, afin que,
durant le cours d'une existence précaire, d'une vie souvent
orageuse, ils trouvent l'un dans l'autre un auxiliaire cer-

tain; prêt, dans l'état de santé comme dans l'état de maladie, dans les succès comme dans les revers, à alléger en le partageant le poids de la destinée. C'est ce que les Anglais expriment si bien par une formule de la liturgie du mariage : *Je l'accepte,* disent réciproquement la femme et le mari, *in health and in sickness, for better and for worse,* dans la santé et la maladie, dans ses meilleures circonstances comme dans ses plus funestes.

Sous l'empire des principes qui régissent l'homme, en tant qu'être moral, selon le droit naturel et des gens, la société conjugale est donc, par sa destination, un engagement perpétuel dont la mort seule d'un des deux conjoints peut opérer la dissolution.

Actuellement le mariage est bien dégénéré. C'est la plupart du temps une pure et simple affaire, un expédient pour raffermir telle situation chancelante ou arranger tel embarras. A qui la faute? Aux mœurs. Est-ce le cas d'incliner la loi devant ces habitudes déplorables quand la mission du législateur doit être précisément de les améliorer? Il suffit de poser pareille question pour mettre en lumière l'immoralité du divorce.

Le mariage, en effet, ne change pas de nature à mesure que le niveau des bonnes mœurs s'affaisse. S'il y a quelque chose à réformer ici, ce sont manifestement les mœurs. Puisque la pensée austère de la perpétuité du lien conjugal ne préserve pas les hommes de notre temps contre la légèreté qu'ils mettent à serrer le nœud, le divorce établi n'apportera-t-il pas un nouvel élément d'imprévoyance?

Les engagements téméraires, les unions inconsidérées

se multiplient en vue d'une dissolution facile ; en outre, les moindres dégoûts rendent la vie commune insupportable ; chacun des deux captifs vit les yeux tournés vers la porte entr'ouverte de la geôle, où quelqu'un toujours l'appelle, et le divorce, qui affiche la prétention d'assainir les mœurs, aura tout uniment corrompu le mariage.

Avec le divorce le contrat de mariage n'est qu'un contrat de louage comme un autre. On donne l'usage de la demoiselle ou du monsieur pour trois, six, neuf à la volonté des parties.

Que penser et dire de ces hommes dont la mission est d'enseigner la morale aux enfants et qui leur donnent en pâture les ouvrages les plus immoraux où l'on peut lire : « Le divorce est moral lorsqu'il a lieu conformément aux lois et à une époque où les enfants ont leur éducation terminée et sont en état de s'établir. » (Ch. Poirson. *Manuel élémentaire de morale.*)

CHAPITRE XIV

Devoir conjugal. — Dépopulation.

*But du mariage : l'enfant et non la passion. — Ne point dépasser les bornes du
devoir et de la raison. — Rigoureux sont le devoir conjugal et celui de ne pas
le détourner de sa fin. — Dépopulation. — Avorteuses et faiseuses d'anges. —
On ne veut pas d'enfants.*

Le mariage appartient à la fois à l'ordre naturel dont
les fonctions n'admettent d'autre souverain que le **Maître**
de la nature ; à l'ordre domestique qui ne peut reconnaître que l'autorité domestique ; à l'ordre individuel dont
les besoins ne sont réglés que par la raison de l'individu.
Et voilà pourquoi il est absurde de vouloir donner à
l'autorité politique le droit de régler les mariages.

Le but du mariage est la naissance des enfants. C'est
une vérité brutale qui ne supporte aucune composition.
Ni l'un ni l'autre des conjoints n'ont le droit de l'ignorer.
Tout le reste ne constitue que des moyens : l'amour n'est
que l'arome du mariage, la concupiscence une satisfaction.
Encore une fois, l'enfant, rien que l'enfant, voilà la fin du
mariage, la fin nécessaire et glorieuse.

L'obligation de nourrir leur famille et de la diriger dans
le chemin de l'honneur et de la vertu est le plus solide
garant de la vertu et de l'honneur des époux ; c'est ce
qui constitue leur supériorité morale.

Le désir de l'hygiène de l'âme dans le mariage, c'est que les époux soient entièrement et exclusivement l'un à l'autre afin qu'à tout instant chacun ait un témoin attendri pour applaudir à ses succès, l'encourager dans les difficultés, partager ses triomphes, le consoler et le relever dans ses chutes. C'est ainsi que le mariage devient comme une société de perfectionnement mutuel. Cette conception n'est pas une simple vue de l'esprit : elle se réalise souvent sous nos yeux ; elle est, du reste, la condition du bonheur, de la santé physique et morale et de la longévité des époux.

Le mariage, en effet, apparaît comme un élément sanitaire énergique et il aura cette vertu à un degré d'autant plus marqué que l'association conjugale sera plus intime et plus complète ; on observe le contraire si cette société se relâche et ressemble à un veuvage anticipé. Il assurera d'autant plus sa puissante vitalité que les conjoints comprendront mieux sa nature, sa raison et s'y conformeront davantage.

Dans une question de ce genre il ne faut pas s'attarder aux mirages trompeurs de l'imagination et du sentiment ; mais pénétrant le fond même des faits, on doit considérer l'expression exacte et la raison des choses. Ici les utopistes et les élégiaques n'ont rien à voir.

Que les jeunes gens considèrent bien, avant d'entrer dans le mariage, qu'il a un but plus noble que l'abandon de deux êtres, quels que soient la force et le charme du lien qui les unit, aux effluves troublants de la sexualité, aux bouffées fugitives du sentiment. Ceux qui s'y laissent aller sans frein ne tardent pas à se heurter aux surprises et aux mésintelligences et à faire naufrage dès les premières difficultés de la vie réelle.

Malheureusement à notre époque tout enfiévrée de matière et de corruption, le mariage, soustrait à la sanction religieuse et en proie à la folie du doute, tend à n'être plus qu'un pacte fantaisiste. Malgré tout, ce système n'a pas eu le succès que le matérialisme en attendait. La doctrine de la polygamie ou de la communauté des femmes n'a point conquis de nombreux prosélytes ; sa crapuleuse nudité jette encore l'effroi parmi les masses.

Quand l'homme se prend de dégoût pour les plaisirs simples et les douleurs sanctifiantes d'un intérieur chrétien, la passion ne tarde pas à entrer dans la maison ; ou bien hypocritement si la culpabilité n'atteint que l'un des deux époux, ou bien toutes portes ouvertes et sans masque si une entente mutuelle est acceptée. Nous savons deux ménages qui pratiquent le chassé croisé sans vergogne ! Qu'on est loin de l'amour conjugal chaste et respectueux qui est la purification pour le mari, qui est la sanctification de la servitude du corps infligée à la femme en vue de la perpétuité du genre humain !

*
* *

Dans notre société si troublée et si déchue, que devient le devoir conjugal ? Question grave, à laquelle le médecin, habitué à jouer toujours un rôle bienfaisant dans la famille, ne peut se dispenser de répondre.

Les moralistes sont d'accord pour reconnaître à la fonction sexuelle une importance considérable. Mais les excès et les sacrifices énormes qu'elle réclame trop souvent

la font plutôt tomber dans le domaine médical et hygiénique.

Il est de bon ton parmi toute société de belle éducation
de ne pas en parler ; mais cela empêche-t-il la plupart
des humains d'en faire leur principal souci ? On ne peut
faire un pas sans que l'attention soit attirée vers une multitude d'objets afférents aux choses de l'amour. C'est la
littérature, ce sont les divertissements de tous genres, les
modes féminines. Si l'on y réfléchit, on s'aperçoit que les
excitations visuelles constituent une atmosphère, licen-
cieuse ou non, dont il est difficile d'éviter l'influence ; de
là les idées et les désirs malsains.

Rien d'étonnant qu'une femme, qui aime beaucoup son
mari, en exagère les devoirs par des exigences immodé-
rées. L'acte viril veut au moins une certaine périodi-
cité ; elle ne ferait d'ailleurs qu'assimiler l'homme aux
animaux dont les rapports sont rares.

L'homme a tout intérêt de connaître les risques qu'il
court par oubli ou ignorance des bornes du devoir et de la
raison. Si la morale est pour lui un frein inefficace, l'hygiène est là pour lui crier : prends garde.

L'amour épuise vite le trésor vital de l'homme. Les plaisirs de l'alcôve, par leur fréquence et leurs déformations,
sont de puissantes causes de déchéance rapide et mettent
l'individu en l'état de moindre résistance, de réceptivité
pour la tuberculose, d'affaiblissement ou même de perte
totale de l'intelligence, et enfin des humiliants attributs
d'une vieillesse anticipée.

Alexandre le Grand découvrit une vérité en disant que
le sommeil et la génération étaient les arrhes de la mort.

Nous savons aussi que si l'homme est l'unique victime de ses excès, la femme en est souvent l'instigatrice et la seule responsable : le premier met en jeu des richesses dont la seconde abuse. La femme, en effet, n'apporte rien et ne compromet ni ses forces, ni ses réserves.

Il y a toutefois pour elle une circonstance atténuante ; elle ignore les dangers qu'elle fait courir à son mari en exigeant des satisfactions accordées trop fréquemment à ses caprices ; si elle les connaissait, elle aurait assez d'amour au cœur pour épargner un capital que seul l'époux a apporté et mis en commun le jour du mariage.

On rencontre cependant des femmes sciemment et délibérément coupables. Mues par la jalousie, elles trouvent que ce n'est pas assez d'empoisonner l'existence de leurs époux par des soupçons insultants et une surveillance plus déshonorante pour celles qui l'exercent que pour les malheureux qui en sont l'objet, elles tiennent leurs maris dans un état permanent de satiété poussé jusqu'à l'épuisement. Obligés de travailler pour gagner le pain quotidien de la famille il faut encore qu'ils se soumettent à un surmenage que justifie cette expression : brûler la chandelle par les deux bouts.

L'appétit du cœur et de l'intelligence réclame des ménagements comme celui de l'estomac ; il est sage et prudent de rester en tout sur sa faim si l'on veut s'épargner les dégoûts. C'est ainsi que nous donnons aux jeunes mariés le conseil d'éviter les excès ; la nature les avertira assez tôt du moment qu'il convient de remplir leurs devoirs et du danger qu'il y a de s'exciter éperdument à la volupté.

*
* *

Le devoir conjugal est rigoureux et il n'est jamais permis de le détourner de sa fin. Dieu ne l'a autorisé que pour la fécondation et non pour le plaisir. Malheureusement, quand on ne se livre pas à des actes plus coupables, on choisit de préférence le moment où il y a plus de chances d'éviter la génération.

L'acte viril n'est pas synonyme de souillure lorsqu'il s'éxécute dans l'ordre voulu par la loi divine ; c'est pour cela qu'elle lui attribue un attrait si puissant.

L'homme est ici moins sage que les animaux en ce sens qu'il se livre à l'amour, non pas en tout temps, mais à l'heure où il devrait plutôt s'en abstenir. Cette heure est surtout celle qui suit des repas trop copieux ou des libations déréglées, ou bien encore des fatigues et de fortes émotions.

On peut aussi assimiler à ces inconvénients les voyages de noces qui constituent une coutume détestable. En effet, voilà deux êtres, surpris par des conditions d'existence complètement nouvelles qui ont besoin de la sérénité du cœur et de l'esprit ; après les soucis qui accompagnent la période diplomatique du mariage, les fatigues et les émotions du jour des noces, on les embarque pour un voyage lointain où ils ne rencontreront que les ennuis de changer de résidence tous les jours, la cuisine détestable des hôtels et des fatigues de toutes sortes. Procréer dans de pareilles conditions, c'est grandement s'exposer à infliger à l'enfant qui naîtra des tares capables d'arracher des larmes bien amères à ses parents.

***

Un fait aussi poignant qu'incontestable à observer c'est la prompte dépopulation de notre malheureux pays.

En effet, à la veille de la Révolution française, pour une population de 27 millions on comptait plus de 960.000 naissances : un siècle plus tard, en 1889, pour un recensement de 38 millions d'âmes on ne relevait plus que 800.000 naissances, ce qui constitue un déficit de 9 naissances par 1.000 habitants et par an. En 1910, le nombre des naissances s'est abaissée à 774.000.

Tandis que l'excédent des naissances sur les décès par 1.000 habitants est de 13 en Allemagne, de 14 dans les États Scandinaves, de 12 dans la Grande-Bretagne, de 10 en Italie, il n'est que de 3 à 1 chez nous ; ce qui fait dire à Leroy-Beaulieu : « Il faut s'attendre à voir, avant une dizaine d'années, peut-être plus tôt, la population française ne plus se recruter suffisamment par son mouvement propre, et les naissances tomber chez nous au-dessous des décès. »

Cette prédiction est en train de s'accomplir. Cinq fois au cours des dix dernières années du XIXe siècle, le chiffre des décès a dépassé celui des naissances ; depuis 1902 l'excédent assez notable de nouveau enregistré ne s'est pas maintenu, passant de 83.944 à 37.120 en 1905. Il est vrai qu'en 1910, l'excès des naissances sur les décès a été de 70.581. Mais l'année précédente, il était en Allemagne de 884.061. L'Angleterre, l'Autriche-Hongrie gagnent aussi un demi-million d'habitants chaque année.

Le mouvement rétrograde qui a saisi notre natalité s'arrêtera-t-il ? Au point où nous sommes arrivés il le faut, sans quoi notre diminution ne serait pas seulement relative, mais absolue. Suspendre notre déclin n'est pas assez ; en présence de l'accroissement continu et considérable des nations rivales, il ne suffit plus de s'arrêter, il faut remonter la pente descendue, il faut une complète restauration.

Considérons la natalité de Paris à l'heure actuelle :

Pour 1.000 femmes mariées de 15 à 50 ans, le nombre des naissances légitimes en un an est :

Arrondissements très riches .	. . . . .	69
» riches .	. . . . . .	94
» très aisés .	. . . . .	111
» pauvres	. . . . .	129
» très pauvres .	. . . .	140

Cette statistique, au point de vue patriotique. est loin d'être à l'éloge des Parisiens fortunés ; elle est, en outre, comme exemple, triste et déplorable.

Sait-on bien où nous conduit ce mouvement ? A devenir l'une des moindres nationalités de l'Europe ; et, sur la terre entière, que recouvrent déjà les flots pressés des Teutons et des Anglo-Saxons, à n'être plus qu'un vestige.

La dépopulation est un véritable fléau pour la France ; elle est le signal de sa disparition prochaine ; car l'empire du monde appartient aux pays à familles nombreuses, tandis que la décroissance est le mal des races en voie d'extinction.

Partout, dans nos villes et nos villages, les familles aux nombreux enfants se raréfient de plus en plus ; et si nous conservons encore nos 40 millions d'habitants, c'est grâce à l'envahissement de la France par les étrangers dont l'infiltration constante constitue un immense danger pour notre race.

Nous ne pouvons plus, comme l'Angleterre et l'Allemagne. rayonner au loin : nous avons des colonies et pas de colons. Chose humiliante aussi, notre belle langue tombe en désuétude à l'étranger où l'anglais tend à prévaloir, même dans les rapports diplomatiques.

La diminution de notre population compromet. en outre, la défense nationale. Dans un rapport sur la loi des cadres le député Messimy est forcé de reconnaître que, d'ici quinze ans, le malthusianisme aura anéanti cinq de nos corps d'armée.

De Moltke avait raison de dire : « La France perd tous les jours une bataille. » En effet, l'Allemagne gagne chaque jour 1.700 habitants de plus que la France.

Dans cinquante ans l'Allemagne aura cent millions d'habitants tandis que la France en possédera à peine quarante. Le docteur allemand, Rommel, a écrit il y a peu de temps : « Le moment approche où les cinq fils pauvres de la famille allemande viendront facilement à bout du fils unique de la famille française. » et il ajouta : dans quarante ou cinquante ans les rares petits-fils des français apprendront la langue de Schiller sous la férule d'un maître d'école germanique.

.'.

La société d'anthropologie s'est occupée de ce phénomène social. Les causes qu'elle en donne sont futiles et davantage encore les remèdes qu'elle propose sans rire. Pauvres anthropologues qui trouvent que l'altruisme et le **perfectionnement final de la société, — les grands mots ne** coûtent rien, — mêlés à la haine de Dieu constitueraient un baume auquel ne saurait résister la phtisie sociale dont la France se meurt.

Le même mal s'est emparé des Etats-Unis où la dépopulation marche à grands pas. Ecoutons le Dr Lindley au congrès de Los Angelès : « Le médecin accoucheur n'aura bientôt plus l'occasion d'exercer parmi les femmes américaines. C'est un fait : la famille qui a chez nous plus d'un ou deux enfants est une exception... Un grand nombre de jeunes femmes américaines se marient avec le dessein bien arrêté de n'avoir pas d'enfants. L'Etat se met à la torture pour créer une loi capable d'enrayer le mal et d'empêcher la femme de se débarrasser de ses enfants. »

Cette maladie reconnaît des causes objectives dévoilées par les recensements annuels : c'est la diminution régulière des mariages, la marche ascendante des divorces et descendante des naissances. Les curés de paroisse, dans notre région du Nord, constatent avec effroi une décroissance progressive de la natalité.

.˙.

La crainte excessive des enfants a produit les plus horribles des industries celles des *avorteuses* et des *faiseuses d'anges*.

La réputation des avorteuses de Paris est presque universelle. Les Anglaises, lisons-nous, profitent des facilités de transit pour venir en notre capitale se faire opérer du samedi au lundi.

On a entendu une jeune domestique se réjouir d'avoir obtenu un tarif d'abonnement chez une avorteuse ; l'opération ne lui coûtait que trente francs au lieu de cinquante, en raison de sa fréquence : elle était à son septième avortement.

Un procès en Cour d'assises apprenait, il y a quelques années, à la France épouvantée, que soixante seize mères avaient perdu leurs nourrissons confiés tour à tour à une empoisonneuse cynique condamnée à vingt ans de travaux forcés.

« Dire, écrit une sage femme, qu'il y a en France, chaque année, six ou huit cent mille, peut-être un million de pauvres filles qui ne demandent pas mieux que d'éviter l'avortement et de donner des citoyens de plus à la famille, mais qui, par la faute impardonnable de nos législateurs, ne le peuvent pas et sont obligées d'aller chez l'avorteuse ! Oui, il pourrait naître en France six ou huit cent mille Français de plus tous les ans ! Et nos députés n'ont même pas l'air de s'en douter ! Dans leurs fantaisies électorales et leurs coupables irresponsabilités ils augmentent chaque jour nos charges. Ils ne songent même pas qu'ils pourraient au moins augmenter, en même temps, le nombre des épaules destinées à les supporter. »

.·.

Il est des localités où des femmes ont pour profession de recevoir des nouveau-nés, surtout des enfants naturels, dans l'unique but de les faire mourir à petit feu.

La mortalité des enfants illégitimes, comparée à celle des autres, suppose deux à trois mille infanticides par an, et cela parce qu'ils sont les moins bienvenus : mal nourri, ou pas du tout, l'enfant meurt bientôt de faim.

Les médecins honnêtes reculent d'horreur devant le flot montant du vice et du crime dans le mariage. Mais il en est d'autres, hélas ! qui prostituent leur petite science soit en initiant de jeunes mariés à la pratique du malthusisme ou à l'emploi de certains appareils de sauvegarde, soit en arrêtant le cours d'une grossesse, soit même en recourant à des opérations qui rendent la femme stérile pour toujours. Si l'on nous demandait quel est le plus criminel des deux : celui qui, par amour du lucre, avilit tout à la fois son art et sa conscience, ou la malheureuse créature qui réclame une intervention coupable et s'y livre en connaissance de cause, nous répondrions sans hésiter que le plus odieux est le médecin.

Le docteur Gasset, dans le *Réveil médical* du 15 mars 1902, écrit avec sincérité et la plus louable franchise : « On n'a pas d'enfants parce que l'on n'en veut pas. Voilà la seule, la véritable cause de la dépopulation. »

Le mot est lâché : l'immoralité, voilà le grand mal contemporain ; il est bon que tout le monde le sache.

Par égoïsme on cherche à s'affranchir des charges de la famille. Cependant « la présence des enfants, écrit le P. J. Burnichon, est la sauvegarde de l'homme contre lui-même, le meilleur stimulant des habitudes d'ordre, de travail, d'épargne, qui font la force des peuples. Là où ils manquent il est bien à craindre que l'homme ne soit sans caractère, la femme sans dignité, l'un et l'autre sans mœurs. »

Le temps actuel est bien malade. L'amour des plaisirs grossiers, l'esprit de révolte, l'indifférence pour les vérités morales et religieuses, tel est l'état d'âme général.

CHAPITRE XV

Violation des lois du mariage.

La violation des lois du mariage est une faute haïssable. — Les grossesses ne sont pas nuisibles à la femme. — L'enfant dans le sein de sa mère ne lui nuit jamais. — Les grossesses sont bienfaisantes. — On ne veut pas trop diviser un héritage. — Déficit des naissances. — Le pouvoir est coupable de garder le silence sur la démoralisation actuelle. — Cynisme des femmes du peuple.

Le devoir conjugal, avons-nous dit, est rigoureux : violer les lois qui doivent présider à l'union de l'homme et de la femme est un crime monstrueux ; c'est une révolte abominable contre la religion et la raison, la nature et la passion même. « Les résultats logiques de la politique athée, écrit le P. Fortin, à la fin d'une longue étude sur la dépopulation de la France, commencent à se laisser voir d'une façon palpable. Le peuple sans Dieu devient peu à peu un peuple sans enfants. A continuer ainsi c'est le dépérissement graduel. Il faut avoir le courage de le dire : si la France tardait trop à se rendre aux leçons de l'expérience, ses jours seraient comptés. »

La transgression des lois qui règlent les devoirs conjugaux constitue la faute la plus haïssable et la plus funeste. La paternité, comme la maternité, est l'unique fin de l'union de l'homme et de la femme qui ne peut être permise sans cela. Cette prohibition ne fait pas l'affaire de la plus grossière des passions de l'homme qui veut malgré tout se satisfaire, et éluder l'onéreux et gênant fardeau d'une famille nombreuse ; c'est le propre de la lâcheté et de l'égoïsme, et le propre aussi de l'homme chez qui la foi et l'espérance en Dieu ne sont plus. C'est l'éclosion, au sein du mariage, des hontes qui en souillent la sainteté, des calculs homicides et des systèmes abominables en vue de s'opposer à toute génération.

Malthus lui-même, le trop célèbre apôtre de la prudence dans le mariage, a écrit ces lignes : « Je repousserai toujours comme immoral tout moyen artificiel et hors des lois de la nature que l'on voudra employer pour contenir la population. »

* *

La femme se persuade trop volontiers que les grossesses multiples font obstacle à la santé parfaite. Cette opinion est fausse. Tout récemment le professeur Pinard disait : « La femme ne se porte bien qu'après son troisième enfant. »

Si des ligues existent dans l'unique but de les restreindre ; si l'on réclame le droit à l'avortement, si même on crée, ou on a créé, dans des hôpitaux, des services uniquement affectés à ce genre d'opérations, s'il y a des médecins fœticides, malgré tout il sera toujours vrai que la maternité est une fonction naturelle pour laquelle la femme a été formée et qui lui donne sa valeur parfaite.

Loin d'être dans le sein de sa mère, qui le nourrit, d'une nocivité quelconque pour elle, l'enfant, au contraire, lui procure un surcroît de vitalité, un stimulus qui en fait une femme complète ; et les grossesses successives

9

apportent une à une un nouvel appoint à sa résistance vitale.

Le père, par l'enfant qu'il procrée, donne à la mère une empreinte, un *quid ignotum*, qu'elle gardera toute sa vie. Combien de fois n'a-t-on pas vu des femmes remariées donner des enfants ressemblant à leur premier mari. N'est-ce pas là encore la source de ce véritable amour conjugal qui va sans cesse s'augmentant avec le nombre des années et qui est l'apanage des familles chrétiennes et prolifiques. Les grossesses, quelqu'en soit le nombre, sont toujours bienfaisantes pour la femme. S'il y a des raisons, d'ailleurs très rares, d'en craindre le danger, il faut laisser au médecin le soin de les interpréter.

Non, non, Mesdames, mères ou belles-mères, n'arguez pas de la fatigue qu'une grossesse peut occasionner à vos filles pour les détourner, elles et leurs maris, de leur devoir en les initiant à des pratiques que la famille, la société et la morale réprouvent. Rentrez en vous-mêmes, mauvaises conseillères, écoutez votre conscience et vous entendrez sa voix, qui ne ment jamais : vous êtes de grandes coupables.

∴

Il faut aussi redire que l'homme sans foi et sans espérance, oubliant qu'

> Aux petits des oiseaux Dieu donne la pâture,
> Et sa bonté s'étend sur toute la nature,

ne veut pas qu'un héritage divisé entre beaucoup d'enfants les fasse déchoir de la position sociale que le rang et la fortune leur assurent ou leur promettent.

L'homme n'est pas toujours l'unique coupable. Combien de femmes dont les âmes ont perdu le sentiment de l'abnégation chrétienne, trouvent les fonctions de la maternité trop pénibles à remplir et inconciliables avec les exigences du monde, et se font les complices et les mauvais anges de leurs maris. Chose aussi triste que délicate à dire, le sensualisme pousse ses prétentions jusqu'à vouloir cueillir les fleurs sans les fruits. Nous ne médisons pas de l'amour mais seulement de l'abus qu'on en fait. Pour une femme qui comprend que le devoir doit primer l'affection dans le cœur d'un homme digne d'être aimé, il en est mille qui mesurent les tendresses de leurs maris à leurs faiblesses : si bien que celle qui s'est éprise d'un homme pour sa valeur est capable, ô singulière perversité ! de lui demander comme preuve suprême d'amour une lâcheté.

*
* *

C'est au médecin surtout qu'incombe le devoir de s'élever contre une répugnante pratique, le malthusisme, qui a attiré autrefois sur Onan la colère de Jéhova.

L'amour nuptial saintement compris ne manquera jamais de ressources suffisantes pour s'épancher et se répandre sur la famille la plus nombreuse. Si Dieu sait accorder l'extension de la famille, il ne lui refuse jamais sa prospérité.

Tôt ou tard, le malthusisme trouve toujours le châtiment en ce monde. Dans le cours de notre longue pratique nous avons observé des exemples lamentables.

Un jour une dame, dont la couronne maternelle se

tressait chaque année d'une fleur de plus, nous confiait combien étaient durs pour elle les reproches d'une sœur aînée qui, sitôt après son mariage, se vantait qu'elle n'aurait jamais que deux enfants, pas davantage. Elle eut, en effet, en peu de temps, un fils et une fille : c'est l'idéal de notre siècle matérialiste. Au comble de ses désirs elle en resta là. Quelques années plus tard, la même dame nous dit : « Vous savez ma sœur dont je vous ai parlé. Elle vient de perdre son fils ! » Un an après, nous arrêtant dans la rue, elle s'écria en comprimant ses sanglots : « Hélas, cher docteur, ma sœur n'a plus sa fille, morte aussi. » Oh ! alors on eût voulu porter remède à la solitude du foyer ; mais il était trop tard ; le mal était définitif. On n'avait désiré que deux berceaux, Dieu en fit deux tombes !

Que de cas analogues pourrions-nous citer !

Une autre punition, la plus fréquente sans doute, et non moins terrible, c'est le déshonneur et le désespoir s'installant pour toujours au foyer familial du fait de la mauvaise conduite de l'enfant.

De l'avis de nombreux médecins cette odieuse pratique entraîne fréquemment aussi, chez la femme coupable, les affections utérines les plus redoutées. Les excitations génitales, avec l'intention de les rendre sans effet, indépendamment des affections propres aux organes contenus dans le bassin, amènent de nombreux troubles nerveux, qui cessent dès le début d'une grossesse mieux qu'avec des médications aussi variées qu'inutiles.

* *

Malgré tous les avertissements, les statistisques continuent d'accuser au compte des naissances déficits sur déficits, au point d'effrayer à bon droit les philosophes, les moralistes et les hommes d'Etat. Il en serait bientôt fait du genre humain si cette situation lamentable se généralisait.

Ecoutons maintenant, sur notre sujet, le magnifique langage de F. Passy, l'un de nos plus célèbres économistes :

« L'homme a une tâche à remplir, mais il a les moyens de la remplir. Il a une bouche qui consomme, mais il a deux bras, et avec les deux bras l'intelligence et la volonté qui les dirigent. Eh quoi? Il serait naturel de se réjouir de la naissance d'un veau, parce que ce veau deviendra un bœuf, et il faudrait pleurer à la naissance d'un enfant parce que cet enfant deviendra un homme ! Le bœuf, dit-on, doit fournir l'équivalent de sa dépense. Et il n'en serait pas de même de l'homme ! de cet homme qui fait travailler le bœuf, et fournit lui-même au sol les éléments de sa subsistance. La terre lui fait défaut, dit-on. Où donc a-t-on vu cela vraiment? Je vois que la terre est grande, au contraire, et qu'elle est à peine effleurée, car nous sommes encore au début de nos efforts pour la plier à notre usage. Pour qui sait voir, les substances prises soit dans le règne végétal, soit dans le règne animal, apparaissent douées, et à un degré supérieur à celui de la multiplication de l'homme, de la faculté de se multiplier de plus en plus. »

A. Dumas fils n'a pas craint d'écrire cette phrase terrible : « Laissez la femme faire ce qu'elle fait et dans cinquante ans nos neveux (on n'aura plus d'enfants alors, on n'aura plus que des neveux) verront ce qui restera de la famille, de la religion, de la vertu, de la morale et du mariage dans notre beau pays de France ! »

A la Société protectrice de l'enfance, le secrétaire général répondit avec une sainte indignation à l'un de ses plus illustres confrères qui prétendait que le lait de femme est insuffisant en France: « Non, le lait de femme ne manque pas plus en France qu'en aucun autre pays du monde, aux besoins qu'il est destiné à satisfaire : pas plus que ne manque le lait des animaux pour l'entretien des espèces, quand l'industrie ou la mauvaise volonté humaine ne viennent pas troubler les lois de la nature... Ce qui est malheureusement trop vrai, c'est que, dans ce siècle positiviste, la notion du devoir s'obscurcit sensiblement et que le culte des plaisirs ou des intérêts matériels absorbe, chez le grand nombre, tout autre sentiment. Il en résulte que la famille est comme un fardeau, et que l'on fait tout pour l'éviter. Un enfant troublerait le repos du mari et serait pour la femme une gêne de tous les instants. Vite, qu'il parte, et le plus loin possible ! on en sera quitte pour un peu d'argent : et s'il ne revient pas ce sera, pour ses parents qui l'ont à peine connu, comme s'il n'existait pas ! » Quel affreux avenir !

.·.

Des perversions étranges de l'instinct paternel et maternel est née la disparition du cœur de l'homme du sentiment le plus doux de la nature ; il est comme devenu ridicule d'aimer. C'est le vice aujourd'hui, le vice hautement avoué, le vice effronté, et non plus l'affection qui rapproche l'homme de la femme. « A quoi bon, s'écrie une de nos gloires médicales, aller engloutir, dans des excès encore plus tristes que coupables, tout ce que la nature nous a donné de beau, de bon, d'utile, de généreux? Pourquoi chercher si loin et si mal un plaisir dont le cœur est banni, quand on peut être heureux purement, sainte- ment. Ils sont bien à plaindre ceux qui ne savent plus ou qui ne sauront jamais le nom du sentiment céleste qui verse l'ivresse aux âmes dignes de la goûter ! »

Si le pouvoir garde le silence sur les attentats commis contre la société, la nature et les médecins protestent avec énergie. « Les fraudes génésiques sont une cause fré- quente, profonde de démoralisation ; elles font que les hommes poussent la séduction jusqu'à ses dernières conséquences ; elles font de la femme l'instrument des plus ignobles convoitises ; elles font prendre à l'homme et à la femme le goût et l'habitude des voluptés sensuelles ; elles conduisent presque fatalement à l'adultère et à la prostitution. » (Dr Bergeret).

Qui aurait cru que l'homme ferait violence à l'amour et résisterait à la plus puissante des attractions ! Ah ! si la religion avait dit au torrent : Tu iras jusque-là, mais là tes flots tumultueux devront se briser ! Quelles colères elle aurait excitées ! Un calcul athée et infernal pouvait seul commander le sang-froid nécessaire à cette garde homi- cide des sens ! Et c'est la religion catholique qui seule aujourd'hui a le courage de soutenir envers et contre tous la cause de la passion, de la nature, de la société, de l'humanité, de la famille, de Dieu. Et c'est aux célibataires volontaires de l'Église qu'il était réservé de devenir dans la suite du temps les défenseurs des droits du mariage et des générations à venir.

.*.

Ce qu'il y a de remarquable, c'est que de nombreuses personnes se consolent facilement de notre dépopulation. On l'innocente en disant que la grandeur d'un pays ne dépend pas du nombre de ses habitants, et l'on cite volontiers, à cet égard, la Grèce dont le prestige a tenu plus à la qualité qu'à la quantité de son peuple, la République de Venise, la Suisse, la Hollande dont les annales tiennent beaucoup plus de place que la vaste Russie et la Chine immense.

Mais ce qui humilie la France, c'est le décroît de sa natalité qui va s'accentuant de jour en jour, décroît voulu. « Personne ne le sait mieux, dit le professeur Debove, que le médecin qui pénètre tous les secrets, même ceux de l'alcôve. Et si nous sommes menacés de périr, c'est par suicide. »

Le docteur Desplats, l'éminent professeur de la Faculté catholique de Lille, a raison de dire que l'infécondité voulue est l'unique cause de la diminution de notre natalité.

« La dépopulation, écrit aussi le Dr Guéniot, de l'Académie de médecine, résulte uniquement d'une diminution rapide, continue et voulue dans le nombre des naissances. »

Le docteur Le Double : « Ce n'est pas parce qu'ils ne

peuvent plus, mais parce qu'ils ne veulent plus, que les Français n'ont plus d'enfants. » Il en donne les deux raisons suivantes : 1º Les enfants coûtent cher à élever ; 2º On veut que les enfants, devenus grands, jouissent des avantages que procure l'argent. En un mot, on préfère sa famille à son pays.

On ne se sert pas seulement des procédés néo-malthusiens, on a recours aussi à l'avortement criminel dont la fréquence et l'impunité sont inouïes et le résultat plus certain.

Le cynisme des femmes du peuple et même des femmes de tous les mondes scandalise souvent l'honnête médecin. Elles sont toutes sans honte et sans remords, disant : *La femme doit être libre de son corps.*

Elles échappent, les malheureuses, à la police : mais pas toujours, il s'en faut, aux sérieuses complications de toutes sortes, même à la mort, dues à l'avortement.

La morale et l'idée de patrie n'ont aucune influence sur elles, et les bienfaits dus aux grossesses multiples n'auront, à notre humble avis, aucun effet sur des femmes bien déterminées à ne plus avoir d'enfants. La réflexion de F. Mazade tend à corroborer ce fâcheux pronostic : « J'ai remarqué, au sujet de la dépopulation, que ce sont ceux qui ont le moins d'enfants qui gémissent le plus. »

CHAPITRE XVI

Élevage des enfants. — Allaitement.

Puériculture. — Devoir pour la mère d'allaiter elle-même son enfant. — Difficultés que le médecin rencontre à ce sujet. — Nourrices mercenaires. — Mort du nouveau-né.

Ce n'est pas tout d'avoir des enfants, il faut aussi les élever. Dans certains milieux on a encore moins souci de les conserver qu'on a eu de les créer ; c'est une constatation lamentable. L'amour maternel, en effet, subit de nos jours une crise désolante au point que, pour y porter remède, il a dû se fonder une science nouvelle, la *puéri culture*, c'est-à-dire la science d'élever les enfants.

Elle a déjà obtenu de beaux résultats ; elle a amené une diminution sensible de la mortalité infantile en dictant des règles pour la bonne nutrition de l'enfant dans les divers milieux où il naît et en perfectionnant son hygiène en même temps que l'éducation maternelle.

Mais, comme le dit notre savant ami, le professeur Oui, « la protection de l'enfant, lorsqu'elle ne se produit qu'à ce moment, est souvent insuffisante ; elle doit s'exercer plus tôt, dès la grossesse : en un mot, pour être véritablement efficace, la puériculture doit être d'abord intra-utérine. »

L'ignorance du public et l'insouciance de beaucoup de

médecins sur ce grave sujet font « que même dans l'élite intellectuelle, nombreux, très nombreux sont, selon le même auteur, les hommes qui ne possèdent aucune notion de ce qui concerne la perpétuité de l'espèce, qui ne connaissent rien des lois de l'hérédité ; qui, en cette matière, sont des inconscients et trop souvent des inconscients dangereux. »

L'examen de la femme enceinte, s'il se faisait toujours, même plusieurs fois, dans le cours d'une grossesse, découvrirait souvent des présentations vicieuses susceptibles d'être corrigées et sauverait des enfants qu'un travail difficile met toujours en danger.

Il faut soumettre la grossesse à une surveillance et à une certaine direction médicales pour empêcher aussi les enfants de naître avant terme souvent atteints des tares de leurs auteurs. « Naître prématurément, a dit le professeur Pinard, n'est point une chose indifférente, et s'il est bon pour tout citoyen de posséder un casier judiciaire vide, il n'est pas moins utile de posséder, pour bien agir dans la vie, un casier utérin vierge de tout accident. »

« A l'heure, dit encore le professeur Oui. où la natalité française décroît avec une inquiétante régularité, il est du devoir de tout bon citoyen de coopérer à la lutte contre la mortalité infantile. Ce devoir est plus impérieux encore pour le médecin, défenseur attitré de la vie et ennemi. par profession, de la douleur humaine. Mais pour bien remplir ses obligations sociales, le médecin ne doit pas se borner à l'exercice terre-à-terre de sa profession ou aux études scientifiques qui en sont la base. Il doit chercher, découvrir et indiquer les modifications qui peuvent influer heureusement sur la condition des malheureux. Il doit ainsi se placer au premier rang de ceux qui luttent pour faire une race plus forte et une humanité plus heureuse. »

.*.

L'enfant, dès son arrivée en ce monde, impose un grand devoir à sa mère, *l'allaitement.*

Dans l'antiquité comme dans les temps modernes, les préceptes touchant cette importante question n'ont pas varié. Toujours on a recommandé l'allaitement maternel et condamné l'allaitement mercenaire.

Chez les Hébreux c'était pour la mère un devoir sacré de nourrir elle-même son enfant.

« La nature même, dit Plutarque, nous montre que les mères sont tenues d'allaiter et de nourrir elles-mêmes ce qu'elles ont enfanté, car les animaux ne donnent ils pas à leurs petits la nourriture du lait ? »

Aulu-Gelle condamne cette demi-maternité qui se borne à donner le jour à son enfant et à le rejeter aussitôt loin de soi.

« Les nourrices esclaves et mercenaires, écrit Tacite, sont une grande décadence dans les mœurs. Les Romains d'autrefois nourrissaient leurs enfants. »

Dans la religion catholique, les Pères de l'Église sont unanimes pour faire de l'allaitement maternel une loi à laquelle les femmes ne peuvent se soustraire sans commettre une faute, à moins d'empêchement absolu.

Si déjà autrefois on considérait l'industrie des nourrices comme opposée à la religion, à l'intérêt social et à la santé des mères elles-mêmes ; aujourd'hui la statistique nous fournit un nouvel argument en démontrant que la mortalité infantile est moindre avec l'allaitement maternel qu'avec l'allaitement mercenaire.

*
* *

A cette question : les mères doivent-elles nourrir elles-mêmes leurs enfants ? Rousseau a déjà répondu affirmativement avec une conviction qui ne fut jamais mieux inspirée ; et, par une bonne fortune rare chez un moraliste, il a gagné sa cause.

Le lait de la femme est le seul qui convienne parfaitement au nouveau-né ; tout autre, même stérilisé et surtout dans les premiers mois de la vie, lui fait courir des dangers tels que l'allaitement artificiel ne doit être consenti qu'en cas de nécessité,

Le médecin en toute occasion a le devoir de représenter aux mères combien pour elles l'obligation de nourrir est impérieuse pour peu qu'elles y montrent de dispositions. Elles doivent posséder à un haut degré cet instinct destiné à la conservation de l'espèce et qui relève le sentiment moral. L'amour maternel, qui se traduit déjà dans les jeux de l'enfance, se révèle au premier accouchement dans toute sa plénitude avec sa véritable signification.

Un critique ingénieux et délicat, Saint-Marc Girardin, en commentant l'opinion de Rousseau, a dit avec raison :

> Ah ! loin de le livrer aux soins de l'étrangère,
> Sa mère le nourrit, elle est deux fois mère.
> Quel est son désespoir quand son sein desséché
> Est avare d'un lait avec peine arraché !
>
> (LEGOUVÉ).

« Il y a dans la mère deux choses, le lait de la nourrice et l'affection de la mère. Rousseau ne demande l'un que pour avoir l'autre. L'allaitement n'est que le moindre côté du devoir maternel. Il y a beaucoup de femmes qui sont bonnes nourrices et médiocres mères : elles ont les mamelles pleines et le cœur sec. Il y a par contre beaucoup de femmes qui sont mauvaises nourrices et d'excellentes mères, c'est-à-dire qui aiment le berceau de leur enfant, ses premiers pas, ses premiers ris et ses premiers bégaiements ; qui ne cèdent à la nourrice que l'allaitement et qui gardent les autres soins, non pas soins ignobles, puisqu'ils sont le signe d'un doux et grand devoir accompli avec patience. Ces soins voilà le vrai devoir de la mère ; est-il nécessaire de dire un devoir lorsque c'est un plaisir si facile, et que la mère habituellement a plus besoin d'être contenue que d'être encouragée dans son dévouement ? Mais si, enfin, elle oubliait que c'est un plaisir, il faudrait qu'elle se rappelât que c'est un devoir ; et si par malheur elle sentait son cœur fermé, il faudrait qu'elle même le déchirât pour en faire jaillir les sources enfouies de la tendresse maternelle. »

.*.

La philanthropie avec ses plaidoyers les plus décisifs et la médecine avec ses instances les plus pressantes ne pourront rien en faveur de l'allaitement maternel auprès d'une petite dame plus soucieuse de la blancheur de sa gorge et des joies du bal ou du spectacle que de l'immolation d'une partie de ses nuits auprès d'un berceau. « Elle prendrait volontiers, dit Guépin, si cela se pouvait, une femme de peine pour mettre au monde son enfant. »

Le médecin, consulté à l'effet de savoir si une jeune mère peut nourrir, ne doit pas se contenter d'apprécier les conditions spéciales et générales de son plus ou moins d'aptitude; il importe encore beaucoup, avant de donner un avis favorable ou non, de connaître le double courant d'encouragement et d'opposition dont elle est presque toujours l'objet, et de pénétrer ses véritables sentiments. Une maman qui exprime le désir de nourrir par condescendance pour son mari ou sa belle-mère, mais qui, dans le secret de son cœur, penche vers le sentiment contraire de sa mère, échouera souvent, aussi bonne nourrice qu'elle puisse être. C'est là la révélation d'une foule d'insuccès et d'une position assez critique pour le médecin. Il faut à une jeune femme, pour réussir, un désir spontané et sincère, encouragé et soutenu par son entourage; encore doit-on faire une exception pour celles qui, se faisant des soins de la maternité un plaisir enfantin, commencent à nourrir, qu'on le veuille ou qu'on ne le veuille pas; une courte expérience suffit le plus souvent pour calmer cette ardeur qui fournit rarement une longue carrière.

Il y a eu à toutes les époques, comme à l'heure présente, des mères qui n'ont pu allaiter leur enfant et à qui une impérieuse nécessité imposait la nourrice et une promiscuité contraire au vœu de la nature. Le médecin seul est bon juge de cette situation; lui seul a l'appréciation des causes graves, héréditaires ou non, qui lui dictent le devoir absolu d'interdire l'allaitement même à la mère la mieux douée en vue de cette fonction.

Dans tous les cas, il faut s'en souvenir toujours, la

moralité d'une nourrice doit être surveillée de fort près. On a vu de très jeunes enfants initiés par des nourrices dépravées à des pratiques dégradantes et d'un autre âge. Il suffit, pensons-nous, que les parents soient avertis pour qu'au dépérissement du bébé ils s'aperçoivent bien vite du mal et en empêchent le retour.

.*.

Nous signalons ici un cas particulier assez fréquent et qui met la responsabilité du médecin dans un grand embarras. Il sait que le nouveau-né, confié à une nourrice, est atteint de syphilis congénitale. Tenu au secret professionnel, il ne croit pas devoir divulguer à la nourrice la maladie de l'enfant qui va fatalement l'infecter. Il est poursuivi de ce fait et condamné par la cour de Dijon ; l'arrêt déclare « que le médecin qui sciemment laisse ignorer à une nourrice les dangers auxquels l'expose l'allaitement d'un enfant atteint de syphilis congénitale peut être déclaré responsable du préjudice causé par cette réticence ; qu'il ne saurait prétendre qu'appelé à donner des soins à l'enfant il n'avait pas à se préoccuper du danger que courait la nourrice ; qu'un pareil système, qui blesse les lois de la morale, ne peut être invoqué contre une nourrice à laquelle sa situation même inspire une confiance nécessaire dans le médecin choisi par la famille. »

Ainsi donc le médecin qui voit l'enfant, qui le traite, ne peut laisser la nourrice confiante s'infecter sous ses yeux ; il y a là une interprétation abusive du secret pro-

fessionnel. Nous rappellerons plus loin ce jugement à
l'occasion d'une autre circonstance aussi grave que celle ci
et qui, par une singulière contradiction, réclame le secret
médical.

En terminant ce sujet nous rappelons volontiers ces
quelques lignes du P. H^{te} Martin : « L'abandon de l'allaitement maternel sans lequel une femme n'est mère qu'à
demi, est devenu par sa déplorable fréquence un fléau
social. Cela doit fixer l'attention de tout chef de famille et
de toute mère jalouse d'accomplir son devoir et de ne pas
livrer sans motif grave, aux soins douteux d'une nourrice
mercenaire, la vie si frêle de son enfant. »

CHAPITRE XVII

Éducation des enfants.

La conscience morale, toute fondée qu'elle est sur la justice et la sensibilité naturelle de l'homme, ne germe pas chez les uns et dépérit chez les autres si l'éducation ne vient à son secours. On peut élever des hommes et des peuples entiers à un point d'immoralité effroyable. Il y a des exemples d'individus qui ont perdu leurs remords ou qui n'en ont jamais eu : le code de la morale humaine n'est plus pour certains qu'une page blanche où chacun écrit ce qu'il veut, suivant son intelligence et son tempérament. Il faut bien s'inculquer cette triste vérité afin de s'attacher de plus en plus à l'éducation morale, conservatrice des sociétés.

Si on se fiait uniquement à la nature, si on négligeait de graver des principes de justice, de crainte et d'honneur chez les enfants, qui oserait répondre du genre humain ? Ce n'est pas la nature, c'est la morale qui apprend qu'il vaut mieux trembler de froid que de fièvre.

L'homme naît sensible, ardent, égoïste et craintif. Il s'agit de diriger ses premières dispositions, et, pour cela, de s'en emparer, de les disputer aux passions qui ne cherchent qu'à fausser la conscience ; il s'agit, en un mot, de saisir l'homme au début de la vie et de lui montrer les deux routes qui s'ouvrent devant lui ; celle où la vertu l'appelle et celle où le vice le pousse. La jeunesse, comme la verdure, pare la terre, mais l'éducation la couvre de moissons.

* *

En se mariant les époux n'ont souvent en vue que la fortune, l'établissement et les progrès de leurs enfants dans le monde, quand leur unique souci devrait être de leur procurer l'instruction religieuse, base principale de toute éducation et que rien ne peut remplacer.

La première école est le foyer paternel où l'enfant doit être formé tout à la fois par l'instruction, la correction et le bon exemple.

Quel plaisir peut valoir à des époux de former le cœur de leurs enfants et de vieillir doucement entourés de tout ce qui peut leur faire aimer la vie ! De quelle joie se privent ceux qui, par la ridicule appréhension d'être importunés des enfants, de leurs espiègleries, se hâtent de s'en séparer pour les livrer sans pitié à la culture forcée des collèges. Notre éducation moderne n'a pas de vice plus dangereux que celui-là ; il éteint l'esprit de famille ; il arrache l'enfant aux douces caresses de sa mère et aux influences puissantes et salutaires de l'exemple des vertus domestiques.

.·.

C'est, à l'heure actuelle, qu'importe surtout l'éducation des jeunes gens.

Dans le monde où il entre, le fils considère son père comme l'être souverain, l'être par excellence ; l'instinct, la faiblesse, le besoin de l'imitation, tout le porte à s'identifier avec lui. N'aspirant qu'à lui ressembler, il est disposé à avoir foi dans toutes ses paroles ; il s'anime de tout ce qu'il entend, se pénètre et se trouble presque de tout le mouvement d'impressions et d'idées que la voix paternelle excite dans son âme. Il appartient au père de mettre à profit cette puissance que la nature même lui a donnée sur la pensée vierge encore de son fils.

Il lui montrera que l'honneur vient de l'indépendance de la vie, de la fermeté dans les résolutions, de la religion des engagements de conscience et du dévouement sans réserve à ce qui est reconnu bon et juste. Il n'aura qu'à développer les sentiments innés d'honnêteté et de noblesse encore intacts dans la candeur du jeune âge. L'adolescent ne tardera pas à entrevoir que l'estime et le contentement de soi même sont la première condition du bonheur.

Le père lui enseignera aussi où est la honte. Il écartera des yeux de son fils les mensongères apparences ; la fortune et la puissance acquises par des lâchetés et des intrigues, le mépris qui accable les serviles flatteurs du pouvoir, les hommes à conscience vénale, ou les trembleurs qui craignent l'ombre d'un danger, s'épuisant, pour le prévenir, en ignobles complaisances.

C'est ainsi que les fils se font un titre de noblesse et comme un patrimoine des vertus de leur père ; et c'est ainsi encore que l'éducation paternelle peut devenir comme une religion de plus qui prêterait son appui à la famille humaine.

*
* *

Vient ensuite l'instruction qui est indispensable au parfait développement de la société.

Il faut la conduire progressivement et suivant l'évolution successive des facultés intellectuelles. Généralement on commence cette instruction trop tôt. Aujourd'hui tout est prématuré dans l'ordre intellectuel et même dans les choses usuelles de la vie ; on se hâte de vivre et de jouir ; on ne travaille plus pour l'avenir, mais pour le présent et pour soi. On veut jouir à tout prix, tout de suite, à temps et à contretemps, *per fas et nefas*, dut-on même abréger ses jours. Le mot de Sénèque est toujours vrai : *non accepimus vitam brevem sed faciamus.*

Les parents, bien mal avisés, s'enorgueillissent de la précocité intellectuelle de leurs enfants ; ils désirent avoir de petits savants à dix ans, et ils auront des crétins à vingt-cinq.

Il est nécessaire de laisser l'organisme se développer, le physique se fortifier ; en un mot, il ne faut point user les organes et particulièrement le cerveau avant leur évolution normale, ou du moins leur développement suffisant. Le moral suit le physique. Si l'on comprime ce dernier, si on empêche d'une façon intempestive son perfection nement, le premier pourra bien donner quelques belles espérances, mais elles demeureront séduisantes et vaines, elles deviendront sans réalisation et sans avenir.

.˙.

Il importe beaucoup aux familles de découvrir au plus tôt la vocation des enfants.

Pour des raisons politiques injustes les fonctions administratives sont refusées aux catholiques ; c'est une raison de plus pour inviter les parents à prévoir le plus tôt possible les dispositions de leurs enfants, afin de ne pas les aiguiller sur une fausse route ; les maîtres eux-mêmes devraient les aider dans cette difficile besogne en indiquant les aptitudes intellectuelles des élèves, les conditions d'accès aux diverses carrières, les professions encombrées et les qualités d'intelligence requises par chacune d'elles. De sages conseils sont indispensables aux jeunes gens à cause de leur inexpérience.

Le médecin, par sa culture intellectuelle, par son dévouement à la famille qu'il connaît et fréquente depuis longtemps, est un des mieux désignés pour donner un bon conseil ; il sait les aptitudes de chacun au point de pouvoir lui appliquer, en parfaite connaissance de cause, l'étiquette qui lui convient.

Malheureusement le premier et, trop souvent, l'unique souci des parents dans le choix d'une profession pour leur fils, c'est celui de la fortune à conquérir alors que l'honneur et la sagesse devraient imposer de sérieuses restrictions à ce désir.

Si, toutes réflexions judicieusement faites, on prend parti de s'embarquer, qu'on choisisse le meilleur vaisseau, qu'on attende le vent favorable pour mettre à la voile et voguer ; mais en route qu'on ne perde jamais de vue la voie de l'honneur. Et si l'on parvient un jour à la considération et à la fortune, qu'on sache jouir de celle-là avec modestie, de celle-ci avec bonté.

Mais qu'on prenne garde de se tromper dans l'idée qu'on se fait de sa vocation à un état de vie et des talents qu'on se suppose pour en remplir tous les devoirs. Un goût trop vif n'est pas une raison pour présider à un choix si important ; ce serait aussi une bien grave illusion que de regarder comme des disposition naturelles ce que l'amour propre fait prendre pour des qualités.

Il est bien plus sûr de s'en rapporter à des amis qu'à soi-même ; le médecin, nous le répétons, est ici le meilleur et le plus compétent. Il enseignera qu'à un point de vue général l'emploi pratique et obligatoire pour chacun, c'est le développement spécifique et intégral des ressources individuelles au profit de la communauté humaine. Il faut orienter vers le bien des autres le développement personnel poussé aussi loin que possible. Qui travaille donne ; mais qui travaille pour donner donne davantage et travaille plus noblement.

*   *

La vie de l'homme sur la terre n'offre pas plusieurs buts, mais elle présente plusieurs chemins ; il n'y a ici-bas à faire, en définitive, que de la charité, et tout effort sincère d'un être né pour produire est un don fait au monde.

Il est regrettable de voir la plupart des familles, au moment de choisir un état de vie pour leurs fils, ne considérer que de vagues inclinations, des aptitudes imprécises sans se préoccuper de leurs dispositions naturelles pour examiner les avantages qu'il y aurait à opter pour telle carrière de préférence à telle autre. C'est ainsi que des jeunes gens jettent leur dévolu sur celle qui heurtera le moins leur goût pour les plaisirs et leur aversion pour tout travail pénible. Que ne consultent-ils d'abord leur conscience en vue de découvrir la profession la plus apte à rendre, avant tout, les services qu' chacun doit à Dieu, à la famille et à la société? On en verrait moins se fourvoyer encore dans des fonctions administratives où il n'est plus permis de pratiquer sa religion ni d'affirmer son indépendance.

.˙.

Voici venir l'époque de la puberté avec ses phénomènes décisifs qui obéissent à des lois constantes et au vœu de la nature. La sensibilité exquise des organes et leur perfection s'attachent à des objets variés imprimant chez le jeune homme des changements qui modifient profondément toute son existence. L'imagination est la faculté dominante de l'homme, et c'est pourquoi la puberté peut être accélérée par de vicieuses excitations. C'est ainsi encore que les mauvaises mœurs des villes n'accordent pas à la puberté le temps de paraître à son heure : et son éclosion hâtive amène l'habitude précoce du libertinage, des excès que plus tard l'adulte et le vieillard devront payer chèrement.

Dans les familles où, par une piété douce et sévère, on dirige l'imagination des enfants vers les idées religieuses on observe souvent comme le mélange d'une mélancolie amoureuse avec une mélancolie ascétique, toutes deux poussées parfois à un degré de force considérable.

Quand il ne hâte pas sa puberté, l'homme, à cette époque, sent naître en lui un nouvel état moral qui prend un ascendant rapide et avec lequel les parents et les médecins doivent compter.

Chez les jeunes filles le passage à la puberté se fait plus brusquement avec des particularités plus délicates. Pour elles le rideau de la vie semble se lever tout à coup et montrer toute l'incertitude et l'étonnement de leur âme ; les sentiments passionnés accourent en foule déterminant parfois le charme ou la douleur. Ces phénomènes doivent tenir en éveil la sollicitude journalière du père et de la mère. C'est leur rôle de les maintenir dans les saines et pures régions de la foi, de la piété, du surnaturel. Leur parler de leurs devoirs envers Dieu, envers leurs parents ; les exhorter à la modestie, à l'amour du travail, à la vie sérieuse : les conserver dans les fortes et innocentes affections de la famille ; leur interdire toute lecture favorisant la rêverie et la vanité ; en un mot, faire de la jeune fille pieuse le charme du foyer domestique, un ange de grâce et de pureté digne d'admiration, telle est la tâche obligatoire qui leur incombe.

Ecoutons maintenant ce que dit le P. Lhaude sur l'éducation des enfants dans la famille :

« La famille doit être pour l'enfant une école de vie et, disons-le franchement, une école de vie chrétienne avant tout. »

Dans l'ancienne Grèce les hommes au pouvoir avaient pour principal, sinon pour unique souci, le soin de former, au service de la république, des citoyens robustes. Il leur manquait la psychologie de l'enfance.

Nous admirons chez elle sa nouveauté, sa grâce et sa fragilité qui font aussi notre joie. L'enfant, ce petit personnage presque mystérieux n'a été bien compris qu'à l'arrivée du christianisme, qui a toujours gardé pour lui une délicate et touchante prédilection, admirant sa gracieuse innocence et ses vertus naïves. Si l'Église cessait de s'y intéresser, les enfants redeviendraient bientôt les païens d'autrefois. Mais elle pratique pour eux une bienveillance sans bornes.

L'esprit de l'enfant se développe vite. Il est curieux et avide d'apprendre ; il interroge à chaque instant, et c'est ainsi qu'il débute dans la culture de sa jeune intelligence.

Il faut une âme grossière et presque contre nature pour ne pas aimer l'enfance qu'on accuse méchamment de multiples défauts et dont on méconnaît les grâces les plus charmantes.

Si on lui reproche ses exigences, n'est-il pas assez naturel d'en tenir compte quelquefois? « L'enfant, dit Clément d'Alexandrie, est doux ; il est souple et tendre et simple, sans ruse aucune, incapable de cacher le jeu de son âme droite et toute neuve. Sa faiblesse même est un charme. Il est délicieusement doux d'aider tout ce qui est impuissant et tendre et, de ce chef, réclame notre secours ! »

On admire chez l'enfant l'alliance de la grâce au sérieux qui attire la sympathie des hommes de tout âge.

Il est aussi foncièrement bon ; il ne sait pas nuire et oublie les méfaits envers lui ; il est sans rancune et rend bientôt son sourire à qui l'a offensé. Les remontrances de la mère ne lui ravissent pas l'amour de son enfant. Combien coupables sont les épouses qui abandonnent leurs petits êtres à des domestiques, réservant pour elles seules les soucis de toilette et de plaisirs. Cependant c'est à elles que revient exclusivement le soin de corriger l'enfant, de régler ses désirs, pour ne pas s'exposer à en faire plus tard une femme légère ou un homme efféminé, c'est-à-dire à manquer sa première éducation.

L'enfant à ses débuts reçoit de sa mère une influence suffisante pour former son petit cœur. Mais il n'en est plus de même le jour où il faut cultiver son intelligence ; alors devient utile le secours d'auxiliaires dont le choix est d'autant plus difficile qu'ils sont appelés à exercer une part de l'autorité paternelle.

Il est d'une fréquence désolante, favorisée, du reste, par l'État, de rencontrer des parents qui confient la culture intellectuelle de leurs enfants aux premiers venus. « On demeure étonné, écrit P. Bourget, de l'effrayante facilité avec laquelle, et depuis toujours, les gens des plus beaux noms abandonnent leurs enfants à des influences douteuses. Les princes ne sont pas plus méticuleux sur ce chapitre. Un adolescent, de qui dépend l'avenir d'un empire, aura été élevé quelquefois par un fruit sec de l'Université qui vaudra en délicatesse le Dubois du Régent ! »

Il faut confier les adolescents à des précepteurs judicieusement choisis, capables d'agir avec énergie et fermeté. A cette époque tout ce qui est mauvais doit être redressé et toute faute punie. Pas de colère, mais de la bonté pour donner d'abord des conseils et plus tard, s'il en est besoin, des réprimandes toujours dictées par la bienveillance. Il faut même quelquefois user de condescendance. En effet, l'ironie et l'inflexibilité ne pourront jamais ce que peut la bonté. « Souvenez vous, dit P. Faber, quelle épreuve ce fut pour vous que le défaut de sympathie ; et comme tout alors vous paraissait illusion, parce qu'il n'y avait personne pour vous encourager. Hélas ! que de nobles cœurs ont succombé sous le poids de cet accablement... que de plans pour la gloire de Dieu tombés à l'eau faute d'un sourire ou d'un regard ami ! La sympathie, cela coûte peu, et cependant... »

L'intervention la plus efficace pour enseigner et sauvegarder la morale et particulièrement la chasteté, c'est la raison capable à elle seule de comprendre les lois de la nature et les préceptes dictés par le Créateur. « L'intelligence possède, écrit le P. Lhaude, une grande puissance d'assainissement et de sérénité quand elle se porte, sous une direction habile et prudente, sur les problèmes de la morale et de la vie.

Puisque l'intelligence tient une grande place dans la vie morale, il faut donc la renseigner d'abord et la former ensuite ; en un mot il faut faire la guerre à l'ignorance. »

.\.

L'enfant qui a tout à apprendre est avide de savoir ;

si on essaie de le tromper avec des cachotteries on double sa curiosité.

Aux approches de l'adolescence, souvent même plus tôt, le problème de la vie le tourmente ; c'est une énigme dont il brûle de trouver le mot. Il s'intéresse à ce délicat sujet ; il écoute, retient et médite tout ce qu'il a entendu dire ; il choisit de préférence ses parents pour lui dévoiler le mystère. En général ils adoptent le silence, méthode facile ; mais d'autres sont pour la divulgation, la vérité tout entière.

D'après le P. Castillon. S. J., « il ne faut chercher dans aucune de ces deux tendances une ligne de conduite universelle. » En effet, les enfants n'ont pas tous le même niveau intellectuel et moral ; seuls les parents, en ce cas litigieux, sont aptes à opter sagement pour l'une ou l'autre méthode.

Après les avoir comparées et discutées minutieusement, le même auteur établit la règle de conduite suivante :

« 1º Donner à un enfant, dans les conditions et la mesure jugées prudentes, la connaissance des questions sexuelles n'est pas de soi un mal et ne constitue nécessairement un dommage ni pour sa pudeur, ni pour l'innocence la plus délicate. Cela peut être, au contraire, un bien et offrir de très sérieux et de très réels avantages.

2º Mais c'est en même temps un bien qui n'ira pas souvent sans quelques inconvénients ; qui pourra, en certains cas, offrir plus de danger que d'utilité : car cette science est, en toute vérité, la science du bien et du mal.

3º Ce pourra être, parfois, une vraie nécessité. Tel est

le cas de tant d'enfants qui, de cette science à double aspect, ne connaissent ou ne vont apprendre que le mensonge et le mal. et qui, n'ayant plus rien à perdre, ont tout à gagner à en connaître les côtés vrais et honnêtes. »

A quel moment doit-on instruire l'enfant de ce sujet ? Il faut toujours attendre ses interrogations et le plus souvent l'occasion se présentera d'elle-même. En tout cas cet enseignement doit lui être donné à petites doses successives sans jamais lui mentir ou éveiller ses sens avant l'heure.

Chez le jeune homme comme chez la jeune fille, il ne faut pas laisser passer l'époque de la puberté sans les éclairer sur leurs devoirs. Ce soin appartient à la mère qui ne doit pas atermoyer des révélations désirées et peut-être déjà devinées dans les conversations et les lectures.

Que faut-il dire ? Il faut, selon notre auteur, « proportionner les connaissances aux nécessités du moment et faire large mesure à ceux qui, sortant du collège ou de la famille, vont entrer dans des milieux dangereux. »

Qui doit parler ? Ici, comme en beaucoup d'autres choses, les parents sont par devoir les premiers éducateurs de leurs enfants. surtout s'ils ont eu l'habileté de s'attirer leur confiance. Le prêtre et le professeur de l'un et de l'autre sexe pourront aussi savoir l'heure qui convient pour parler.

« Dans certains cas spéciaux, écrit toujours le P. Castillon. de nature pathologique. l'intervention du médecin peut être aussi nécessaire à l'hygiène de l'âme de l'enfant qu'à celle de son corps. C'est alors surtout que la prudence s'impose le plus ; car trop de médecins, même chrétiens, ont, en ces matières, des préjugés puisés dans les enseignements de leurs maîtres, ou dans leurs lectures que la morale réprouve et que la science désavoue. Ce n'est pas une raison de se priver d'un concours aussi précieux, mais seulement d'être très circonspect dans le choix de ses guides. »

Enfin on ne peut ignorer qu'il faut toujours traiter ce sujet avec la plus grande circonspection et jamais en public ; que l'initiation ne peut se faire qu'individuellement et progressivement.

CHAPITRE XVIII

Maladies de l'enfant.

Tare héréditaire. — Maladies commençantes. — Soigner les petits riens. — Deux conseils. — Rôle de la femme près des malades. — Autres épreuves.

D'assez nombreuses maladies héréditaires assaillent l'enfance ; mais il en est beaucoup d'autres qui sont occasionnées par des influences externes.

Quelle est la famille où la souffrance n'a jamais pénétré : Elle est entrée chez toutes le jour où Dieu dit à la femme : Tu enfanteras dans la douleur.

Qui saurait raconter les mille inquiétudes causées par l'enfant, chétif espoir de la famille renaissante ?

Le foyer conjugal est, en effet, incessamment troublé, sa joie interrompue et toujours menacée. La vie n'a pas d'autre paix à offrir. C'est pourquoi il faut si souvent aux époux de la patience, du courage, de l'espérance et quelquefois, hélas ! de la résignation.

Il est sage de savoir que le bonheur passé à l'état d'habitude ne laisse point de traces : on le respire comme l'air sans s'en douter et sans le constater ; il faut qu'il manque pour qu'on y prenne garde.

L'enfant entre en ce monde porteur de sa tare héréditaire que seul le médecin, si toutefois la famille n'a pas de secrets pour lui, pourra combattre aussitôt. Cette tare est déjà pour le nouveau-né une maladie qui commence, maladie maniable alors pour le médecin par des pratiques d'hygiène bien comprises. Si les parents et le docteur ignorent cette importante donnée, bientôt l'affection, arrivée à l'état de maladie confirmée, sera rebelle à tous les modificateurs hygiéniques et à l'action thérapeutique presque toujours trompeuse et décourageante. Que dire, à ce propos, de cette vanité mal inspirée qui pousse le père ou la mère, dans le grand problème des causes, à cacher au médecin les circonstances de santé qu'il lui serait si utile de connaître?

Le public n'a cure des maladies commençantes ou héréditaires. Le médecin lui-même, s'il n'a pas l'esprit philosophique et une parfaite connaissance de la famille, ne les soupçonnera même pas; il lui faudra plus tard des symptômes écrits en gros caractères pour les dépister, mais alors il sera trop tard.

En dehors des avaries originelles et malgré toute la vigilance des parents, l'enfant va entrer en lutte avec toutes les influences morbides qui vont le guetter sans cesse pour s'en emparer à l'occasion.

* *

Un jour, sous l'influence d'une cause banale ou même sans cause appréciable, l'enfant prend la fièvre et tombe dans l'abattement. Vite on mande le docteur. Les symptômes, bien que déjà dignes de soucis, sont encore insuffisants pour donner une notion exacte sur le siège, la nature, et, ce qui fait la principale préoccupation de la famille, la gravité du mal. Mais l'attente n'est pas longue et bientôt la situation est jugée périlleuse.

Dans le terrible conflit qui s'ouvre dès l'instant entre la guérison et la mort, des heures et des jours s'écoulent et multiplient sans interruption les alternatives d'espérance et de découragement. Oh ! quel problème rempli d'angoisses pour les parents s'agite autour d'un berceau ! La physionomie du médecin est le point de mire de la mère qui l'interroge avec des yeux pleins d'une pitoyable anxiété. La vie du charmant petit être absorbe tous les autres intérêts de la famille pour ne lui laisser que l'inquiétude. Le monde n'est plus rien devant le danger du malade. Que ne donnerait-on pas alors et fortune et considération et plaisirs pour sa guérison ! Il n'y a plus que lui ; qu'importe le reste !

Que de fois, en pareilles circonstances, n'avons-nous pas entendu des mamans manifester d'amers regrets pour avoir contrarié les caprices de l'enfant ou commis à son égard quelque imprudence, et dans leur délire adresser à Dieu à peu près cette prière : « De grâce, conservez-le nous et nous vous abandonnons le droit de le conduire désormais : laissez-nous sa vie et nous laissons le reste à votre volonté. »

C'est alors que le médecin devrait avoir la hardiesse de s'écrier à son tour :

Dieu ne peut exaucer semblable prière ; la douleur ne peut jamais justifier l'abandon d'un devoir. L'enfant n'a pas été donné seulement pour en faire une idole, mais pour en faire un homme : il y a moindre intérêt pour lui à vivre qu'à en être digne. Le Christ ne peut consentir qu'on abdique entre ses mains les royautés qu'il a confiées, et c'est sans exhaler une seule plainte qu'il a porté la couronne du Sauveur. Dut-elle vous déchirer le front, ô mère désolée, gardez la vôtre courageusement.

* *

Ce sujet nous amène à donner aux mamans deux conseils également bons.

Et d'abord qu'elles soient toujours attentives à dépister le début des maladies chez leurs jeunes enfants. Elles ne doivent pas mépriser leurs petits riens si fréquents ; cet avis est essentiel. C'est un léger rhume ; retenez le petit malade à la maison. Ce rhume, qu'on le sache, c'est la porte ouverte à une infection plus grave. Presque jamais on n'observe de maladie sérieuse d'emblée ; elle survient quand le terrain est déjà tout prêt, mis en état de moindre résistance par une infection bénigne, mais suffisante à créer l'opportunité morbide, c'est-à-dire à mettre l'enfant en état de réceptivité pour quelque chose de dangereux. La pneumonie est souvent précédée par une bronchite sans importance. La diphtérie vient s'installer à la gorge lorsqu'une légère angine a déjà préparé la place pour la recevoir. Soignons donc les petits riens chez les jeunes enfants en les retenant quelques jours à la maison à une température uniforme jusqu'à leur guérison complète. Cette pratique fait éviter des affections redoutables, c'est la médecine de l'avenir. La femme intelligente et attentive peut être la sauvegarde de la **santé familiale.**

Le second conseil n'est pas moins bon. Autant nous admirons la mère sage et prudente, autant nous déplorons les travers de beaucoup de dames qui ont des prétentions à la médecine. Tantôt c'est une maman qui, après avoir mis à contribution et épuisé sa petite science, a recours trop tard au médecin ; il semble qu'elle ne l'appelle que tout juste pour lui faire endosser la responsabilité d'une catastrophe imminente. Tantôt c'en est une autre tellement attentive que chaque jour elle découvre une nouvelle maladie chez l'un ou l'autre de ses enfants. Si maladie il y a, son imagination en décuple l'importance. Elle se permet aussi de contrôler son médecin, de critiquer ses prescriptions, de l'importuner de réflexions saugrenues. Cette fâcheuse tournure d'esprit poursuit encore les enfants à leur adolescence ; elle met le médecin aux abois, et s'il n'a pas l'autorité voulue pour endiguer tant de sottises, il se jette dans un véritable dévergondage thérapeutique : tous les médicaments nouveaux sont essayés et aussi tous les sérums qui n'ont, pour la plupart, que le seul mérite de donner à l'infortuné docteur une contenance sinon sérieuse, au moins résignée. C'est dans ces cas-là qu'il lui est bien difficile de garder longtemps une confiance que lui valent cependant un savoir et une expérience incontestables. On finit, en effet, par mettre à contribution des charlatans de tous pays, d'où l'on revient avec un esprit plus faussé et des médications tintamaresques.

Pendant ce temps la pauvre mère ne s'aperçoit pas du mal qu'elle fait à ses enfants : ceux-ci finissent par se croire réellement malades ; ils sont déjà des névropathes ; futurs hommes ils seront toujours sans ressource physique et intellectuelle. La maman qui a de pareils travers est un fléau à son foyer. Le remède, c'est d'accorder plus de confiance et plus de soumission au médecin de la famille.

* *

Toutefois, à part quelques exceptions, la femme remplit près des malades un rôle admirable ; non par une prétendue science qui n'est jamais bienfaisante, mais par son cœur dont les ressources de pitié, de dévouement et de charité sont inépuisables.

La femme est digne de louanges quand elle veut apprendre, dans des écoles d'infirmières, à panser les blessures, à assister aux opérations, à exercer son courage en s'attardant dans de longs tête-à-tête avec la douleur et en coudoyant la mort. Mais elle ne doit jamais se laisser entraîner à tenir lieu de médecin, oubliant qu'elle est sans droit et sans études pour le faire. Répandre l'hygiène, détourner la clientèle des charlatans, veiller à la parfaite exécution des ordonnances du docteur c'est un rôle déjà bien beau sans courir le risque de l'amoindrir par un excès de zèle ou des prétentions inconsidérées.

C'est la femme vouée à Dieu qui est vraiment la gardienne naturelle du malade. Personne comme elle ne sait compatir à la souffrance, recevoir les épanchements du cœur ; personne ne trouve comme elle ces paroles sans recherche et sans apprêt qui touchent, consolent et raniment. Quelle main parvient comme la sienne à diminuer les douleurs inséparables d'un pansement nécessaire ? A elle la douceur du toucher, la délicatesse des mouvements ; à elle aussi cette tranquille résignation offerte à chaque instant en exemple au patient que la douleur exaspère et rend irritable. La femme seule trouve ces prévenances, ces petits soins, ces attentions, baume de la souffrance. Enfin cette frêle et délicate créature sait s'élever dans certaines circonstances à un courage et à une fermeté de résolution que l'homme pourrait envier. On a dit avec beaucoup de raison : *Ubi non est mulier, inge- miscit æger ;* c'est un mot éternellement vrai.

.*.

D'autres épreuves que les maladies, et non les moins pénibles, assiègent le foyer conjugal. Est-ce donc là ce que les époux avaient souhaité et ce qu'on leur avait promis ? En prenant ensemble la tâche de vivre ils ont fait deux parts : au mari le labeur qui assure le pain de la journée, à la femme la chanson qui lui donne la saveur.

Le père doit savoir porter seul le poids et la tristesse des défaites ; c'est à lui de donner des encouragements non d'en attendre. Le père de famille est la colonne où tout s'appuie ; et si le sort redouble ses coups, sur chaque meurtrissure l'épouse saura mettre une larme égayée d'un sourire. Et pourquoi, si en dépit des heurts et des fatigues le mari continue de creuser son sillon, l'oiseau chanteur se tairait-il ?

Malgré les écueils l'honnête famille continuera sa marche en avant ; plus soucieuse de conserver intacts son honneur et sa vertu que d'amasser des trésors ; pleine de confiance en l'avenir, elle ne cessera d'observer le précepte divin : croissez et multipliez.

CHAPITRE XIX

Établissement des enfants.

Ce sujet pourrait faire suite au chapitre XVIIe, *Éducation des enfants*. Mais il s'adresse de préférence aux jeunes gens arrivés à l'âge de se marier. On excusera les quelques répétitions qu'on pourra y rencontrer.

Un jour, la question, la grave question de l'établissement des enfants se présente. Elle ne devrait être abordée et résolue qu'après un sérieux examen de conscience des parents et surtout du père. Le juré, appelé à décider de la réputation, de la liberté ou de la vie d'un accusé, se recueille avec crainte ; plus réfléchie encore doit être la recherche attentive du chef de famille, au moment d'orienter la destinée entière de l'enfant, et de lui préparer le bonheur ou l'infortune, l'honneur ou la honte.

« Ce n'est pas sans dessein, écrit quelque part E. Souvestre, que Dieu a livré l'enfant à la double influence de l'homme et de la femme. D'accord sur le but à atteindre, ils doivent différer sur les moyens. Tandis que le père montre à son fils les abîmes et les escarpements du rude sentier, la mère indique au loin les ombrages sous lesquels il pourra reposer ; celui là donne le bâton ferré qui défend le voyageur ; celle ci le baiser mouillé de larmes qui le console ; d'un côté la voix ferme dit : Courage ! de l'autre la voix douce dit : Espère. »

.*.

La jeunesse, nous l'avons déjà remarqué, arrive souvent sans direction, sans préparation, comme tout à coup, à la période la plus dangereuse de la vie. « Les mœurs en France, écrit Sully-Prudhomme, où l'on ne connaît pas les vraies fiançailles, rendent très difficile, depuis la puberté jusqu'au mariage, la condition des jeunes gens qui se respectent. Le jeune homme est à peu près abandonné à lui-même pour résoudre le cruel problème qu'impose à sa conscience notre état social. De là des scrupules pleins d'angoisse, des défaillances et des luttes héroïques, tout un drame intérieur éminemment poétique. »

Le jeune homme doit comprendre ou apprendre la valeur et la sainteté de la vie. Son principal souci doit être de conserver intacte sa dignité virile ; de se garder de l'avilir et de la perdre : elle fait sa force et sa noblesse.

Les parents ont l'obligation d'employer les moyens propres à maintenir l'équilibre de la bonne conduite chez leurs fils, en leur évitant les lectures malsaines, le désœuvrement et la mollesse. A eux les habitudes fortes et les fatigues physiques. Manquer à cette discipline sévère c'est favoriser tous les égarements.

Le temps du sommeil doit être mesuré et accordé avec sagesse. Le repos au lit prolongé jusqu'à des heures tardives énerve le corps autant qu'il rend l'intelligence paresseuse.

Du reste, pour bien travailler il faut se lever de grand matin ; mais impossible de se lever tôt si on se couche tard. Il importe donc de se coucher de bonne heure ; les heures de sommeil avant minuit comptent double pour le repos et la santé. Une nation qui se coucherait à dix heures du soir, se lèverait à six heures du matin e travaillerait huit heures par jour, serait la première nation du monde et tous les peuples de la terre seraient forcés de compter avec elle. Tout ce qui se fait le matin s'effectue avec plus de lucidité d'esprit.

La mollesse énerve le corps, et les hommes vigoureux se rencontrent surtout parmi ceux qui ont coutume de se livrer au travail, à l'exercice et au grand air. Rien ne débilite plus vite la meilleure constitution que le plaisir de la nuit et le sommeil du jour. Au contraire, une constitution faible avec des habitudes matinales se conserve mieux et se préserve davantage de ces maladies qui frappent et détruisent les plus forts et les plus robustes.

La religion chrétienne est encore la meilleure des institutrices pour enseigner ce que valent la vie et le respect de soi-même. Quels que soient les besoins et les plus perfides sollicitations, il faut toujours et quand même respecter les instincts les plus nobles et conserver la **chasteté**.

La lutte du jeune homme qui garde le constant souci de sa moralité offre un touchant spectacle :

> Armé de la foi, le mal ne l'entame pas ;
> Le moule en est d'airain si l'espèce en est rare ;
> Elle sait ce que vaut son marbre de Carare
> Et que les eaux du Ciel ne l'entament jamais.
>
> A. DE MUSSET.

Rien n'est plus puissant pour se défendre contre toutes les honteuses caricatures de l'amour que l'amour vrai, et c'est à celui-ci que le jeune homme doit se préparer. « Je ne fais pas grand cas, écrit T. Fallot, d'une chasteté toute à la surface et toute négative : elle n'offre aucune garantie pour l'avenir. La vraie chasteté est celle qui a son siège dans l'âme aussi bien que dans le corps. Un cœur vide n'est jamais chaste ; il faut que la femme y occupe la place sacrée qui lui revient. »

.·.

Autant le jeune homme a le respect de soi-même, autant doit il avoir celui de la femme.

Ce n'est pas à sa naissance que l'amour s'attache à un être particulier : la jeunesse en a d'abord un sentiment général. C'est dans la nature de l'homme d'éprouver d'abord le culte de la femme ; c'est ensuite ce culte qui devient l'origine de l'amour réel, l'amour qui s'applique exclusivement à une femme choisie entre toutes les autres.

Des esprits sensés pensent qu'empêcher les jeunes gens des deux sexes de se voir et de se fréquenter, dans les limites de la bonne éducation et sous les regards des parents, est un grand mal. Quelqu'un a écrit : « Quand les hommes seront devenus des anges, il leur sera permis de contracter amitié avec les femmes. » Cette maxime est trop sévère.

Si une sagesse trop farouche, plutôt rudesse que vertu, inspire l'abandon des femmes, peu à peu l'esprit se rouille, l'imagination s'épaissit, les manières deviennent désagréables sinon impolies. Le renoncement au commerce des femmes fait d'un galant homme un misanthrope insupportable.

L'homme brutal renonce à la société des femmes parce qu'il attribue à toutes les défauts de quelques-unes ; le libertin ne cherche qu'à en abuser. L'homme sage et délicat passe d'agréables instants avec des femmes estimables dans des entretiens pleins de charme et de retenue. C'est avoir bien mauvaise opinion de la vertu de croire qu'on ne puisse la sauver des périls qu'en se privant de la plus charmante des compagnies. Loin d'aller dans la société des femmes pour les corrompre, prenons auprès d'elles leçon de modestie et de pudeur. Évitons le mal, faisons le bien ; à cette condition nous sommes dispensés de forcer les sots à se taire.

* *

Mais il y a des femmes avec qui toutes relations doivent être absolument interdites aux jeunes gens s'ils ne veulent pas s'exposer à vicier, quelquefois pour toujours, la source de leur vie ni transmettre plus tard à leurs enfants une existence misérable accompagnée des conséquences effrayantes d'un sang d'origine corrompue. Il faut y prendre garde : de tous les pièges c'est encore le plus banal et le plus dangereux.

Mme Deshoulières, dans un rondeau à l'usage de ceux et de celles qui n'ont ni le courage, ni la raison, ni la foi pour les retenir au bord de l'abîme, donne la fuite pour suprême conseil :

> Contre l'amour voulez-vous vous défendre?
> Gardez-vous bien et de voir et d'entendre
> Gens dont le cœur s'explique avec esprit.
> Il en est peu de ce genre maudit,
> Mais trop encore pour mettre un cœur en cendre.
> Dès qu'une fois il leur plaît de nous rendre
> De tendres soins, qu'ils prennent un air tendre,
> On lit en vain tout ce qu'Ovide écrit
>   Contre l'amour.
>
> De la raison il ne faut rien attendre;
> Trop de malheurs n'ont su que trop apprendre
> Qu'elle n'est rien dès que le cœur agit.
> La seule fuite, Iris, nous garantit;
> C'est le parti le plus utile à prendre
>   Contre l'amour.

Un poète latin a exprimé la même pensée avec plus de brièveté et plus d'élégance parce que la justesse en est relevée d'un jeu de mots :

> *Ne sedeas, sed eas*
> *Ne pereas per eas.*

Ne t'arrête pas si tu ne veux pas devenir leur victime.

Oui, fuyez, jeunes gens, qu'une éducation incomplète sur les choses de l'amour expose à des responsabilités et à des malheurs effroyables. Combien criminels ou inconscients sont les parents et les maîtres qui ne sentent pas le grand devoir de faire comprendre au jeune homme qu'il est l'avenir, l'espoir de la race, qu'il n'a pas le droit d'infliger la ruine ni même de faire courir le moindre risque à un héritage fait de courage et de vertus, rehaussé de la noble valeur des larmes et des souffrances que toute une lignée d'ancêtres s'est imposée pour le conserver et le livrer intact à la famille à venir.

Fuyez aussi, jeunes gens, l'effet inévitable des habitudes voluptueuses, « celui, écrit La Mennais, de lier les puissances de l'âme, et d'en exclure toute autre pensée que celle des vils plaisirs dont elle s'est rendue l'esclave. Distrait par des désirs sans cesse renaissants, obsédé d'impurs fantômes, l'esprit perd sa vigueur et sa fécondité, tout s'altère et dépérit, la mémoire s'éteint, le caractère s'énerve, le cœur se dessèche. On ne sait plus aimer, ni compatir, ni répandre les délicieuses larmes de l'attendrissement. Nous avons observé de ces visages empreints d'une expression dure et repoussante, de ces traits heurtés et morts annonçant que la source des doux sentiments, des pures émotions, des joies innocentes est tarie. On dirait que la vie s'est réfugiée tout entière dans les organes. Mais les organes mêmes s'usant bientôt, les infirmités, les maladies, les souffrances accourent en foule. Nous avons, et le souvenir nous en sera toujours présent, nous avons vu de ces malheureuses victimes d'une passion dévorante, offrir à la fleur de l'âge la dégoûtante image d'une complète décrépitude. Le front chauve, les joues hâves et creuses, le regard plein d'une tristesse stupide, le corps chancelant et comme courbé sous le poids du vice, épuisés de vie, de pensées, d'amour, déjà hideusement en proie à la dissolution, à leur aspect on croirait entendre les pas du fossoyeur se hâtant de venir enlever le cadavre. »

CHAPITRE XX

La syphilis.

Il faut qu'au prix des plus lourds et des plus nobles sacrifices les jeunes gens évitent un mal qu'on n'ose souvent appeler de son nom et qu'on ne peut pourtant pas toujours taire, la syphilis.

Ce qu'est ce mal tout jeune homme devrait le savoir. Si la crainte de Dieu, si la peur d'affliger sa mère, si la pensée d'avoir peut-être, quelque part, un enfant qui, s'il ne porte pas le nom de son auteur, n'en est pas moins son enfant, si toutes ces grandes et morales considérations sont insuffisantes pour le retenir au bord du gouffre, qu'au moins l'horrible tableau d'un mal affreux l'en écarte ! Que la crainte de la syphilis devienne donc le commencement de la sagesse.

Cette maladie est constitutionnelle : aucun organe, aucun tissu, rien ne lui échappe.

Elle reconnaît trois origines distinctes : elle peut être *oculaire, sanguine* ou *lymphatique.*

1° Dans le premier cas l'ovule est vicié soit par la mère qui l'a fourni, soit par le père qui l'a fécondé.

2° Si, après la conception, la mère devient syphilitique, elle infligera le mal au fœtus ; car le sang de la mère et celui de l'enfant ne font qu'un. Si, au contraire, le fœtus est infecté dès la procréation par le père, la mère prend la syphilis à son enfant.

3° Dans le troisième cas, de beaucoup le plus fréquent, le virus fait son entrée dans l'organisme par la voie lymphatique à l'aide d'une plaie si insignifiante soit-elle.

Dans les deux premiers cas la syphilis est héréditaire ou congénitale ; dans le troisième elle est acquise.

Le début du mal, l'accident primitif, n'est pas bien terrible en apparence ; il peut même par sa banalité échapper à l'attention de l'intéressé. Le plus souvent c'est une légère excoriation reposant sur une base indurée.

Le premier signe de l'infection, sa signature, c'est l'engorgement ganglionnaire.

Six semaines plus tard apparaissent de-ci de là, sur le corps, quelques boutons, quelques taches roséoliques, couleur chair de jambon, qui, se généralisant bientôt, viennent constituer sur le front l'ignominieuse *corona veneris*.

A ces symptômes ne tardent pas à s'ajouter l'éruption croûteuse du cuir chevelu ; puis ce sont des plaques muqueuses sur les amygdales, le dos de la langue, le palais, et de préférence au niveau des orifices des cavités naturelles. Les ongles deviennent cassants et s'exfolient pour se détacher plus tard ; les yeux se prennent aussi dans les parties les plus essentielles à la vue. Ensuite ce sont des lésions musculaires et osseuses occasionnant des douleurs vives surtout la nuit. Un mal de tête particulier, la céphalée, tourmente les malades. Puis l'on voit survenir des troubles nerveux à types différents : épileptique, paralytique, mental.

Pendant ce temps surgissent de divers côtés de petites tumeurs, des gommes, dures d'abord, se ramollissant ensuite pour se perforer et produire des ulcères à marche envahissante.

Le mal, s'il n'est soumis à un traitement très actif, continue son évolution en opérant partout, dans les organes internes, des désordres épouvantables.

Quand la syphilis a corrompu le sang d'un malheureux jeune homme, que de regrets amers ! lui, naguère si vigoureux, se sent désespéré et se demande s'il ne serait pas préférable de recourir à des résolutions extrêmes que de faire face au plus hideux des désastres.

La honte l'empêche de s'adresser au médecin de la famille. Au lieu de se soigner sérieusement, dès le début, il se met entre les mains d'un pharmacien peu scrupuleux dont l'ignorance va permettre au mal de s'aggraver sans cesse et de devenir irréparable. Nous en avons vu de ces malheureux dont la mort a été causée autant, sinon plus, par l'exercice illégal de la médecine que par les conséquences de leur inconduite.

Quelle ruine alors ! Voici un magnifique garçon, plein de sève, d'une santé vigoureuse ; docteur en droit il a devant lui un bel avenir. Un égarement l'amène à contracter le terrible mal qu'avec raison on appelle souvent le *mal social*.

Un soir il s'était couché gai et bien portant. Il se découche le lendemain matin et, contrairement à son habitude, il ne donne pas le bonjour à ses parents. Il soulève son bassin de toilette et le laisse tomber ; quand un instant après il veut porter sa tasse de café à la bouche il la laisse échapper de sa main droite. Accusé de maladresse par son père il trouve pour toute réponse le monosyllabe *non*.

En partant, au lieu de dire au revoir, il prononce le même mot qu'il répète encore, en guise de bonjour. en arrivant à son bureau. Le malheureux garçon était aphasique : tout son vocabulaire était réduit à un seul monosyllabe. Reconduit chez ses parents nous y fûmes le voir.

En plus de l'aphasie on pouvait déjà constater la parésie des deux membres droits ; le lendemain il était hémiplégié.

Vu l'âge du sujet, le diagnostic de tumeur cérébrale de nature spécifique s'imposait. Soumis aussitôt, selon le conseil du professeur Fournier dans son livre de l'*Encéphalopathie syphilitique*. à un traitement intensif, il n'en éprouva aucune amélioration ; il était trop tard. Confus de sa faute il avait, comme beaucoup d'autres, recouru aux avis coupables d'un pharmacien qui avait laissé le mal marcher jusqu'à l'incurabilité.

Peu de temps après l'infortuné était épileptique et ne tardait pas à tomber dans l'idiotie.

A vingt-quatre ans n'être plus qu'idiot, paralysé et épileptique ! Et cette existence avilie et misérable a duré vingt ans, comme pour être donnée en exemple, en épouvantail à ses amis.

.·.

Il y a des tableaux plus lamentables encore que celui-ci.

Pour comble de tristesse il arrive parfois à d'impré
voyants jeunes gens de se marier avant complète guéri
son. Les malheureux mettent leur mal dans la corbeille
de noces ! Mais plus infortunée encore la jeune femme,
elle si candide et si pure, qui reçoit de son coupable
époux, le jour du mariage, un cadeau maudit.

En effet, si des enfants résultent d'une pareille union,
la plupart seront des morts-nés ; « paquets de chair
macérée, écrit A. Couvreur, aux battements anéantis, au
souffle éteint, gisants dans le désordre rouge des draps...
matière conçue dans le mal, arrêtée par le mal. Le ventre
verdâtre, les mains simiesques, les pieds contournés en
des attitudes de gnome, portent des stigmates papuleux de
la syphilis. Et les os eux mêmes, le crâne déformé, semé
de saillies anormales perceptibles sous les cheveux englués,
prouvent que la semence avait été fatale, disséminant de
la destruction jusque dans les régions les plus inaccessibles.
Quelle calamité, quel dépérissement que cette tare
effroyable, qu'aucun remède ne peut balayer ! et combien
la nature, la vie sont inclémentes de faire retomber la
faute sur le produit innocent. »

Si quelques uns survivent au moins quelque temps ils
seront encore les plus malheureux. Les manifestations de
la syphilis héréditaire sont aussi nombreuses dans leur
forme que variées dans leur siège ; superficielles ou profondes elles n'épargnent aucun organe, aucun tissu. Rien
n'est plus pitoyable qu'un enfant syphilitique.

C'en est assez sur ce grave sujet pour inspirer aux parents le soin de surveiller mieux leurs enfants et aux jeunes gens une sainte horreur du vice et des femmes libertines, appelées légitimement par A. Couvreur des mancenilles.

Le mancenillier est un magnifique végétal qui recèle le plus subtil de tous le poisons naturels. Son fruit ressemble à la pomme d'api ; il est panaché de rouge, très agréable à la vue, d'une odeur si appétissante qu'on ne le peut sentir sans être tenté d'y mordre. Or, quoique d'une saveur délicieuse, il empoisonne presque subitement. Ce fruit, comme les feuilles et l'écorce, donne un suc laiteux dont les sauvages se servent pour empoisonner leurs flèches et leurs zagaies. La moindre égratignure que font ces armes est toujours mortelle. Enfin les émanations même de l'arbre sont si délétères qu'on ne saurait vivre dans l'atmosphère qui l'entoure. On ne peut se reposer longtemps sous son feuillage sans être asphyxié, ou, tout au moins, sans être frappé de cécité.

.˙.

Mais, demandera t-on souvent, dans combien de temps un syphilitique, qui observe consciencieusement les règles sévères d'un traitement approprié, pourra-t il se marier sans crainte ? Cette date est impossible à préciser en raison de mille et une circonstances inhérentes au malade et dont le médecin est seul juge. De l'avis des spécialistes les plus autorisés, ce ne serait qu'après un traitement de quatre ans à partir du début de la maladie et après les dix-huit mois qui suivront toute éruption de plaques syphilitiques. Tel est l'avis de M. Fournier.

« Cette solution, selon Thibierge, sans avoir la prétention ni même le désir de constituer un moyen terme, concilie tous les intérêts et tous les devoirs : intérêt du syphilitique auquel le mariage ne peut demeurer toujours interdit; intérêt de la société dont les membres, propres à la procréation d'enfants bien portants, ne doivent pas être écartés du mariage; devoir du syphilitique de ne pas infecter une femme; devoir du médecin qui est le conseiller et le protecteur de tous. »

Des faits nombreux sur lesquels il a tout spécialement et avec infiniment de raison attiré l'attention, M. Fournier a tiré cette conclusion pratique que le syphilitique, avant de s'assurer un héritier, doit avoir subi un traitement antisyphilitique régulier, prolongé pendant trois à quatre années au moins : et, si le traitement a été insuffisant, il devra le compléter par une cure préventive et préliminaire à la procréation de l'enfant : c'est là, suivant son expression, le traitement du père de famille.

CHAPITRE XXI

Valeur sanitaire du mariage.

Statistique. — Diplomatie préliminaire au mariage. — Importance de la santé. — Consanguinité. — Unions mal assorties. — Hommes qui ont vécu et aberration de certaines mères.

Et d'abord le mariage est-il bon en lui-même? La statistique répond affirmativement; qu'on nous permette d'en rapporter quelques résultats.

La constante atténuation de la mortalité en faveur des hommes mariés, son indubitable aggravation chez les veufs révèlent des vertus singulières inhérentes à l'association conjugale.

L'influence désastreuse du veuvage va s'amendant fort régulièrement avec l'âge, mais elle persiste jusqu'à la fin de la vie avec une constance significative.

L'action mortelle du célibat n'est pas moins évidente : elle a son apogée de 35 à 45 ans et, avant et après cet âge, elle va s'atténuant presque régulièrement.

Mais à quel âge convient-il au jeune homme de se marier? Un sage de l'antiquité, un loustic, à qui l'on adressait cette question, fit cette réponse : « Quand on est jeune il n'est pas encore temps, et quand on est vieux il n'est plus temps. »

Boutade à part, le jeune homme qui se marie entre

dix-huit et vingt ans se met en état de grand péril ; garçon sa mortalité n'était que de 14 pour 1000 ; marié, elle s'élève à 100. Les mariages à cette époque précoce de la vie sont meurtriers ; la loi qui les autorise tend un piège à la jeunesse ; il est désirable qu'on la modifie en retardant le mariage après la majorité.

Chez les jeunes épouses l'union conjugale, au-dessous de vingt-cinq ans, devenait autrefois, avant les découvertes de Pasteur, une cause plus efficiente de mortalité parce que la parturition était alors plus dangereuse.

Du reste, la loi qui permet aux jeunes filles de se marier à quinze ans et aux jeunes gens à dix-huit est également funeste à l'un et à l'autre.

D'autre part, on a calculé que la vie moyenne des époux, mariés dans des conditions normales, s'élève à soixante-deux années.

La femme qui, par le célibat, s'est dérobée aux fonctions de son sexe n'a pas pour cela prémuni sa vieillesse contre les causes de mort qui lui sont propres, au contraire elle y reste plus exposée.

Enfin le veuvage est plus préjudiciable à l'homme qu'à la femme. Chez le premier la probabilité de la mort devient double ou même triple.

« Il résulte, a écrit l'hygiéniste Proust, des chiffres que nous venons de rassembler, considérés dans leur ensemble, que le mariage n'est pas moins utile au point de vue individuel qu'au point de vue social. L'homme marié a des chances de longévité supérieure à celles des célibataires, et surtout à celles de l'homme veuf. Il est moins exposé au suicide et à l'aliénation mentale ; il est enfin supérieur au point de vue de la moralité, ainsi que l'établit le chiffre des crimes et délits imputables soit aux hommes mariés, soit aux célibataires. »

Chez les femmes le mariage est également heureux au point de vue hygiénique malgré le danger tout spécial des accouchements. Mais il est aussi prouvé que si le mariage contracté dans de bonnes conditions physiologiques est extrêmement favorable à la santé, il agit en sens inverse dans les unions prématurées. Au dessous de vingt-et-un ans, le mariage est aussi nuisible qu'il est utile au-dessus de cet âge.

.˙.

Ces données précieuses sur la valeur hygiénique du mariage étant connues, le jeune homme, après avoir fréquenté le monde sous la prudente et sage tutelle de ses parents, ne tardera pas à fixer son cœur. Il doit aussitôt en informer son père et sa mère.

Dès l'instant les deux familles peuvent se mettre en rapport, et, si toutes les convenances requises en pareil cas, telles que le rang, l'honneur, la santé et la fortune, sont observées, le dénouement ne se fait pas attendre.

Il en va ainsi dans beaucoup de familles dont les relations anciennes dispensent de toute enquête.

Mais ces charmants préliminaires ne sont pas communs. Le plus souvent des objections se font jour de part et d'autre. La plus fréquente concerne la dot : la cupidité en prise malheureusement l'attrait réaliste plus haut que la beauté et la vertu.

Il est une considération de beaucoup plus importante : c'est la santé.

Oui vraiment la question de santé chez les candidats au mariage est particulièrement grave et dominante. Cependant elle n'est pas toujours comprise par la famille. Les parents mettent souvent tant de hâte à marier leurs enfants qu'on serait tenté de croire qu'ils ont le violent désir de s'en séparer. Ils paraissent ne pas se douter, en consentant à les unir dans des conditions complètement inacceptables, qu'ils s'exposent à compromettre non seulement la santé des futurs époux, mais parfois aussi celle de leurs descendants.

Ils ne se préoccupent guère en général des tares héréditaires qui peuvent affecter les deux familles. Et pourtant il importe extrêmement à celles qui sont entachées de maladies de ce genre d'élargir le cercle de leurs alliances et de renouveler les sources de leur reproduction. En négligeant cette donnée, elles renforcent le principe de leur détérioration et accélèrent leur décadence.

Les mariages devraient être combinés de façon à neutraliser, par l'opposition des constitutions et des tempéraments, les éléments d'hérédité morbide que l'on peut craindre chez les deux époux. Il faudrait s'opposer à l'union de deux lymphatiques, de deux sujets éminemment nerveux. Deux familles également exposées aux maladies de poitrine ne devraient jamais mêler leur sang.

La prédisposition à des affections analogues, comme la scrofule et la phtisie, constitue aux yeux du médecin une sérieuse incompatibilité de mariage. Mais une femme issue de parents tuberculeux et mariée à un homme

robuste et sain peut devenir l'heureuse mère d'une génération valide qui, croisée à son tour avec un sang de bon
aloi, produira une autre génération tout à fait irréprochable ; car la propension aux maladies héréditaires finit
par s'épuiser.

Mais « parmi les troubles, écrit H. Roger, qu'on doit
attribuer sûrement à la collaboration des deux générateurs,
il faut citer ceux que produit la consanguinité. Il est d'observation vulgaire que les mariages entre parents donnent
de mauvais résultats. Ces unions sont souvent stériles ou
bien les enfants sont atteints de malformations, polydac-
tilie, albinisme, rétinite pigmentaire et surtout surdi-
mutité. Cependant il n'en est pas toujours ainsi et, dans
bien des cas, les enfants sont parfaitement conformés. »
En réalité les effets des mariages consanguins s'expliquent simplement par l'addition de caractères semblables. Appartenant à une même famille, les conjoints
ont bien des chances pour avoir même tempérament,
mêmes tares physiques ou morales ; les troubles qui peuvent être légers chez chacun d'eux, s'additionnent et
s'accroissent chez les descendants ; il n'y a pas de correction à l'aide de qualités ou de défauts différents. Certes
le mariage entre consanguins peut donner de bons résultats quand les deux conjoints ne présentent pas de défauts
analogues : sinon la moindre tare s'exagérera dans de très
fortes proportions. La consanguinité doit être considérée
comme une hérédité convergente accumulée.

⁂

Il y a encore d'autres raisons, non moins graves pour s'opposer à certaines unions. Combien blâmables sont des gens du monde et même des médecins quand il autorisent une jeune fille pleine de sève et d'ardeur à se river à un homme disgracieux, morose, malade même. Écoutons sur ce sujet M. Devay : « Quant aux personnes fortement hypocondriaques, qui ont voué un culte exclusif à leur santé, pour lesquelles la moindre impression organique est un événement, engagées dans le mariage, elles y apporteront, au détriment du repos de leur compagne, cette somme d'inquiétudes puériles, d'agitation désordonnée, fléaux de deux vies, quelquefois trop longues. Nous connaissons de ces déplorables unions demeurées stériles, où la victime s'est mise à l'unisson de la maladie importée par un des conjoints, où le mariage s'est résumé dans la comédie de deux malades imaginaires. »

⁂

Dans certains milieux on rencontre assez souvent des mères de familles qui ont l'aberration mentale de rechercher pour leurs filles des hommes qui ont la jolie prérogative d'*avoir vécu*. Serait-ce donc pour ceux-ci un moyen d'épouser de jeunes personnes resplendissantes de candeur, de jeunesse et de pureté que de souiller leur vie aux contacts les plus dégradants, de faire table rase de tout sentiment, de toute foi, de toute illusion, de sacrifier au préalable les belles années de leur jeunesse, à la débauche et à l'oisiveté, de gâter leur sang, de flétrir leurs âmes, et souvent même de repousser du pied une jeune fille qui a eu la naïveté de croire en eux et le malheureux enfant que, peut-être, elle leur a donné ! C'est à un pareil personnage qu'une mère désire immoler sa fille ! Nous l'entendons dire : « La vie de garçon en aura fait un blasé, un repu et un dégoûté des jouissances ; mort à toutes les ardeurs, usé et déjà vieillard, toute envie d'aventures paraconjugales lui sera passée ; c'est pour cette belle raison qu'il restera assidu au foyer et fidèle à sa femme ! Ce ne sera certainement pas par affection qu'il s'immobilisera près d'elle : épuisé et rassasié aucune séduction ne saurait plus l'émouvoir. »

Cependant ces évadés de la vie de garçon ne sont pas tous des ramollis ou des ataxiques ; dès lors le raisonnement de la savante mère de famille tombe à faux. La corruption de leurs cœurs et le désir de la nouveauté les soumettront de rechef à leur tyrannie, et ce ne sera ni le respect, ni l'amour de leurs épouses qui les empêcheront de donner dans le mariage une suite à leurs habitudes antérieures. Le plaisir, en effet, et le charme de la nouveauté sont les deux grands ressorts qui font mouvoir l'homme qui se dérange ; le malheureux, perd bien plus de joie qu'il n'en gagne ; il préfère la débauche à la pureté des mœurs et à la délicatesse des sentiments.

Mais la mère soumet-elle au moins à ses filles les considérations de sa profonde philosophie ? Elle s'en garde bien. Ses filles ? mais ce sont de petites niaises, des naïves qui ont fait le beau rêve d'épouser de bons jeunes gens, riches comme elles de virginales émotions et d'enthousiastes vertus. Heureusement que la maman est là avec sa haute et vigilante sagesse pour s'opposer à des liaisons romanesques et imposer à ses filles les messieurs qui connaissent la vie pour l'avoir pratiquée en long et en large.

Ces individus ne possèdent que l'expérience du mal ; sans doute ils peuvent crier au vice : « Assez, tu n'as plus de secrets pour moi. » Mais, le plus souvent ils ignorent la vraie vie : celle qui est faite de travail et de probité. Est il possible de n'estimer l'existence qu'autant qu'elle porte l'estampille de la souillure ?

Eh ! quoi, les hommes qui ont sacrifié leur jeunesse à l'étude des lettres, des sciences et des arts, qui ont ennobli leurs âmes en cultivant leurs intelligences, qui ont su sauvegarder leurs cœurs de toutes les corruptions du siècle, ces hommes-là ne connaîtraient pas la vie ? Par où donc serait-elle un bien ?

L'homme qui *a vécu* sera peut être un bon mari selon la belle-mère et le monde, mais ne le sera jamais de la première intéressée, de l'épouse. Au foyer domestique où les sentiments, les aspirations et les goûts sont différents, il n'y aura pas d'harmonie possible. Combien la femme se sentira souvent supérieure à son conjoint par la noblesse de ses sentiments, par l'instruction et par l'esprit. Dès lors il lui sera impossible d'aimer un mari qu'elle sera loin d'admirer, un mari qui creusera de plus en plus le gouffre qui les sépare en se moquant de tout ce qu'elle respecte et en respectant tout ce qu'elle méprise. Si le logis, si les enfants, si les intérêts sont les mêmes, le mariage devant Dieu a cessé d'être : la femme a repris son âme.

Et maintenant, prévoyantes mères, admirez votre œuvre. Comptez les ravages exercés par l'ennui et les chagrins dans le cœur de vos filles ; supputez les désordres installés aux foyers que vous avez si savamment machinés ! Adoptez plutôt pour vos enfants la prudence de ces candidats au mariage, même les plus mondains qui, tout en se livrant à bien des excès, déclarent hautement qu'ils n'épouseront jamais une jeune fille si elle n'est profondément pieuse.

CHAPITRE XXII

Le célibat.

Célibat forcé. — Célibat volontaire. — Célibat par dévouement. — Virginité. — Décroissance du nombre des mariages. — Mariages libres.

Des jeunes gens, pour des raisons diverses, ne se marient pas. Pour un certain nombre le célibat est forcé.

« Le célibat forcé, écrit Mgr d'Hulst, a été de tous les temps. Assez rare chez l'homme qui trouve dans son activité propre de quoi fonder une famille, il est plus fréquent chez la femme à qui les circonstances refusent parfois l'occasion de s'établir. Et ce serait une réelle injustice d'emprunter au monde les railleries frivoles dont il poursuit des existences doublement sacrées et par l'épreuve de l'isolement et par l'aimable abnégation qui font d'elles au foyer paternel les anges du dévouement. »

Quelle grande place, en effet, tiennent souvent à ce foyer ces nobles femmes que l'on considère quelquefois comme des hors-d'œuvre dans la famille, presque aussi dans la création, qu'on range trop facilement parmi les êtres déclassés, parce qu'elles ont vécu libres du lien conjugal !

Quelle douleur doit se cacher au fond du cœur de celles qui, sous une apparence radieuse, sont éprises de maternité et se trouvent en face de l'obligation de ne pouvoir être mères !

Parmi les actes qui honorent leur vie, celui de consacrer leur sollicitude et leurs meilleurs jours à leur père et à leurs frères et sœurs en est le plus héroïque ; elles savent traduire en actions sublimes les sentiments de leurs cœurs, faire l'abandon d'elles-mêmes au devoir, à la charité, à la famille, et, pareilles à celles qui prononcent des vœux, consacrer leur vie désolée à ceux qui ont besoin de leur aide. Il y a des cœurs héroïques qui se passionnent pour le malheur.

D'aucuns n'admettent que cette alternative rigoureuse pour la femme : religion ou maternité, et n'aiment pas la voir osciller et comme demeurer neutre entre ces deux pôles. Ils se trompent. Il y a de ces nobles créatures qui vieillissent déclassées au foyer de la famille et y remplissent, la plupart du temps, une mission éminente, sainte et sublime.

*
* *

Dans le célibat volontaire il faut distinguer le célibat par égoïsme et le célibat par dévouement.

L'homme est égoïste ; Dieu l'a ainsi créé. L'amour de la vie, l'instinct de conservation ont fait de lui un être qui s'aime, c'est le cas de toutes les créatures qui habitent notre planète.

Il est très rare que l'homme se sépare entièrement de lui-même. Les meilleurs, les plus nobles sentiments nous ramènent à nous ; la maladie du moi est la maladie de l'humanité.

Les bons sont égoïstes à leur manière et cette manière-là est la vraie. Puisque la religion, pour encourager l'homme à aimer Dieu et son prochain, lui promet une éternelle récompense, c'est que l'homme a besoin, quelle que soit sa vertu, d'être lui-même le but de toutes choses.

Cette pensée se retrouve dans ce mot de Boerhave : « Les pauvres sont nos meilleurs malades, c'est Dieu qui paie pour eux ; » et le même sentiment d'espoir sort de la touchante parole de sainte Thérèse : « A la mort il ne reste que ce qu'on a donné. »

Ceux qui ne se marient pas par égoïsme, veulent surtout conserver leurs aises et leur liberté. Le motif le plus ordinaire qui pousse au célibat c'est l'amour de l'indépendance. Cela se voit chez des individus amoureux d'eux-mêmes, susceptibles, misanthropes, et d'une sensibilité telle qu'à la plus légère contrainte ils sont tentés de prendre leurs jarretières pour des chaînes. Ils ne s'inquiètent guère des obligations du mariage et des soucis des enfants. Ils préfèrent ouater leur *moi* de soins attentifs. C'est une lâcheté.

Les autres sont des immoraux qui refusent toute espèce de freins à leurs passions. Ce sont les sportsmen du stupre.

⁂

Quand au contraire, ceux qui, par zèle ou charité, se consacrent entièrement au bien physique et moral de leurs semblables pratiquent le célibat par dévouement. La consécration religieuse et le vœu de chasteté lui donnent un caractère qui force l'admiration générale. Combien sublimes, en effet, sont tant de modestes existences qui, renonçant aux joies maternelles, par abnégation, forment tout un monde de dévouement merveilleux. Que de vies utiles écoulées dans la pratique du bien !

« Tous les peuples, écrit J. de Maistre, ont crié qu'il y a dans la continence quelque chose de céleste qui exalte l'homme et le rend agréable à la divinité, qui fait que, par une conséquence nécessaire, toute fonction sacerdotale, tout acte religieux, toute cérémonie sainte s'accorde peu ou ne s'accorde pas avec le mariage. »

*
* *

La virginité élève l'homme au-dessus de lui-même. Cependant, même à titre de plus grand bien, l'Église ne le conseille pas à tous sans distinction ni réserve ; elle en détournerait plutôt toute personne qui trouverait dans la continence une source de perpétuelles tentations ; telle est la pensée de saint Paul : « *Quod si se non continent, nubant; melius est enim nubere quam uri.* »

L'Église, en exaltant le célibat et la virginité, ne fait pas outrage à l'union conjugale parce qu'elle a toujours honoré et protégé le mariage. Tous les hommes y sont appelés par Dieu et la nature. Que Dieu ait fait l'homme, considéré en général, pour le mariage, c'est une vérité incontestable. Et puis, pourquoi ne pas obéir à la loi universelle, à la loi d'amour qui commande à l'homme de prendre une compagne et de traverser la vie, le front haut, en tenant la main de l'épouse qu'il a choisie entre toutes.

Du reste, le célibat chrétien n'est obligatoire que pour quelques âmes d'élite, dont le nombre est à peine sensible quand on le compare à la multitude qui suit la loi commune et concourt au développement de la population.

13

**

Il n'y a pas de symptôme plus sûr de la décadence des mœurs en Europe que la décroissance du nombre des mariages.

Des écrivains prétendent qu'il est plus moral de rester célibataire que de se marier imprudemment et comme au hasard. L'individu, il est vrai, condamné à l'avance à se trouver toujours dans l'impossibilité d'entretenir une famille doit plutôt rester célibataire selon le proverbe : à quoi bon marier la faim et la soif sinon pour engendrer des enfants voués à la misère et au vice? Mais alors il faut respecter, bien entendu, la morale et garder la chasteté du moine et du prêtre ; car en quoi le célibat serait-il plus moral que le mariage s'il n'est pas chaste? Si le le pauvre n'est pas à même de conserver la vertu, il vaut mieux qu'il se marie; il trouvera, dans l'union conjugale, un stimulant qui l'aiguillonnera vers le travail; et qui lui apportera le courage, la sobriété et l'économie nécessaires pour élever une famille.

Il n'est pas douteux, qu'en Europe on se marie moins qu'autrefois. L'affaiblissement du mariage ruine la famille dans ses fondements et accélère la chute de la société dont la vie et le mouvement proviennent des rapports immuables des deux sexes. Otons ces rapports, ceux qui restent seront changeants et variables selon le temps et les circonstances. Et cependant, quoi qu'on fasse, l'homme est toujours homme et la femme toujours femme.

Au fond des évènements, qu'ils se produisent dans la vie des particuliers ou dans l'existence des nations, se trouvent toujours l'homme et la femme, avec leur nature, leurs tendances, leurs passions généreuses ou coupables.

* *

Tandis que le célibat offre des nuances multiples, le mariage est un état nettement déterminé qui ne tolère ni le plus ni le moins ; on est marié ou on ne l'est pas.

Le mariage illicite que le monde, par euphémisme, appelle le *mariage libre*, ne peut être considéré, tant s'en faut, comme une nouvelle doctrine sur l'union conjugale. Il n'est pas d'innovation possible à ce sujet. L'époux est lié par la loi civile et par la loi religieuse, devant Dieu et devant les hommes, à une seule femme, et cela sans équivoque permise. A l'Église c'est un serment ; c'est une institution à la mairie ; son inviolable perpétuité fait toute sa force. Si on lui enlève ce cachet, le mariage cesse d'être un sacrement pour n'être plus qu'une convention illicite et le plus souvent éphémère. Les caprices de la liberté humaine ne peuvent légitimement enfreindre cette règle.

Le divorce défait le mariage qu'une loi avait consacré, lui enlevant, par le fait même, non seulement sa force mais aussi ce qui le distinguait de l'union libre, livrée à toutes les fantaisies de l'inconstance.

Le mariage est un et ne souffre aucune réduction ni au tiers ni au quart ; c'est pourquoi il est impossible de lui appliquer une doctrine ; toute tentative de ce genre serait en complète contradiction avec son institution.

Actuellement on compose avec lui ; on demande qu'il

cesse d'être perpétuel pour devenir temporaire et se prêter sans gêne à la versatilité des goûts et des humeurs de l'homme ; en un mot, on désire changer de femme à sa guise et même en avoir, pourquoi pas? plusieurs à la fois : la polygamie est la conséquence fatale du divorce.

Le mariage libre est fréquent de nos jours, mais il a quelque chose de si ignominieux qu'il use de tous les artifices pour se dissimuler. C'est dans les grandes villes et particulièrement à Paris qu'il est le plus répandu. Paris, en plus de ses célibataires autochtones, attire les provinciaux qui possèdent, dans la capitale, ce que le monde appelle avec une certaine complaisance une *garçonnière* espèce de fief tenu en roture par une gourgandine.

Notre époque ne se lasse pas de pousser à ce désordre de plus en plus et de s'attaquer à l'inflexible rigueur du mariage dont le commerce illicite, le premier, ne veut plus supporter la concurrence. Les œuvres littéraires en font des sophismes et des romans : le théâtre en fait des drames et des vaudevilles.

Comparer les deux unions serait injurieux pour le mariage chrétien qui seul peut donner à la société des garanties de repos et de solidité, la paix et la tranquillité à la famille, la stabilité à la vie ; seul il crée une famille immuable qui retient l'homme et le fixe. Le contraire de tout cela fait le honteux apanage de l'union libre.

Le mariage est plus rare en France qu'ailleurs parce qu'il est coûteux de tenir maison. Pour se marier il faut avoir soi-même et trouver chez son épouse une certaine aisance ; or, comme les jeunes gens n'arrivent que vers trente ans à posséder une situation lucrative, ils attendent cette époque pour prendre femme. C'est là pour eux une source de dangers, car il en est beaucoup qui n'ont pas la patience de consentir cette épreuve avant d'employer leur cœur. On remarque assez souvent que les commerces illicites s'établissent entre des filles qui, pour diverses raisons, ont perdu leur rang et des garçons qui n'ont pas encore acquis le leur.

CHAPITRE XXIII

Secret professionnel.

Article 378 du code pénal. — Parfois trop rigide. — Question de moralité et d'honnêteté. — On peut faire son devoir sans trahir son secret.

Nous touchons ici à un sujet difficile et délicat, car il est presque impossible, comme le dit Brochin, de fixer une limite entre ce que commande le devoir et ce que réclame l'humanité.

Le médecin, dans sa pratique, nous le savons, est tenu, d'après l'article 378 du Code pénal, à l'obligation de se taire. Quand on lui demande un renseignement sur la santé, sur la valeur physique d'un client, à l'occasion d'un projet de mariage, il doit répondre invariablement que le secret professionnel lui interdit de parler.

« Quand un mariage, écrit A. Vibert, est sur le point d'être conclu, le médecin est souvent sollicité, par la famille de l'un des futurs conjoints, de donner des renseignements sur la santé de l'autre qu'il a pu soigner. Le médecin qui révélerait dans ce cas la maladie d'un de ses clients s'exposerait sans doute à être frappé par l'article 378 du Code pénal.

« Pour ma part, dit Brouardel, lorsqu'une personne entre dans mon cabinet et me dit : « Docteur, ce n'est pas pour une consultation que je viens vous trouver », je l'interromps de suite et lui dis : « Si c'est pour un mariage, ne prononcez pas de noms, je ne réponds jamais, et je ne veux pas que vous interprétiez mon silence dans un sens défavorable à la personne dont vous voulez me parler : pour moi, le silence est une règle absolue qui ne souffre pas d'exception. »

« Exprimer son opinion lorsqu'elle est favorable, se taire quand elle est défavorable, est inadmissible. Si vous avez répondu à M. A. et si lorsque son ami M. B. vient vous interroger, vous refusez de répondre, n'est-ce pas lui dire que le client sur la santé duquel il sollicite votre avis a une tare personnelle ou héréditaire ? »

*
* *

Cette opinion est formelle et absolue : il est cependant des médecins fort instruits, d'une expérience éprouvée et d'une parfaite honorabilité qui ne la partagent pas.

Le Dr Gaiffe, médecin très estimable de Paris, a protesté avec énergie contre cette théorie et formulé la thèse suivante absolument contraire :

« Qu'un de nos clients rongé par une de ces syphilis constitutionnelles qui résistent à tout traitement, ne craigne pas de solliciter la main d'une jeune fille pure et qui fait la joie de sa famille, que le père de cette jeune fille vienne avec confiance vous demander s'il peut en toute sécurité la donner à l'homme qui va la souiller au premier contact et qui, pour toute consolation, lui laissera des enfants infectés de la maladie de leur père, devrons-nous répondre par un silence qui peut être mal compris, et nous rendre ainsi complice d'un mariage dont les fruits seront si déplorables? Je ne le crois pas et, pour ma part, je le déclare, jamais je ne me sentirai le courage d'obéir à la loi en pareille circonstance : ma conscience parlerait plus haut qu'elle, et sans hésiter je dirai : Non, ne donnez pas votre fille à cet homme. Je n'ajouterai pas un mot, j'aurai la prétention de ne pas trahir mon secret ; et si par impossible la peine prononcée par l'article 378 m'était appliquée pour ce fait, j'en appellerai à tous les pères de famille ; la tête haute, je plaindrai le tribunal qui se serait cru autorisé à me punir d'avoir préservé d'une infection presque certaine une femme et sa génération tout entière. »

Voici donc deux manières de voir tout opposées sur le secret professionnel. Dans la première, qui rallie la généralité des médecins, il faut toujours obéir à la loi et faire taire sa conscience ; dans la seconde, négliger la loi et satisfaire sa conscience avant tout.

Le juge, qui interprète l'article 378 du Code pénal, n'est pas libre ; il n'a pas d'avis personnel à exprimer ; il applique la loi dont il est l'esclave : *dura lex sed lex.* Le médecin, qui trouve ce fameux article entre sa conscience et son devoir, jouit au contraire de toute sa liberté, sans laquelle il ne peut y avoir de devoir moral.

Chaque fois que l'homme agit en connaissance de cause et avec une volonté maitresse de ses déterminations, c'est-à-dire comme être raisonnable et libre, à l'instant l'idée de moralité ou d'honnêteté se révèle à son esprit.

Dès lors, dans la limite de la grave question qui nous occupe, le médecin a le droit et le devoir de se demander où est le bien, où est le mal. Or, n'est-ce pas un bien que d'éviter un mal, et existe-t-il un plus grand mal que d'infliger à une femme et à sa descendance les plus déplorables désordres physiques? Est-ce aussi un bien que d'obéir à une loi quelconque qui ordonne de laisser un mal considérable s'accomplir, surtout quand il ne peut être d'aucun profit à autrui et qu'il est même nuisible à tous?

En un mot ce sujet relève à la fois du droit naturel et du droit positif.

Tout homme pénétré de son devoir moral accordera plus de prix à sa conscience qu'à une loi, quelle qu'elle puisse être. C'est une obligation nécessaire, absolue, c'est l'*impératif catégorique de Kant*. Les hommes qui fabriquent les lois sont des êtres contingents et relatifs qui ne peuvent tout au plus qu'établir aussi des obligations contingentes et relatives ; c'est au-dessus de leurs moyens de créer l'impératif catégorique ou le devoir absolu.

C'est pourquoi l'interprétation des lois subit tant de contradictions chez les juges chargés de les appliquer.

Rappelons-nous qu'à propos de l'allaitement nous avons rapporté la condamnation d'un médecin pour n'avoir pas trahi son secret professionnel en n'avertissant pas une nourrice que le bébé confié à ses soins était atteint de syphilis héréditaire et que certainement elle s'inoculerait ce mal redoutable.

De par ce jugement ce n'est pas manquer au devoir de la discrétion que de divulguer à une nourrice la syphilis dont toute une famille est atteinte; et c'est, au contraire s'exposer à un emprisonnement d'un à dix mois et à une amende de cent à cinq cents francs que d'empêcher un candidat au mariage d'infecter une jeune personne et tous les descendants qui pourront résulter d'une pareille union.

Le devoir humanitaire et social qu'on invoque si volontiers dans le second cas n'est-il pas le même dans le premier ?

Donc, à notre humble avis, le médecin sauvegarde sa conscience en mettant obstacle à un mariage qui ne peut être que désastreux pour les deux conjoints et leurs enfants.

Mais, comme le dit aussi le D' Gaiffe, il est possible, ce faisant, de ne pas trahir le secret professionnel. On peut toujours s'opposer à un mariage par un énergique *non*, il n'est pas nécessaire de justifier son opinion en dévoilant les tares du candidat malheureux. C'est à l'intelligence, au jugement du médecin, en pareil cas, de choisir le moyen le plus propre pour éviter toute collision avec le fameux article 378. Nous croyons la chose toujours réalisable.

Il est bien entendu cependant qu'il ne peut s'agir ici que du médecin bien intentionné et profondément honnête. Si par malice, par unique intention de nuire, un médecin est assez misérable pour lancer sur la santé des plus respectables personnes des diagnostics empoisonnés et diffamatoires, eh bien ! que la loi s'en empare sans pitié et lui inflige le stigmate qui convient aux bandits de la profession.

SECOND LIVRE

ROLE DU MÉDECIN DANS LA SOCIÉTÉ

CHAPITRE I

Considérations générales sur la société

Faculté de langage. — La sociabilité est le signe caractéristique de l'humanité. — Acquérir la science pour la vulgariser. — Influence du Christianisme. — Le vrai et le bien. — Concordance des sciences naturelles et des sciences sociales. — Rôles des magistrats, des prêtres et des médecins dans la société. — Fonctions du médecin dans la société.

L'homme est sociable de son essence ; la faculté du langage, qui le place au-dessus de tous les êtres vivants, en est la principale preuve. Ce don précieux permet aux hommes de produire leurs pensées au dehors et de se communiquer leurs sentiments. La pensée échangée par la parole est le premier rudiment de la société.

La sociabilité est un sentiment naturel qui remue toutes les âmes. Les passions vives et fortes qui ennoblissent, tourmentent ou dégradent l'humanité, sont des témoins irrecusables qui affirment que les hommes sont destinés à vivre dans un mutuel commerce. En un mot la sociabilité est le signe caractéristique de l'humanité, et c'est d'elle qu'émane la charité qui la fait ressembler au Créateur.

Du reste, on n'a jamais rencontré d'homme à l'état d'isolement, volontairement privé de toute relation avec ses semblables. Les annales du monde sont celles des nations et des peuples, c'est-à-dire des hommes à l'état de société. Louis Racine a pu dire justement qu'

> Elle naquit le jour où naquirent les jours.

Foussagrives, en compagnie de De Bonald, traite J.-J. Rousseau de « romancier de l'état sauvage » pour avoir oublié que la vie en groupes est la caractéristique de notre espèce. Ces éminent hygiéniste écrit : « Lorsque les hommes se groupent, ils ne dévient pas d'une condition naturelle et préétablie; ils s'y conforment et ils font, dans l'intérêt du progrès et de la civilisation, laquelle est partie de la dissémination primitive pour s'épanouir dans la ville, ce que font, dans l'intérêt d'une œuvre industrielle, des idées et des capitaux qui se recherchent, s'associent et peuvent dès lors ce que, restant isolés, ils eussent été inhabiles à réaliser. »

Or, dès l'origine du monde l'homme se vit soumis à deux obligations inéluctables bien qu'opposées en apparence.

Soumis à l'influence de la première, il dut veiller à sa conservation et travailler à son perfectionnement personnel. La raison naturelle, écrite dans la conscience de chacun, lui donnait le droit de garder sa vie et même, dans certains cas, de la défendre en supprimant celle de son agresseur. A côté de ce droit se dressait un devoir aussi impérieux, celui de cultiver son intelligence et sa volonté pour atteindre son bien véritable, c'est-à-dire sa perfection intellectuelle et morale.

Dans la seconde obligation, les individus, reconnaissant la diversité de leurs idées, de leurs goûts **et** des mobiles de leurs passions, comprirent la nécessité d'établir un ensemble de moyens mis à la disposition de tous et aptes à procurer le bien commun; en un mot, de s'associer pour créer des familles et fonder des états organisés. C'est l'origine de la société.

L'individu isolé ne peut atteindre aux hautes destinées dont tout homme trouve le principe au fond de son cœur. En société, au contraire, tous les membres marchant d'un même pas sous une même direction, chaque associé doit nécessairement sacrifier à ses frères une partie de ses exigences personnelles.

**

Mais Dieu, en créant l'homme, le gratifia de la faculté de connaître et lui intima, par le fait, le devoir d'acquérir la science qui sera plus ou moins étendue pour chacun, selon que les obligations à remplir seront elles-mêmes plus ou moins nombreuses et complexes et aussi selon la nature de la fonction sociale volontairement embrassée. Du reste, quand bien même la culture de l'esprit n'apporterait aucun avantage, aucune jouissance, l'homme ne doit pas néanmoins la négliger : car elle contribue toujours pour une grande part à lui procurer sa véritable noblesse et sa juste valeur.

Toutefois ce n'était pas assez pour les individus d'acquérir la science ; il devint nécessaire à la société de s'organiser pour la fixer au fur et à mesure de ses progrès, pour la développer et la vulgariser.

L'homme sortant de l'individualisme pour entrer dans
la solidarité comprit aussitôt l'action d'une troisième puis
sance, la raison, cette faculté qui tient la place la plus
éminente dans la connaissance humaine et qui est la
caractéristique de notre nature puisque l'homme se définit
un animal raisonnable. On ne peut faire d'acquisition
intellectuelle sans la raison, sans le jugement uni à la
réflexion ; la raison a encore dans son pouvoir le contrôle
de la connaissance.

Armé de la conscience et de la volonté qui en découle,
l'homme se trouve en possession d'un principe absolument personnel qui, poussé jusqu'à son extrême développement, constituera la science. Aussitôt, par suite de l'état
social établi, celle-ci mettra ses acquisitions au service de
l'humanité tout entière.

.[.].

Voulons-nous maintenant compléter l'homme, ajoutons
le sentiment à la connaissance et à la volonté.

Le sentiment, c'est le grand moteur qui met en branle
les actions humaines : c'est lui qui pourra, avec ces deux
puissants leviers qu'on appelle l'amour et la haine, soulever le monde.

Mais il sera aussi le merveilleux régulateur des rapports
de l'individu avec la collectivité. En effet, à l'origine du
monde, l'âme humaine met au service de son individualisme, pour la défense de ses instincts pervers, une
cruauté sauvage. Ce n'est que plus tard, après avoir reçu
la bienfaisante empreinte du christianisme, qu'elle devient douce et bonne, à la hauteur de tous les sacrifices,

héroïque jusqu'au martyre, inlassable dans la recherche du vrai, du beau et du bien.

Le vrai et le bien, quels grands mots ! A eux seuls ils caractérisent la société.

*
* *

Le mot société suppose des êtres intelligents ; mais l'intelligence ne suffit pas pour établir entre les hommes un lien, une unité véritable.

Pour bien comprendre la nature du lien social, il faut considérer qu'il y a deux facultés essentielles à la nature intelligente, l'entendement et la volonté, le principe et le complément de l'acte moral. Ce lien qui unit ces deux facultés sera nécessairement le principe d'unité qui doit joindre entre eux les êtres moraux. Or, nous savons que l'entendement ne peut être lié que par le vrai, et la volonté que par le bien.

Ainsi toutes les fois que plusieurs êtres moraux, dirigés par une même vérité, se trouvent moralement forcés de tendre ensemble vers l'acquisition d'un même bien, on peut dire qu'il y a entre eux une vraie unité, une vraie société.

L'idée de société renferme donc essentiellement l'idée d'une fin unique résultant d'une même connaissance et produisant l'union des volontés dans une même tendance.

Tant que la fin n'est pas obtenue par la communauté entière, l'union des efforts suit l'union des volontés, et dans la condition présente de l'humanité l'une est la consé-quence naturelle de l'autre.

Cette brève étude sur la nature de la société nous force

à remarquer qu'il existe une concordance indéniable des sciences naturelles et des sciences sociales.

.˙.

Les lois des sociétés découvertes par l'observation qui leur est spéciale, c'est-à-dire par l'histoire et la psychologie, se raccordent d'une façon saisissante aux lois de la vie découvertes par la médecine expérimentale.

Claude Bernard, dans sa *Physiologie générale*, a écrit : « La nutrition n'est que la génération continuée. » Et il ajoute : « Les diverses périodes de l'existence d'un individu ont des manifestations vitales qui leur sont propres au point de vue des phénomènes d'évolution et de nutrition. La force vitale ne change pas suivant les âges ; de plus les procédés qui nourrissent l'être qui se développe dans l'œuf, sont les mêmes que ceux qui nourrissent et maintiennent son corps à l'état adulte. »

D'autre part, Émile Boutmy, le confident de Taine, a écrit sur Albert Sorel, l'un de nos meilleurs historiens politiques, les lignes suivantes qui montrent clairement la vue qu'il avait de la France : « Sorel, dit-il, a cherché un moyen de grouper les événements et de leur donner un sens. Il jette ses personnages dans l'histoire, il les enveloppe dans un milieu puissant, la nation, la nation dont les aspirations durables, la volonté permanente forment une sorte de fatalité, la même imposée à chacun des personnages. » Pour Sorel, un pays, « ce sont ces instincts solidifiés, ces aspirations vivantes, ces ambitions concrètes, ces désirs communs et non concertés, cette

préoccupation constante des fonctions naturelles... » C'est.
en un mot, la *continuité*.

Qui ne voit une ressemblance entre la pensée du physiologiste et celle de l'historien? « L'un parle d'un organisme,
dit P. Bourget, l'autre parle d'un peuple. L'un sort du
laboratoire, l'autre des archives. Et tous deux dégagent
pourtant deux lois semblables qu'on pourrait presque leur
donner une seule rédaction et dire : « Le développement
d'une nation est, comme celui d'un être inscrit dans ses
origines qui lui marquent sa direction. N'y a-t-il pas là
un parallélisme entre le penser politique et le penser
médical qu'il est légitime de signaler chaque fois qu'on
le rencontre. — et on le rencontre toujours ! »

La société humaine est donc caractérisée par l'unité de
fin, l'accord des intelligences, l'union des volontés et la
coordination des moyens. Établie. elle se met en marche ;
elle arrive à notre époque riche de l'héritage de tous les
siècles passés.

Chaque individu y remplit le rôle qui lui est particulier :
il apporte sa part contributive. si mince soit-elle, à la
civilisation ; il travaille selon ses moyens à augmenter le
bien social pour atteindre du même coup son bien propre.

Mais en tout temps la société a confié plus spécialement
à trois castes de citoyens le privilège de surveiller ses
intérêts. de corriger ses défauts et de prévenir ses malaises.
Elles sont constituées par les **magistrats, les prêtres et les
médecins. Pour mieux en assurer l'action bienfaisante et**

montrer qu'ils estimaient à plus grand prix le bien général que le bien particulier, les gouvernements leur donnaient l'indépendance.

Aujourd'hui, nul ne l'ignore, l'indépendance est refusée aux magistrats ; de façon que si les juges ont besoin du pouvoir, celui-ci, hélas ! n'en a pas moins des juges qu'il tient sous sa férule. C'est l'un des fruits déconcertants de notre époque si troublée.

Ce que fait ou devrait faire le magistrat au nom de la justice humaine, l'homme de Dieu le fait au nom de la justice divine, tout auréolé de son indépendance et fier de son immense valeur morale. Il descend dans la profondeur des consciences où le magistrat n'a pas accès. C'est dépourvu de Code pénal qu'il est au service de la société. Au lieu de punir, il a souvent le bonheur sans pareil de prévenir ou de guérir le mal.

Le médecin, sans sortir jamais de ses attributions, au nom de son art, au milieu de ses fonctions, répand partout et chez tous, par ses enseignements et par ses exemples, les grands dogmes civilisateurs en harmonie avec l'expérience, la raison, les principes du christianisme. Il n'est point prêtre, mais moraliste, et son influence scientifique rayonne sur tous les rangs de la société. Il est la plus belle, la plus fidèle personnification de la Providence.

Toutefois on constate avec regrets qu'actuellement le médecin sacrifie trop souvent son indépendance, sa virile dignité sur l'autel du pouvoir. Trop accessibles aux humiliants appâts de la puissance dominante, certains praticiens vendent, pour un bout de ruban, pour une place quelconque, tout ce qui faisait la valeur morale des confrères d'autrefois. Cependant il en reste encore assez d'incorruptibles pour collaborer efficacement au bien social.

Ce n'est certainement pas sans raison que les hommes ont représenté la société dans cette trilogie : le prêtre, le législateur et le médecin créés pour panser le premier les plaies de l'âme, le second celles de la bourse, le troisième les blessures du corps, c'est-à-dire pour maintenir la conscience, la propriété et la santé. Les progrès de la civilisation et du bien-être des peuples dépendent de ces trois pouvoirs qui sont les seuls leviers efficaces de la civilisation ; et cela est tellement vrai que le prêtre et le médecin souvent s'associent pour leurs œuvres :

« Songez, écrit le Dr de Fleury, à tout ce qu'il nous faudrait de mérite pour mener à bien nos innombrables et si diverses fonctions dans la société d'aujourd'hui.

Un jury ne peut plus guère condamner sans prendre notre avis sur l'état mental de l'inculpé.

Nul philosophe n'écrira plus l'histoire du langage, de la volonté, de la mémoire, des émotions et des passions humaines sans consulter les maîtres de la neurologie.

On ne peut plus bâtir une maison, aménager les eaux potables et les égouts, élever des enfants, entraîner des soldats sans les conseils des hygiénistes.

Les sculpteurs et les peintres apprennent de nous l'anatomie.

Nous avons vu toute une école de romanciers se réclamer de Claude Bernard autant que de Balzac.

Un jour viendra où nous résoudrons une bonne moitié de la question qu'on nomme sociale ; quand les pauvres

auront compris qu'un orateur de réunion publique ne met
en œuvre que d'inutiles haines, peut-être écouteront-ils
le médecin qui viendra chez eux leur apprendre la crainte
de l'alcool, l'amour du logis propre, la régularité des
heures pour le travail et le repos, la crainte de l'oisiveté,
la science de mieux élever les enfants, de moins mourir
et de mieux vivre. »

C'est surtout chez les pauvres, en notre temps si troublé
et si dévoyé, que l'influence sociale du médecin peut et
doit s'exercer. C'est pourquoi nous consacrerons plus
loin tout un chapitre à cette importante question.

CHAPITRE II

Rôle du médecin dans la société

Le médecin, principal artisan de la civilisation. — La médecine, base des sciences et de toute bonne philosophie. — Son domaine est très vaste. — Double mission de la médecine. — Les Etats s'intéressent de plus en plus à la vie et à la santé de leurs sujets. — Politique et morale. — La charité n'était pas acceptée chez les Anciens. — Influence bienfaisante de la médecine et son association avec la religion. — Morale médicale chez les Anciens. — Héroïsme du médecin.

Le médecin après le prêtre, dont l'idéal diffère, est, on peut l'affirmer, le principal artisan de la civilisation. Il a reçu de la Providence la haute mission de diriger le cours des destinées humaines ; mais cet homme providentiel, ce missionnaire de la civilisation, c'est le médecin religieux. En pénétrant tous les jours dans le sanctuaire des familles, il en devient le conseil, l'ami et le dépositaire des secrets les plus intimes. Il tient dans ses mains l'union, la paix, les destinées et le bonheur des familles. Le médecin, toujours occupé à bien faire, à soulager, à consoler tous les êtres qui souffrent, est comme la personnification de l'abnégation, du sacrifice et du dévouement, c'est-à-dire de la charité chrétienne ; il fait le bien en passant par le chemin âpre de la vie : *transiit benefaciendo*. A la suite du prêtre il est, en effet, l'homme qui répand le plus de bienfaits et de consolations sur cette multitude d'êtres souffrants et misérables qui s'agitent et se débattent sous l'empire d'un destin malheureux. Combien de créatures infortunées qui, dans leur dénûment absolu, ne trouvent des consolations et des secours que dans la charitable sympathie du médecin !

Qui n'est pris d'admiration pour le zèle et le dévouement du praticien en présence d'un immense danger, alors que tous les cœurs se serrent, que tous les courages s'abattent, que toutes les volontés se paralysent ? Dans les graves occurrences on voit l'homme de sacrifice et de charité courir, voler sur le théâtre d'une terrible épidémie, y braver la contagion du fléau dévastateur, mépriser la mort, et donner, s'il le faut, sa vie pour sauver ses frères. C'est le comble, c'est le sublime de la charité ! Combien nombreux les traits d'héroïsme que nous a offerts la conduite admirable du médecin à l'occasion de plusieurs épidémies de choléra !

« Les éléments de la véritable gloire des médecins militaires ne sont pas fondés sur la stratégie, mais sur la philosophie des sentiments affectueux et de la science. Quand on réfléchit qu'une tente de soldat bien disposée, que des mesures de salubrité convenablement dirigées peuvent conserver bien plus d'hommes que les boulets de l'ennemi n'en frappent mortellement, on voit tout d'abord l'importance et l'honorabilité de la médecine ; on voit à quelle hauteur s'élève la profession admirable du médecin, quand ceux qui s'y livrent sont dignes de l'exercer ; tandis qu'elle s'abaisse au niveau d'une des plus abjectes, quand l'honneur, la conscience et la charité ne l'inspirent pas.

Nous voyons encore le médecin dans ces rebutants asiles de toutes les misères humaines, dans ces vastes et tristes musées pathologiques où sont rassemblées toutes les infirmités de nos frères malheureux ; on le voit aussi dans ces réceptacles immondes où gémissent les victimes du vice, les membres coupables ou gangrenés de la société. »

* *

La médecine est la base de toutes les sciences et de toute bonne philosophie selon l'avis unanime des meilleurs esprits de l'antiquité et des temps modernes. En effet, elle ne vit pas seulement d'abstractions et de spéculations ; elle considère l'homme tel qu'il est avec son corps et son âme et leurs rapports. « En voyant les hommes dans tous les temps, a dit L. Boyer, dans tous les lieux, dans toutes les circonstances ; en pénétrant tous les replis les plus cachés de leur conscience ; en recevant d'eux les confidences les plus intimes sur les causes réelles des maux qui les affligent, le médecin connaît réellement les hommes. Mieux que le moraliste, mieux que le poète, mieux que le romancier, il peut rédiger non pas le roman plus ou moins historique de tel ou tel peuple, de tel ou tel homme, de telle ou telle classe sociale, mais l'histoire vivante de l'humanité. Les autres écrivains, sans excepter les philosophes, sont des artistes qui veulent briller et nous intéresser en sacrifiant même la vérité à la pureté des contours, à la grâce du style, à l'éclat des couleurs. Le médecin néglige ces artifices de perspective, ces magiques décors, ces poétiques inspirations ; il peint fidèlement la nature sans la surcharger, sans la rendre plus belle ou sans essayer de l'assombrir. »

« Aucun observateur au monde n'est mieux placé que le médecin, écrit Réveillé-Parise, pour bien connaître cette communauté des hommes dans la souffrance, leur égalité devant la mort et devant Dieu, contempler la puissance morale toujours aux prises avec la puissance animale, enfin confondre tous les hommes dans un même amour, car il voit souvent les grands de trop près pour mépriser les petits. »

Bien peu se rendent compte du rôle considérable de la médecine dans l'évolution et les transformations bienfaisantes des sociétés où les médecins remplissent des fonctions si variées. Les plus grands génies ont fixé leur attention sur cet important sujet qui nous touche dans nos intérêts les plus chers. Quand ils ont aperçu d'une part que la médecine est la science réelle de l'homme tant au point de vue spéculatif que pratique; d'autre part quand ils se sont fait de la philosophie et de la civilisation une idée exacte, les rapports intimes qui confondent ces divers objets ont éclaté à leurs yeux. Le médecin vraiment digne de ce nom peut assurer sans crainte que, même avec des oscillations incessantes, l'humanité n'arrête jamais sa marche en avant, guidée et soutenue par l'aide de la Providence divine et le concours de sa propre activité.

.·.

Le domaine de la médecine est excessivement vaste: si l'étude en était mieux conduite, que d'horizons nouveaux elle ouvrirait à l'humanité! Malheureusement nombre de médecins ignorent trop ce qu'elle est ; ils ne savent pas sa puissance. Un illustre clinicien anglais disait un jour aux étudiants qui l'entouraient : « Vous êtes tous à mes yeux des instruments de bien ou de mal, et ma conscience me dit que je me rendrais coupable d'un grand crime si je ne cherchais pas par tous les moyens possibles à faire de vous des médecins capables et utiles. »

Bacon a toujours manifesté la plus haute estime pour la médecine. « La vraie médecine, dit-il, doit être universelle. C'est donc la plus noble et la plus difficile des sciences. Jusqu'ici les médecins n'ont pas connu la vraie science de la nature ; leur psychologie est imparfaite. Ils n'ont que de faibles notions sur l'homme intellectuel et moral, sur le rapport du moral et du physique. Mais un moment viendra où la médecine sera constituée dans son ensemble. Alors les médecins ne se contenteront plus de soigner les malades : ils préviendront les maladies ; ils assureront la santé, la force, la rectitude du corps et de l'âme ; ils orneront, soutiendront, embelliront l'une et l'autre ; ils rendront la vie plus longue, plus saine, plus douce, meilleure : la médecine s'appliquera avec les mêmes avantages à chaque homme et à l'humanité ; elle sera le plus bienfaisant de tous les arts, la première des sciences. La science de la nature changera la face du monde : appuyée sur celle-ci et sur les travaux qui lui sont propres, l'anthropologie et la médecine qui lui sert de guide transformeront l'homme. Alors la société subira des modifications aussi profondes qu'heureuses. Une ère nouvelle commencera : la civilisation fera des progrès continus, de plus en plus rapides, dont le terme est indéfini, et qui se répandront successivement dans l'humanité tout entière. « La médecine sera un des plus grands agents de cette merveilleuse évolution. » Bacon avait parfaitement compris le caractère, le génie même de la médecine, ses destinées dans l'avenir.

Descartes ne se distingue pas de Bacon par ses idées sur le rôle humanitaire et social de la médecine. « Les rapports, dit-il dans son *Discours sur la méthode*, du physique et du moral sont si intimes que c'est à la médecine qu'il faut demander la solution des problèmes qui intéressent le plus la grandeur et le bonheur de l'humanité. »

Leibnitz adopta la même manière de voir que les deux philosophes précédents. Il entretint des relations suivies avec la plupart des médecins philosophes de son temps. En excitant leur zèle, il leur répétait sans cesse que les plus grands problèmes scientifiques et humanitaires étaient des problèmes médicaux.

**

La double mission, que la médecine s'est imposée dès l'origine et sous la pression des nécessités instinctives de la vie, est de conserver la santé et de guérir les maladies ou de soulager les malades.

Utiles à l'État et aux particuliers, les médecins sont les consolateurs et les vrais amis des malades par leurs mœurs et leur conduite. Ils sont les pères du peuple qui les honore, les bienfaiteurs des grands qui admirent leurs vertus, les protecteurs des pauvres et les confidents des riches qui font un bon usage de leurs richesses ; la ressource des orphelins et de ces malheureux forcés de cacher leur misère et leurs tares. Ils sont journellement utiles ; ils sont l'appui des familles ; ils portent la confiance jusqu'au fond des cœurs.

Commandée par l'une des premières exigences de la nature physique de l'homme, la médecine répond à un intérêt individuel et social d'une immense valeur.

Tout homme, quelle que soit sa condition, cherche à conserver les plus précieux des biens, la santé et la vie ; malade et souffrant il a besoin de secours et réclame l'assistance médicale.

Chaque famille est intéressée à la santé de ses membres. La maladie et la mort c'est le trouble, c'est l'inquiétude, c'est la désolation au foyer domestique ; c'est quelquefois la ruine.

Dans une sphère plus étendue il importe à tous et à chacun que les causes de maladie et de mortalité soient amoindries et l'assistance médicale assurée. La solidarité qui unit entre eux les membres d'une même famille s'étend à la société tout entière.

La mort d'un homme peut compromettre et changer les destinées d'une nation ; celle d'un homme de bien, d'un homme de génie est toujours une calamité publique.

Partout où l'homme est associé à l'homme dans un but commun, la médecine répond à un intérêt collectif et social. L'État périclite quand la population est décimée par la maladie, quand elle s'épuise ou s'étiole.

Ainsi dans toute société civilisée la médecine devient inévitablement une des plus importantes des fonctions sociales. Dans les pays où le gouvernement a conscience de sa mission, la médecine a sa place parmi les institutions.

.·.

L'administration des États modernes a une tendance d'esprit qui la porte à s'intéresser de plus en plus aux moyens propres à prolonger la vie et à sauvegarder la santé de leurs sujets. L'hygiène actuelle devenue scientifique est beaucoup mieux appliquée ; et, mieux comprise, est aussi mieux acceptée. C'est de cette façon que la médecine est arrivée à augmenter notablement la durée moyenne de la vie et à améliorer la condition organique de l'humanité. Par ses immenses services elle est comme devenue peu à peu la question dominante de la science politique et sociale.

Déjà, dans la première moitié du xviiie siècle, cette pensée éminemment humaine s'emparait d'une façon vive et claire de la conscience des hommes d'État ; les lois et les institutions publiques de cette époque portent l'empreinte de cette influence. En peu de temps elle fit disparaître la torture et les châtiments corporels tout en instituant à côté de bienfaisantes réformes dans le régime des prisons, des hôpitaux et des asiles d'aliénés.

Avant Pinel, l'illustre médecin aliéniste, le régime des fous était abominable. Ces malheureux étaient chargés de chaînes et garrottés comme des forçats. Ils croupissaient couverts de fange dans des loges de pierre étroites, humides, froides, privées d'air et de lumière et meublées seulement d'un lit de paille que l'on renouvelait rarement et qui devenait bientôt infect : repaires affreux où l'on se ferait scrupule de placer les plus vils animaux. Livrés sans défense à la brutalité de leurs gardiens, ils étaient l'objet des plus cruels traitements qui leur arrachaient jour et nuit des cris et des hurlements rendus encore plus effrayants par le bruit des chaînes. Les femmes étaient liées quelquefois toutes nues, dans des loges souterraines et pires que des cachots, qui étaient souvent envahies par les rats ; ces rongeurs se jetaient la nuit sur ces malheureuses et les dévoraient partout où ils pouvaient les atteindre. A la visite du matin on en trouvait dont les pieds étaient rongés. Mais en 1792 Pinel vint ; il fit disparaître les tortures, tomber les fers et les chaînes. Au lieu de brutalité et de mauvais traitements on n'eut plus pour les aliénés que de la pitié, de la douceur et de la justice.

Tout cela était réclamé dans les écrits des philosophes qui donnèrent à leur désir de servir l'humanité le nom de *philanthropie*. On la désignait avant d'un nom moins prétentieux et plus doux à l'âme, la *charité*. La philanthropie est de même essence que la charité, mais elle s'applique plutôt à la législation et au gouvernement dont elle doit être la morale ou, si l'on veut la politique.

Car la politique et la morale « sont, selon de Bonald, deux branches de la même famille, dont l'une s'est élevée aux premières dignités de l'État, tandis que l'autre est restée dans la condition privée, et qui, en se communiquant leurs titres, retrouvent la souche commune d'où elles sont sorties. La politique, prise dans un sens étendu, est l'ensemble des règles qui doivent diriger la conduite des gouvernements envers leurs sujets et envers les autres États. La morale est l'ensemble des règles qui doivent diriger la conduite des hommes envers eux-mêmes et envers les autres. La politique et la morale sont donc semblables. »

C'est pourquoi la philosophie politique et la religion devraient toujours être en bonne intelligence. Car elles ont le même but et partent des mêmes principes. Notre gouvernement actuel ignore sans doute cette vérité ; en tout cas, s'il la connaît, nous savons comme il en tient compte.

La parfaite égalité de tous les hommes devant Dieu, dont ils sont les enfants, est le fondement essentiel du devoir que leur impose la loi religieuse d'aimer tous leurs semblables et de les considérer comme ils s'estiment eux-mêmes. La philosophie invoque, en outre, l'identité de nature physique et morale qui, en les rendant tous également membres de l'humanité, les fait participants aux mêmes droits et aux mêmes devoirs et parfaitement égaux en face de la loi naturelle et de la justice. Dans l'une et l'autre formule l'égalité des droits et le précepte d'amour découlent de l'identité de nature.

.˙.

Dans l'antiquité cette loi d'amour et de justice, qu'on l'appelle charité ou philanthropie, qui ordonne aux hommes de s'aimer les uns les autres, de se regarder comme frères, de se faire mutuellement le moins de mal et le plus de bien possible, n'était pas acceptée par toutes les sociétés humaines. Aussi longtemps que l'idée de l'égalité native et essentielle des hommes n'était pas dégagée et adoptée dans toutes ses conséquences, la loi qui en découle était méconnue. Dans les anciennes sociétés grecque et romaine ce principe était ignoré ; chez elles il

n'y avait pas d'autres devoirs et d'autres droits que ceux
qui étaient fondés sur les distinctions de race, de nationalité, de rang dans la famille ou dans la cité. Tout homme
n'était pour son semblable qu'un concitoyen, un étranger,
un maître, un esclave, un père, un fils, un noble, un
plébéien, un riche, un pauvre, mais non un homme
comme lui. Les Romains pas plus que les Grecs n'étaient
pénétrés de l'idée d'humanité dont l'épanouissement ne se
réalise qu'avec la diffusion du christianisme ; et si sa
marche a été lente c'est que, même dans la société chrétienne, cette partie de sa morale a été longue à s'accréditer.
« Il a fallu quatorze siècles, dit Guizot, pour que le principe, que dans un esclave il y a un homme, passât pleinement de l'ordre religieux dans l'ordre politique, de l'Évangile dans les Codes. »

La société humaine, dans l'immense travail de son organisation philanthropique, doit attribuer une large part de
sa transformation à la médecine dont l'influence bienfaisante et salutaire s'est fait constamment sentir à travers le
temps et l'espace. Toutes les sciences autres que la médecine peuvent être et sont souvent mises au service des
intérêts et des passions qui sèment la discorde entre les
individus et les peuples, en donnant à ceux-ci les moyens
de s'entre-nuire et de s'entre-détruire. La médecine seule
a toujours été au-dessus de tous soupçons d'intentions
hostiles ou égoïstes ; son but est plus noble et consiste,
bien loin de faire ou d'aider à faire le mal, à le prévenir
et à le réparer.

Gardienne vigilante de la vie des hommes, elle subordonne à cet idéal supérieur tous les intérêts quels qu'ils soient. Sa tendance naturelle est de réaliser les conditions physiques et morales propres à cette fin dans les détails de l'existence humaine, dans l'économie domestique et dans les institutions publiques. L'influence de ses travaux a un caractère universel.

Les médecins ont imprimé une impulsion puissante à la société. Par une direction positive, pratique, donnée à toutes les sciences, ils ont souvent fait avorter des doctrines téméraires et stériles pour les ramener toujours dans l'ordre du vrai, du bon et de l'utile. A ce titre qu'y a-t-il vraiment de plus social, de plus civilisateur que l'esprit médical? C'est ainsi encore qu'il prévaut sur les sentiments, fort nobles aussi, mais trop fréquemment exclusifs et étroits, de patriotisme, de nationalité.

La religion a commencé l'œuvre immense de l'unification de la grande famille humaine ; la médecine la continue et, associées comme deux sœurs, elles collaborent à son achèvement. Ensemble elles se consacrent à la conservation, à l'amélioration, au développement et, par le fait, au bien-être physique et moral de l'espèce. L'une et l'autre s'emparent de l'homme à son berceau et l'accompagnent jusqu'à la tombe. La vraie civilisation est un besoin de l'humanité ; elle est l'œuvre de la justice et de la force publiques, de la diffusion des idées et des sentiments moraux dont la générosité et le dévouement font la principale élévation. « *Sursum corda !* dit Cousin, c'est le premier et le dernier mot de l'Évangile et de la civilisation humanitaire. »

*
* *

L'esprit médical moderne a donc une action et une efficacité universelles ; il n'en était pas ainsi dans l'antiquité. La morale médicale était alors plus que défectueuse ; elle n'avait pas ce cachet de bienfaisance large et équitable qui la distingue d'aujourd'hui. Il suffit, pour s'édifier sur ce sujet, de se rappeler comment Platon, le plus religieux et le plus moral des philosophes anciens, comprenait les fonctions et les devoirs du médecin dans la société. Il enseignait qu'il fallait imiter Esculape, le dieu même de la médecine, et les enfants d'Esculape qui privaient de leur assistance les incurables et les malades par intempérance ; prolonger la vie de ces malheureux, disait-il, ne pouvait être avantageux pour eux-mêmes et était préjudiciable à l'État. Selon ce philosophe, devaient bénéficier de la médecine ceux-là seulement que la nature avaient doués d'un corps sain et d'une belle âme ; il y avait grand intérêt à les conserver ; tandis qu'on abandonnait délibérément à leur malheureux sort les moins bien partagés. Mais, nous nous le demandons, les médecins de ce temps appliquaient-ils réellement dans toute leur rigueur les prescriptions d'Esculape ? Rien ne le prouve ; et cependant leur psychologie était telle qu'ils ne devaient pas trouver si étranges et si cruelles des maximes que l'on considère aujourd'hui comme révoltantes. Hippocrate lui même dont la valeur morale était si grande et si élevée, ne souscrivait-il pas, au moins dans une certaine mesure, aux mauvaises doctrines du philosophe quand il refusait ses soins aux soldats perses sous prétexte qu'ils étaient

les ennemis de sa patrie? On a pourtant beaucoup
admiré ce fait; le peintre Girodet en a tiré un tableau
remarquable, qui a décoré pendant longtemps la salle des
actes de l'ancienne Faculté de médecine. Ce qui est ici
digne de louange c'est le refus si noble, si désintéressé
des somptueux présents du grand roi.

Si la manière d'agir des fils d'Esculape envers les étrangers pouvait être digne d'admiration chez les Grecs, les
médecins actuels ont une autre règle de conduite et une
notion tout autre du devoir professionnel. Nos médecins militaires, sur le champ de bataille, ne regardent
pas à l'uniforme et, dans les guerres civiles, à l'étendard
des blessés. Tous sont également des hommes, des frères
pour lui. C'est ici que la conduite généreuse et impartiale
du médecin brille de tout son éclat. C'est encore chez les
médecins que se rencontre presque exclusivement le
sentiment d'humanité qui efface à ses yeux les distinctions
de race, de nationalité, de naissance.

Très souvent le médecin accomplit des actes d'héroïsme.
Que de fois, en effet, il sacrifie aux autres ses aises, son
repos et même sa vie. C'est ce qui constitue sa vraie grandeur, sa véritable beauté morale. C'est un bien cependant
que les âmes vulgaires n'aperçoivent qu'à demi par le seul
raisonnement et sans éprouver pour lui d'autre sentiment
que celui d'une stérile admiration ; les grands esprits,
les nobles cœurs le saisissent par une sorte d'intuition et
d'illumination soudaine qui leur en montre la suprême

beauté. qui les transporte et les y attache par le plus intime de leur être.

Dans cette noble conduite on chercherait en vain un intérêt calculé : au contraire, le médecin ne peut s'empêcher d'éprouver en lui un contentement ineffable d'autant plus profond et plus vif que le sacrifice a été plus complet.

Le médecin est animé de l'amour du vrai bien ; c'est un être moral qui a compris le grand devoir d'aimer ses semblables, devoir qui engendre la vie sociale. Il n'est pas seulement un simple utilitaire ; il ne considère pas la société comme un marché, un échange de services mutuels, ou comme une transaction où chacun sacrifie le moins possible pour obtenir le plus avec l'intention bien arrêtée de faire prévaloir son intérêt propre. Le médecin est vraiment l'être social par excellence parce qu'avant tout il aime ses semblables.

Guizot a écrit avec raison : « Partout où l'individualité domine presque absolument, où l'homme ne considère que lui-même. où ses idées ne s'étendent pas au delà de lui-même, la société, j'entends une société un peu étendue et permanente, lui devient à peu près impossible. » C'est le sacrifice. en effet, qui fait et entretient la société. Le lien social est avant tout l'amour de ses semblables et personne, après le prêtre, ne le pratique plus et mieux que le médecin.

CHAPITRE III

Rôle du médecin dans la civilisation.

Compensation et harmonie dans la société. — Conserver et perfectionner la vie. — Faciliter le bonheur. — Reculer la durée moyenne de la vie. — Etudes sociologiques. — L'honneur. — Nécessité d'une éducation civique. — Médecins députés.

La nature, malgré l'inégalité des individus, tend sans cesse à établir une certaine égalité d'action entre eux, en les portant inévitablement vers une fin qui est le principe formel de l'être social. Un vaste système de compensation et d'harmonie régit le monde : la prudence du vieillard vient en aide à l'inexpérience du jeune homme, comme la vigueur de celui-ci soutient la faiblesse de celui-là ; l'homme peut tout contre la femme et l'enfant, mais leurs charmes tout puissants arrêtent son bras, enchaînent son cœur ; le savant, qui a pour lui la puissance du génie, manque le plus souvent de la force et de la vigueur physique, et l'ignorant, qui a besoin d'être guidé par lui, lui devient à son tour indispensable pour ses besoins matériels ; la fortune qui rend le riche oisif le rend en même temps tributaire du pauvre qui a l'habitude du travail et de la fatigue. L'ordre social tout entier est basé sur une perpétuelle réciprocité de besoins et de secours, dont l'admirable répartition est établie avec infiniment de sagesse par l'Intelligence créatrice qui a voulu produire l'association, la société humaine.

Collin d'Harleville exprime cette pensée :

> Je suis émerveillé de cette Providence
> Qui fait naître le riche près de l'indigent.
> L'un a besoin de bras, l'autre a besoin d'argent.
> Ainsi tout est si bien arrangé dans la vie
> Que la moitié du monde est par l'autre servie.

Le philosophe dirait plus brièvement encore : l'homme en société donne, mais il reçoit. Or, le médecin donne, donne même beaucoup, et, ce qui augmente ses mérites et fait sa gloire, il reçoit peu et souvent il ne reçoit rien sinon l'ingratitude.

*

* *

Parmi les devoirs de société, le plus considérable se rapporte à la conservation et au perfectionnement de la vie. A qui donc cette noble mission a été confiée, presque en entier, si ce n'est au médecin ?

En outre, faciliter aux individus l'obtention du bonheur, qui est le but général de la sociabilité naturelle, la fin commune du genre humain, est encore du ressort de la médecine.

Si chaque particulier a l'obligation de pourvoir à ses propres besoins, dans la mesure de ses forces personnelles, combien d'individus cependant n'en ont pas la force nécessaire, soit par mauvaise constitution originelle, soit par infirmité accidentelle. Qui renseigne l'autorité sur ces cas aussi nombreux que variés et qui saura mesurer la valeur physique ou intellectuelle de ces êtres diminués et préciser la règle de conduite propre à chacun d'eux? C'est encore l'office du médecin.

. .

D'autre part, la médecine a fait d'immenses progrès qui
ont reculé la durée moyenne de la vie humaine. De trente
ans qu'elle était partout en Europe en 1850, elle est à
quarante-cinq aujourd'hui.

Les fièvres paludéennes autrefois si meurtrières sont
guéries toujours par la quinine, le plus héroïque des médicaments. La syphilis soignée à temps ne résiste pas au
mercure et à l'iodure de potassium. Fréquemment l'épi-
lepsie cède au bromure de potassium et le rhumatisme à
l'acide salicylique. La tuberculose est souvent jugulée
dans son évolution, quelquefois même guérie par une
hygiène sévère et un régime approprié. La mortalité de
la diphtérie a diminué de 35 pour 100, ce qui amène la
conservation de 200.000 malades par an en Europe seulement ; c'est le triomphe de la sérothérapie. Cette méthode compte aussi de nombreux succès dans la cure de
la peste, des morsures de serpents venimeux.

La vaccination, plus bienfaisante encore, fait disparaître
d'autres maladies, telle la variole.

Établir que la tuberculose est contagieuse par ses cra-
chats, que la fièvre typhoïde se propage par une eau
contaminée ; sauver des milliers d'enfants par la seule
alimentation qui sauvegarde leur existence, le lait maternel, n'est-ce pas faire œuvre sociale et civilisatrice ?

La chirurgie accomplit tous les jours des miracles. Elle
exécute les opérations les plus difficiles et les plus com-
pliquées sans danger. Elle répare les plus graves trau-
matismes ; les infections si décourageantes et si redou-

tables ont disparu depuis 1872. Au point de vue social, elle est l'émule de la médecine.

Il ne faut pas oublier non plus que l'art de guérir est d'une difficulté excessive. « Dieu seul, dit Ch. Richet, pourrait être un médecin irréprochable ; car le médecin irréprochable devrait tout savoir. Or, nous savons si peu de choses encore que c'est merveille de voir, malgré toutes nos ignorances, à quel point la thérapeutique et la clinique sont efficaces. »

La médecine joue donc un rôle considérable dans la voie d'ordre, de paix, d'amour et de justice dans laquelle est entrée avec tant d'ardeur et de confiance l'humanité tout entière ; pour la direction de ce mouvement elle fournit les meilleurs missionnaires.

.*.

« Les études sociologiques, écrit Lacassagne, sont de la compétence des médecins qui peuvent apporter des matériaux indispensables à une science essentiellement humanitaire. Notre profession a une destination sociale et c'est là un des titres de gloire de l'art médical. »

Le médecin n'est pas seulement un être civilisateur par sa moralité, il l'est aussi ou doit l'être par son courage civil.

Les lumières répandues de nos jours sont mises vainement à la portée de toutes les intelligences. C'est inutilement que pour intéresser les âmes à ce courage on met en œuvre toute la puissance de l'éducation. Même dans les crises pénibles de la vie politique, le médecin doit

rester toujours à la hauteur des périls qu'il peut être
appelé à braver, et conserver, sans peur et sans forfan-
terie, sa vertu civique, son influence sociale.

La philosophie non plus ne peut lui servir d'auxiliaire
à notre époque où toute la morale ne consiste guère que
dans la doctrine de l'intérêt bien entendu, née de l'amour
du bien-être.

*
* *

L'honneur qui emporte l'idée de ce qu'il y a de plus
généreux dans la conduite et de plus délicat dans les sentiments peut il servir d'appui à la morale publique? C'est
un des plus beaux mots que la bouche de l'homme prononce. qui suppose au caractère une noble fierté, mais
qui n'a plus actuellement que le prestige d'un mot; c'est
un mélange difficile à caractériser, où il entre des sentiments indécis de probité et de grandeur, et une déférence
sans bornes pour l'opinion: c'est plutôt la passion de
conquérir la louange que le besoin de mériter l'estime.

A une époque encore peu éloignée la plupart des médecins, d'une trempe peu commune, avaient le sentiment
du devoir et ne sentaient pas le besoin d'autre sauvegarde
à leur vertu que l'instinct de l'honnête et du beau. Pleins
d'un invincible dégoût pour tout ce qui était corruption
et bassesse, ils savaient se conserver intacts, repoussant
des tentations puissantes et préférant toujours le juste à
l'utile.

L'honneur n'apparaît plus aujourd'hui avec ce cachet
de grandeur d'autrefois et n'a plus cette franche énergie
qui exécute sans calcul et sans retard. L'honneur, au fond,

est trop souvent mesquin comme la vanité ; vertu de théâtre, il n'a d'élevé que les dehors ; il épuise toute sa force à défendre des apparences. Qu'on lui permette l'ombre, le mystère, un secret profond ; qu'on lui fasse entrevoir l'appareil des plus flatteuses distinctions prêtes à déguiser ses faiblesses ; qu'on le laisse surtout amasser de pompeux prétextes pour ennoblir sa défection, et il étonnera à souscrire, par sa condescendance, aux plus honteuses transactions.

*
* *

Aucun objet d'utilité publique n'a été plus vaguement aperçu, plus mal compris et plus mal appliqué que l'éducation sociale. Cependant elle est l'art de faire des hommes ; ses parties les plus essentielles, destinées à cultiver l'être moral, à diriger les passions, à former le caractère, à inspirer les vertus civiques, sont restées à peu près inconnues.

La philosophie de cette éducation, réservée généralement au domaine religieux, fut longtemps négligée. Tout l'enseignement se réduisait à ce qui ne regarde que l'esprit, à l'instruction proprement dite. Il se bornait, pour les classes supérieures, à de froides copies du langage, de la rhétorique et de la philosophie des anciens.

Nos pères, ne trouvant que ténèbres dans leur propre passé, se tournèrent volontiers vers l'antiquité brillante de la Grèce et de l'Italie ; ils mirent à honneur d'en apprendre la langue, de vivre avec leurs rhéteurs, leurs artistes et leurs poètes. Ils étaient redevables sans doute à ce commerce intime, avec de beaux talents, de leurs rapides progrès dans la civilisation des arts ; mais la civilisation des idées, qui se fait bien moins par acquit étranger que par intuition de soi-même et par réflexion sur ses propres mœurs, sur ses besoins et ses intérêts de chaque jour, fut ralentie dans sa marche par un luxe d'érudition antique et purement littéraire. Ce bagage constituait l'unique moyen d'être admis dans la bonne société et de s'élever aux professions libérales ou aux fonctions de l'État.

L'enfance morale des peuples, si longtemps prolongée, ne prit fin que le jour où l'instruction, rompant enfin les digues étroites imposées par l'école, se répandit à pleins bords sur tous les domaines de la pensée.

*
*

Aujourd'hui les principes de gouvernement tendent à faire de la chose publique notre premier intérêt et du soin d'y veiller notre premier devoir. Que faire donc d'une instruction bornée à la confection de beaux-esprits ?

Il faut une tout autre science à un peuple qui s'agite inquiet autour de l'urne électorale dont il attend ses destinées, et qui commente chaque jour les paroles descendues du haut de la tribune parlementaire. Pour un tel peuple l'instruction ne suffit pas, il lui faut une éducation civique.

Peut-on assez déplorer l'incurie publique et particulière qui ne fait rien pour répondre à ce besoin si essentiel de la société ?

Les hommes qui naissent à l'existence politique ou en ignorent complètement les obligations ou manquent de la moralité et du courage nécessaires pour les remplir. Du reste, où auraient-ils appris la science vaste et compliquée du citoyen ?

Actuellement avec notre ignorante érudition de collège on ramasse bien quelques lambeaux de la science politique, mais on ne connaît pas la véritable science aux faits précis et concluants, aux propositions qui s'enchaînent te qui s'emparent de l'esprit par la netteté de ses axiomes et l'énergie de sa logique.

L'enseignement de la philosophie, de la morale et du droit doit s'étendre aujourd'hui sur tout ce que des hommes destinés à vivre sous le régime représentatif ont besoin de connaître. Garder le silence sur les principes et les formes du gouvernement, sur la source des droits et des devoirs politiques, sur l'économie et la morale publiques, c'est la plus grave anomalie que les mœurs d'un peuple puissent offrir,

Quoique très ardue la science civique doit s'enseigner peu à peu dès la jeunesse.

* * *

En effet, la jeunesse est pour l'homme le temps de la culture et de l'éducation. A cet âge se forment et croissent toutes ses facultés : si rien ne les anime, elles demeurent inertes ; si elles sont excitées, mais vers des objets inutiles et dangereux, elles se faussent et se dépravent ; une fois l'époque de leur développement passée, il est également difficile ou de les étendre ou de les redresser. Ces principes s'appliquent à tout, aux choses de la nature matérielle, comme aux éléments moraux les plus essentiels au bonheur de l'homme. A quelque élévation que doive atteindre un jour une science ou une vertu, c'est au jeune âge que la semence doit en être confiée. L'arbre le plus majestueux et le plus fécond a été cultivé quand il n'était encore qu'un débile arbuste. C'est une haute science sans doute que la science civique ; mais enfin, puisque la mémoire, l'imagination, la réflexion, la sensibilité, toutes les facultés intellectuelles sont les instruments qui doivent la saisir et l'imprimer au fond de l'âme, la raison nous dit de mettre en œuvre toutes ces facultés, alors qu'elles sont flexibles, ardentes et vigoureuses. L'adolescent ne ne doit pas attendre qu'il soit homme pour apprendre tout ce qui doit l'aider à le devenir.

*
**

On doit faire apprécier le bienfait et faire sentir la nécessité d'une éducation civique, même au milieu de cette indifférence de tant de familles où l'on ne s'occupe jamais ni de patrie, ni d'intérêts et de devoirs publics ; et où les enfants, abandonnés à la routine et à la sécheresse d'une éducation vulgaire, ne reçoivent aucune impulsion vers les hautes idées et les nobles sentiments.

Mais ce n'est point assez que l'homme, dans sa vie publique, soit instruit et même pénétré de ce qu'il doit faire ; il faut encore que quelque chose parti de plus haut lui impose l'irrésistible nécessité de ne pas faire autrement. Si l'on n'y attache rien de fatal et d'inflexible, le sentiment du devoir ne sera qu'une émotion du moment, qu'une impulsion de l'âme qu'on sera libre de suivre ou de contrarier ; rien n'empêchera une raison captieuse, excitée par les plus puissants instincts de la nature, d'entrer en pourparlers avec la morale, de discuter ses lois, de lui demander compte de ses motifs, et de vouloir forcer la conscience elle-même dans son sanctuaire.

Il n'est qu'un poste inaccessible, inexpugnable, d'où l'homme puisse voir à ses pieds le soulèvement des passions, l'exigence des intérêts, les alarmes de la peur, et dédaigner leurs atteintes ; c'est la région sublime où l'âme entre en communication des lois d'un monde immatériel, et puise l'amour de la vertu dans le respect de la volonté divine, et dans la croyance à sa propre immortalité. Hors de là, tout est en péril ; nul ne peut répondre de lui-même ; toute probité peut trouver une séduction à laquelle elle succombe, et tout courage un danger devant lequel il recule.

C'est donc au sentiment religieux qu'il appartient de suppléer à l'insuffisance des doctrines philosophiques, et de consolider les vertus publiques. Ce n'est que dans la conscience religieuse que la conscience politique doit aller chercher sa sanction et une force supérieure aux épreuves humaines.

*
* *

Le vide immense, creusé dans la société par l'extinction à peu près générale de la foi chrétienne et le calme d'indifférence pour les choses divines, est de nature à faire naître une profonde inquiétude.

Dans ce vaste et hétéroclite assemblage qu'offre une société, où tout est confondu : le bien et le mal, le juste et l'injuste. l'âme bien née observe de toutes parts, et non sans dégoût. les abus, les fautes, les vices et les crimes. L'homme pour se justifier pousse sa folie jusqu'à nier sa liberté.

> C'est ainsi que le Dieu de justice et de paix
> Serait l'auteur du trouble et le dieu des forfaits.
> Les tristes partisans de ce dogme effroyable
> Diraient-ils rien de plus s'ils adoraient le diable ?
>
> (VOLTAIRE).

Il est presque puéril de déclarer ici ce que d'ailleurs tout le monde croit et dit aujourd'hui, combien est malade la société actuelle. Et cependant elle est beaucoup plus malade qu'on ne le pense.

Le médecin rencontre mille occasions de parler politique et de donner de bons conseils à ce sujet. s'il a tant soit peu cultivé la science sociale.

Fernand Mazade a écrit avec raison : « En dehors des questions religieuses il n'en est pas sur lesquelles le médecin n'ait le droit, n'ait le devoir de formuler son avis. Il mettra au service des autres son intelligence et son savoir. Il leur donnera aussi tout son cœur. Il pansera le corps du blessé, et il consolera l'âme douloureuse. Il dira également : « Là est la vérité. et ici est le mensonge. et les vrais bonheurs sont introuvables pour les créatures qui ne sont pas dans la vérité. Détenteurs de secrets parfois terribles, il empêchera que soient commis des crimes qui ne sont pas punis par la loi. Et ainsi plus clairvoyant, plus pitoyable et plus juste que la loi il formera l'opinion nouvelle. il préparera sans caprice et sans tapage l'avènement du code nouveau. »

* *
*

Le rôle social du médecin est d'ailleurs unanimement
reconnu et apprécié. On en est tellement pénétré dans le
monde de la politique que partout, au Nord comme au Sud.
à l'Est comme à l'Ouest, on fait fréquemment d'un praticien un député. Actuellement on compte à la Chambre
environ soixante médecins, le dixième de ses membres.

Si dans ce nombre il y a des transfuges de la profession, les uns praticiens sans clientèle, les autres plus aptes
à voter une loi quelconque qu'à poser un diagnostic difficile ; si, en un mot, il y a des ratés, il en est d'autres par
contre qui ont été entraînés à poser leur candidature par
leur popularité faite de services rendus. d'affections,
d'aptitude à résoudre des questions de haute portée médicale. S'ils ont, en outre, une culture intellectuelle distin-
guée, s'ils sont doués d'un esprit combatif, si, à l'occasion.
ils savent lutter pour défendre leurs idées, ils émergent
bientôt et l'opinion publique ne tarde pas à reconnaître
leurs mérites. S'ils manquent de dispositions pour la
basoche et les subtilités du droit, ils ont souvent, en
compensation, un grand bon sens, un jugement net et
prompt, ce qui vaut mieux pour traiter les affaires que
les roublardises d'un avocat.

CHAPITRE IV

Rôle du médecin dans la civilisation (*suite*)
Les pauvres

La misère. — Infériorité matérielle du pauvre. — Son droit à l'estime et au respect. — Son indigence morale. — La pitié. — Il faut aimer les pauvres.

Notre temps est inhumain pour les classes populaires, laborieuses ou inférieures ; il ne les connaît pas. Le prêtre et le médecin seuls les touchent tous les jours du doigt, de l'esprit et du cœur ; c'est de l'un et de l'autre qu'on pourrait dire avec le poéte qu'il a

> Le cœur plein de pitié pour des maux inconnus

Le corps humain a ses maladies ; les corps politiques ont aussi les leurs dont la plus redoutable est la misère qui a fait partout l'objet de profondes études. Mais ces études se sont fourvoyées dans des systèmes de prétendues réformes sociales qui, au lieu de venir au secours de la société, ont tourné contre elle ; et cela parce qu'elles se sont attardées à la superficie des choses, à leur côté exclusivement matériel au lieu de s'étendre à l'ordre moral.

A toute heure viennent s'échouer à nos pieds les plaintes amères des infortunés ; elles accusent des souffrances émanant de leur infériorité matérielle, sociale et morale.

*
* *

On ignore trop qu'actuellement encore il y a de pauvres ouvriers qui manquent du pain quotidien ; et ceux qui ont le devoir de les secourir ne connaissent pas l'état d'âme de ces malheureux dont l'infortune est l'œuvre de la société qui dissimule ses pauvres et s'arrange le plus souvent, hélas ! pour n'en rien voir et n'en rien savoir. A notre époque si la famine n'est plus, à vrai dire, à redouter, la faim, par contre. n'est pas bien rare. C'est une mère de famille qui s'écrie : « Je souffre tant de la faim que, si je m'endors, je rêve que je mange. » C'en est une autre tenant dans ses bras son nouveau-né en pleurs qui arrache à la maternité aux abois cette plainte amère : « Les jours où je n'ai pas de pain je n'ai pas de lait. »

Tous les petits ne souffrent pas également de la pauvreté ; mais ils en sont continuellement menacés ; l'ouvrier d'aujourd'hui peut toujours être le pauvre de demain ; la crainte des grèves et des chômages est son épée de Damoclès sans cesse suspendue sur sa tête. En tout cas il sait qu'il est condamné à manquer de pain dans ses vieux ans et que l'indigence sera la dernière étape de sa vie. La société ne se préoccupe pas assez d'en assurer la vieillesse. Que le gouvernement ne se glorifie pas trop des retraites ouvrières votées par des Chambres plus soucieuses de leur bluff électoral que du bien-être des pauvres toujours flattés et toujours déçus.

La mendicité est interdite en beaucoup de pays sous peine de prison ; mais pourquoi donc, avant de supprimer les mendiants, n'abolit-on pas la pauvreté ? Il faut au moins tendre une main secourable à un naufragé en attendant qu'on puisse supprimer les tempêtes.

.·.

Le pauvre n'a pas seulement le désir de la conquête du pain : il en a d'autres. Il exige des classes privilégiées, et c'est son droit, leur estime et leur respect. « La pauvreté, écrit R. Bazin, n'est plus comprise aujourd'hui. Nous en jugeons tous humainement ; nos pères la jugeaient divinement ; nous la plaignons avec une horreur et une peur secrètes ; ils la plaignaient avec respect ; ils voyaient en elle, sans doute, la faiblesse, la gêne, l'amoindrissement passager de l'être humain ; mais la foi leur faisait apercevoir le mérite, la récompense et « l'immense dignité des pauvres ». Ah ! je vous l'assure, l'intelligence de la pauvreté nous manque bien. »

L'infortuné veut aussi qu'on reconnaisse sa dignité insuffisamment garantie par l'éclosion des idées de liberté, d'égalité et de fraternité, véritables chimères vainement poursuivies, et aussi par le bulletin de vote qu'à l'occasion on lui glisse dans la main.

Cependant parmi les pires misères on rencontre parfois de ces natures séduisantes dont on se sent tout proche, et qui nous mettent sous les yeux la commune noblesse de la famille humaine.

On a beau dire, la fraternité politique actuelle est un leurre : elle montre toujours le fossé de plus en plus béant entre le mépris d'en haut et l'humiliation d'en bas. En général le patronat moderne est indifférent pour ses ouvriers. D'après certains patrons un homme n'est qu'une force, une partie du matériel, un outil. Trop souvent ils se croient autorisés au dédain en se servant d'expressions du langage aristocratique d'autrefois, telles : « n'être pas né », ou « n'avoir pas de race », ou encore « n'être pas le fils de quelqu'un ». C'est une morgue encore en usage aujourd'hui comme si descendre de soi-même, être le fils légitime de ses œuvres, n'était pas une filiation qui en vaut bien une autre. L'homme de bon sens sait très bien d'où il est sorti ; il doit être fier d'avoir été, après son père, l'artisan de sa fortune. Du reste, chicaner le prochain sur sa généalogie a toujours été le travers des parvenus.

Chose navrante, le pauvre a conscience de l'inégalité dont il souffre ; il avoue son inaptitude à partager les goûts du riche : son âme est sans culture et sans imagination. Il ne comprend même pas le langage de son maître à moins que celui-ci n'emploie la belle langue du cœur que le pauvre entend toujours.

L'ouvrier en général, est inculte ; il n'a de notions sur rien et son vocabulaire est d'une pauvreté désespérante. Son insouciance sur la plupart des choses est absolue ; souvent nous avons rencontré des femmes d'ouvriers qui avaient oublié jusqu'aux noms familiaux de leurs maris dont elles ne connaissaient que les prénoms ! Au point de vue intellectuel on peut dire que les pauvres sont des déshérités. Si on leur accorde une certaine familiarité, ils en sont flattés pour l'instant, mais ils se hâtent de retourner aussitôt à leurs frères et de se remettre à leur niveau.

Le pauvre n'a ni les mêmes joies, ni les mêmes douleurs

que le riche ; dans ses souffrances il bénéficie de l'endurcissement de son cœur. Il faut plaindre dans le peuple d'aujourd'hui cette passivité, cette triste disposition à se laisser faire, pire forme de son avilissement, pire objet de notre pitié.

.*.

Chez les malheureux il y a aussi une indigence morale plus lamentable que toutes les autres ; on la remarque moins peut-être, et cependant elle constitue leur plus grande infériorité. Chez eux on rencontre toutes les infirmités, toutes les laideurs, toutes les misères filles de la paresse et du vice.

Il faut reconnaître que les conditions morales du riche sont infiniment meilleures que celles du pauvre, qui n'a pas, comme le premier, bénéficié d'une enfance surveillée et préservée. Il n'a point connu non plus la belle naïveté du cœur : le plus souvent il ne distingue pas le mal ; il ne se souvient pas d'avoir été pur et il était déjà vicieux avant de connaître le vice. L'argent chez lui est en même temps le moyen et le salaire de la débauche. La misère use le corps, énerve l'âme, la déprave ou l'abrutit. Les vertus dont la pratique est facile pour les riches deviennent pour les pauvres des causes de luttes héroïques, de véritables drames. Le bien chez le riche est une habitude qui découle de son éducation familiale, tandis qu'il n'est qu'une trouvaille chez le pauvre.

.*.

Mais qui donc connaît bien le peuple des villes et des campagnes ? Deux hommes seulement : le prêtre et le médecin. L'économiste ne le soupçonne même pas ; le magistrat et la police n'en observent jamais qu'un coin ; l'homme d'œuvres charitables l'ignore aux trois quarts ; les romanciers n'en parlent qu'en termes atténués et adoucis. Pour être ému de pitié devant les souffrances populaires, il faut daigner les voir, il faut s'en approcher.

La pitié est la première des vertus sociales. Ce sentiment, qui intéresse les hommes les uns aux autres et qui, par son essence, renferme le principe d'un rapprochement, d'une association nécessaire, doit, en effet, être placé parmi les premiers liens de la société. Rien n'est plus propre. en effet, à maintenir l'équilibre dans l'état social que d'aider à réparer les injustices du sort ? La pitié tient essentiellement aussi à la justice ; et c'est sous ce rapport qu'elle doit être placée parmi les principes conservateurs de la société.

Elle a cependant perdu quelque chose de sa réalité d'autrefois. Chez les anciens elle avait des autels ; elle n'en a plus parmi nous. La bienveillance réciproque, qui émane de ce sentiment, contribua longtemps au bonheur des sociétés.

Aujourd'hui la pitié est souvent étouffée par le spectacle habituel de la misère et comprimée par l'aspect du luxe qu'on étale dans les villes où prit naissance ce vieux dicton : Il vaut mieux faire envie que pitié. Quand on entre dans l'asile du pauvre, on aperçoit à ses côtés des gens plus pauvres encore que lui : la misère consolée par la misère se verra toujours.

Un mot de pitié est toujours pour l'âme un baume bienfaisant qui guérit nombre de blessures. Les secours

matériels sont insuffisants s'ils ne sont accompagnés de
paroles propres à relever le courage du malheureux et à
soulager les souffrances du cœur.

.*.

Où donc est le remède contre ce mal social immense,
contre la misère ? Tout le monde a le devoir de le combattre et chacun dans la mesure de ses propres ressources. C'est ainsi que le médecin a sa part dans cette
action, sa part à lui et non pas celle d'un autre. Chacun
à sa place ; *age quod agis,* c'est la formule providentielle
applicable à toute tâche personnelle. Le devoir social
consiste, en effet, à exercer le rôle que nous trace la
Providence, à rester simple et bon, prêchant d'exemple et
non de parole, la main toujours ouverte, le cœur et l'âme
toujours en haut.

Le médecin, s'il le veut, fait mieux la charité que n'importe qui : il ne la fait pas faire ; il ne la laisse pas faire ;
il ne la regarde pas faire et ne suppose pas qu'elle se fait
toute seule. Il n'agit pas comme d'aucuns qui parlent
sans cesse de leurs bonnes œuvres ou s'en pavanent ;
c'est ainsi que beaucoup de charités n'ont d'autre mobile
que la vanité. En ce siècle de marchandage les bonnes
œuvres à bon marché sont celles qui ont la vogue et,
devant acheter sa part de Paradis, chacun tâche de
l'acheter au rabais. Quant à l'argent les riches n'en sont
quittes qu'en le dépensant. Que de bien à faire ! pour
qui ne consent pas à être le prisonnier de sa richesse la
fortune a du bon.

Le médecin est aussi l'homme qui sait se baisser pour monter les rudes escaliers et entrer dans tous les galetas où les malheureux vivent, pourrait-on dire, *sicut animalium greges*. Il est le premier auxiliaire du pauvre dont il assure le bien-être, car la santé c'est la force des bras, et la force des bras c'est le gagne-pain du travailleur. En secourant le corps il sait atteindre l'âme ; en calmant la souffrance il peut, avec la politesse qui est une des mille formes de la charité, réveiller la conscience. Si peu qu'il séjourne dans la maison du pauvre et qu'il soit observateur, il arrive mieux que personne à saisir les misères qu'elle renferme, et c'est dans semblable milieu que brille, s'il le veut, son rôle social. « C'est une action virile, écrit J. Simon, que d'aller sous le toit du pauvre porter la science de la vie, ranimer les courages, donner un outil, de l'ouvrage, de la fierté, de la sécurité. Mais si l'on pouvait, si l'on osait à cette âme endormie parler des vérités éternelles, de la solide espérance ! Le bienfait alors ne serait plus comme la pierre que l'on jette dans l'abîme, qui fait grand bruit et un certain mouvement d'une seconde suivie d'une éternelle immobilité. »

Le praticien peut donner des consolations pour toutes les infortunes, des soulagements pour toutes les misères et de sages conseils pour échauffer les âmes des malheureux et les former à des habitudes d'ordre, d'économie et de tempérance. Il lui appartient de distribuer l'aumône spirituelle pour refaire leur moralité et les apprendre à porter plus légèrement leurs maux.

.•.

Pour accomplir tout le bien possible chez les pauvres il faut les aimer. C'est, en effet, au-dessous de nous, dans les régions populaires, bien plus qu'à côté de nous, dans la bigarrure du monde, que le prochain nous attend et que notre amour se doit porter. C'est l'office de l'amour de triompher des séparations réputées infranchissables, d'aller au devant des autres dans la confiance d'une tendresse et d'un dévouement à toute épreuve. Il n'y a point d'aumône quand la main qui donne presse fraternellement la main qui reçoit.

Tous les moyens d'assistance employés par l'État et les administrations officielles ne sont pas bienfaisants parce qu'ils manquent de ce souffle puissant qui fait vibrer les cœurs, c'est-à-dire l'amour. On dédouble le pauvre, cet être déjà si profondément diminué, pour ne s'attacher qu'à la partie matérielle et périssable. Et, au lieu de s'arrêter à la plus intéressante des deux, on travaille, au contraire, à la diminuer encore en forçant les malheureux parents, par la plus cruelle et la plus coupable des tyrannies, à mettre leurs enfants dans des écoles sans Dieu, où on leur donne une certaine instruction en leur refusant l'éducation. C'est dans l'ordre moral qu'il faut chercher les remèdes à l'indigence. Si une bonne hygiène physique sauvegarde la santé de l'individu, une bonne hygiène morale sauve la société de la misère.

« Il faut entrer, écrit J. Lemaitre, dans les âmes des pauvres, ne point les mépriser pour un abaissement et une diminution d'âme où nous aurions pu être réduits nous aussi si nous avions été accablés par les mêmes nécessités : les aimer du moins pour leur résignation, eux qui sont le nombre et dont les colères unies balayeraient les riches comme des fétus de paille. »

CHAPITRE V

Le médecin perd son prestige

La pauvreté de sa culture intellectuelle. — L'insuffisance de sa valeur médicale. — La lutte pour la vie. — Remède. — Les syndicats. — Encombrement de la profession. — Diminution de l'influence morale du médecin.

Le médecin, dans le milieu social actuel, est impuissant ; que disons-nous ? il coopère même, pour sa part, à la décadence générale. Il a perdu presque entièrement son prestige d'autrefois, et les facteurs de ce déficit moral sont : la pauvreté de sa culture intellectuelle, l'effrayante insuffisance de sa valeur médicale et la lutte pour la vie.

Combien rares sont en effet les médecins qui cultivent encore les lettres, les sciences ou les arts ; qui, à titre de délassement, savent encore se retirer dans le *sacrarium* d'Apollon. Est-il, cependant, une distraction plus intéressante et plus noble que celle de vivre et de converser avec les grands hommes de tous les temps ? C'est un des beaux avantages de la sociabilité et le plaisir des âmes honnêtes et des esprits cultivés. Dans notre jeunesse nous n'avons qu'effleuré les écrivains classiques, plutôt faits pour être goûtés dans un âge plus mûr, mais qu'une vie dissipée néglige trop souvent. Le rôle social

du médecin exige, malgré l'opinion contraire des outran-
ciers de l'égalité, des connaissances solides et variées.
L'entrée de la carrière devrait être impitoyablement
interdite à ceux qui n'ont point de lettres ; sans elles l'âme
ne peut s'élever au-dessus d'un humiliant terre à terre
qui l'immobilise dans les mille riens de la vie où ne tarde
pas à sombrer tout prestige.

.·.

L'affaiblissement des études médicales est aussi pour
beaucoup une cause puissante de dépréciation de la
valeur sociale du médecin. Il a sa source dans l'esprit
positif du siècle qui n'apprécie plus guère que ce qui est
directement utile, c'est-à-dire ce qui mène par la voie la
plus courte et la plus facile à la satisfaction d'un intérêt,
à l'acquisition d'une jouissance sensuelle ou matérielle.
De sorte, qu'à l'heure actuelle, dans les études médicales
comme ailleurs, règne le *cui bono, Domine ?* et on ne
veut plus se donner la peine d'apprendre que ce qui paraît
strictement nécessaire, ou ce qui mène le plus rapidement
à une position fructueuse.

Les parents sont pressés de voir un terme aux sacrifices que leur impose l'éducation de leurs enfants, et ils
pensent gagner du temps en supprimant des années
d'étude, pourvu que le diplôme qui ouvre la carrière soit
obtenu. Aujourd'hui on ne fait plus que rarement des
hommes, mais on a à cœur de faire plus vite un avocat,
un médecin. Les enfants participent volontiers à cet
empressement des parents pour devenir plus tôt libres.

Tout tend de nos jours à précipiter les études pour en avoir plus rapidement fini, pour entrer sans retard en possession des jouissances et des plaisirs de la vie.

*
* *

La lutte pour l'existence en médecine reconnaît des causes multiples dont la plus notoire est l'encombrement de la profession. On fait, en vérité, beaucoup trop de médecins ; on les fait trop vite et on les fait mal. On bâcle un médecin comme on bâcle un bachelier. Arrivé au terme de sa scolarité, l'étudiant possède quelques notions sur les nombreuses choses qui constituent l'enseignement médical, mais il ne sait rien à fond. La plupart s'imaginent que c'est le diplôme qui fait le médecin, tandis qu'il ne donne tout simplement que le droit d'exercer la médecine, de l'exercer bien ou mal.

De nombreux médecins ne sont plus aujourd'hui que de vulgaires marchands d'ordonnances recueillies toutes faites dans des formulaires inventés pour favoriser le plus souvent leur paresse ou venir en aide à leur ignorance ; ou bien ils se résignent à être considérés comme des cochers de fiacre qu'on paie à la course. C'est ainsi que dans le monde de la clientèle on ne tient plus compte, et le médecin lui-même n'en a cure, de la valeur intellectuelle et morale, de la grande responsabilité, du dévouement du praticien. Cela seul peut expliquer cette étonnante sortie d'un balourd avouant dans une réunion nombreuse qu'il n'avait pas le souci du client, mais seulement celui de la « galette ». Cette nouvelle psychologie professionnelle est loin encore d'être générale ; mais peu à peu elle pénètre dans les rangs des jeunes médecins où elle fait de nombreux prosélytes.

.*.

Pour porter remède à une situation assurément précaire, il faudrait commencer par inspirer aux étudiants d'abord, aux débutants ensuite un plus grand souci de leur dignité : c'est une éducation à refaire et ce ne sera jamais, telle est notre conviction, l'institution des syndicats médicaux qui la restaurera.

Dans ces réunions on peut dire que l'entretien roule presque exclusivement sur les mêmes sujets : comment s'entendre pour faire payer davantage les clients, les sociétés et entreprises de toutes natures et même le service des pauvres dont les syndiqués apportent une âpreté cruelle à pressurer le maigre budget. C'est de la tyrannie. Et ce n'est pas moins de la tyrannie quand ils avisent aux moyens de contrarier, et même, à l'occasion, de leur nuire, des confrères qui refusent d'entrer dans cette espèce de franc-maçonnerie médicale. Si encore il y avait chez les médecins syndiqués unanimité de vues et de sentiments et sincère acquiescement aux mesures décrétées en commun : au contraire, à peine séparés chacun cherche le moyen de les éluder. Madame X. disait un jour à son médecin : « Eh bien ! cher docteur, nous sommes, paraît-il, taxés par votre syndicat à tant la visite ? — C'est vrai, Madame ; mais ces choses-là se disent, s'écrivent même, et... ne se font pas. » Ce qui nous autorise à penser que dans certains syndicats il doit y avoir beaucoup de jobards à la merci de quelques roublards.

La lutte pour la vie pourrait, à la rigueur, justifier certains moyens d'affolement. Mais pour lutter il faut au moins être deux. Don Quichotte, ne rencontrant pas de chevalier pour adversaire, se battait avec des ailes de moulin. Darwin, dans ses doctrines, parle aussi de la lutte pour l'existence : « Sous l'impulsion des lois du développement, tout être, homme, animal ou plante, tend à prendre et à conserver sa place au soleil. Et comme il n'y en a pas pour tout le monde, chacun tend à étouffer et à détruire ses concurrents : c'est la lutte pour l'existence, lutte tour à tour et à la fois directe et indirecte ; fait général et préexistant. »

Nul médecin ne pense, nous aimons à le croire, à étouffer ou à détruire ses confrères ; mais c'est s'agiter dans le vide, c'est du Don Quichottisme que de s'attaquer injustement aux clients. Ils ne sont pas responsables de la multiplicité des médecins.

La précarité de la profession médicale est évidemment causée par son encombrement. Il devient indispensable de rendre plus difficile l'accès de l'art de guérir, d'apporter un frein à la prodigalité des diplômes, en exigeant des études plus étendues et des épreuves plus concluantes.

En attendant, les encombrés, nous le craignons bien, tireront la langue encore longtemps. Le meilleur conseil à leur donner, en cette occurrence, c'est de se désencombrer eux-mêmes et de chercher à la campagne ce que leur refuse la ville où la plupart se précipitent sans réflexion.

Cette digression était nécessaire pour montrer combien peu le médecin est actuellement considéré et combien peu aussi il s'estime lui-même. De là forcément la diminution de son influence sociale.

.*.

Actuellement donc, méconnaissant la véritable histoire de la médecine, de nombreux praticiens ne croient plus à la puissance humaine aidée de l'intervention salutaire de la Providence. La civilisation vraie a fait d'incontestables progrès qui ont rendu l'humanité meilleure : l'état sanitaire en serait presque la mesure. Cependant, dans la situation présente de la société, qui oserait prétendre, malgré l'augmentation continue de la moyenne de la vie, que cet accroissement est un signe de progrès ? Il y a progrès, nous le voulons bien, dans l'ordre exclusif de la médecine, mais non dans l'ordre moral.

Tout est vicié aujourd'hui du haut en bas de l'échelle sociale. On a chassé de partout les hommes et les institutions les plus capables de faire le bien. Dans ses efforts pour supprimer le surnaturel la raison humaine s'est rabattue à l'horizon de la terre. L'éducation, comme l'humanité, est devenue terrestre ; subissant l'influence du libéralisme au détriment du spiritualisme, de chrétienne qu'elle était naguère encore, elle est devenue gouvernementale ou mieux franc-maçonnique : le gouvernement actuel n'est qu'une émanation de la franc-maçonnerie.

Le médecin n'a pu échapper à cette trop puissante influence. Dès le début de ses études professionnelles il rencontre des maîtres dominés par la doctrine du : *ni Dieu, ni maître*. Si par son travail, son activité et son intelligence il veut arriver, par la voie des concours, à une situation officielle, il lui sera bien difficile d'y atteindre, à moins de se faire inscrire, au préalable, à la loge de la rue Cadet.

*
* *

Après avoir consacré les deux tiers de notre travail à la profession médicale et au médecin et avant de continuer le cours de notre étude, donnons un bref aperçu de ce qui nous reste à examiner pour achever notre programme.

Les divers chapitres qui vont suivre ont uniquement pour but d'éveiller l'influence morale du médecin pour la mettre en action autour de lui. Les sujets sur lesquels elle devra s'exercer sont nombreux et réclament des connaissances spéciales. C'est ainsi qu'ils seront tout à la fois un enseignement et un appel au secours de notre société que la littérature, le théâtre, la philosophie, les lois, les arts, la science et l'enseignement démoralisent à l'envi.

C'est dans cette recherche que les praticiens trouveront chaque jour le moyen de remplir leur rôle social en donnant à tous les conseils et les leçons si nécessaire à l'heure actuelle, et de recueillir pour eux-mêmes un prestige tout ensoleillé d'estime, de sagesse et d'honneur.

CHAPITRE VI

Hygiène

*Diverses applications de la médecine. — Rôle du gouvernement. — Hygiène inter-
nationale. — Programme de l'hygiène. — Religion et Médecine.*

La médecine a deux ordres d'applications : l'une *individuelle*, c'est la pratique médicale ; l'autre *sociale* qui répond
à des intérêts généraux et qui s'impose aux populations
avec l'autorité de la loi. Ces applications ont deux buts
distincts. La première s'occupe de la santé publique et du
bien-être physique et moral des populations : c'est l'*hygiène publique* ; la seconde se rattache au maintien du lien
social, aux faits médicaux qui concernent les droits et les
devoirs des individus réunis en société : c'est la *médecine
légale* proprement dite.

Le gouvernement a tellement bien compris l'importance
de l'hygiène publique qu'il a créé au ministère de l'Intérieur une Direction spéciale, qui porte le titre de Direction
de l'assistance et de l'hygiène publique dont l'objet est le
contrôle sur tous les établissements qui reçoivent et trai-
tent des malades. Il a établi des inspecteurs principaux
pour surveiller le fonctionnement des hôpitaux, hospices,
asiles d'aliénés, bureaux de bienfaisance, enfants assistés,
protection des enfants du premier âge, etc.

Très souvent même, dans les cas litigieux, le gouvernement consulte l'Académie nationale de médecine et le Comité consultatif d'hygiène ; les avis de l'une et de l'autre sont toujours acceptés et observés avec déférence.

Dans chaque département il y a aussi un Conseil central d'hygiène et de salubrité, et dans chaque arrondissement et dans tous les cantons une Commission de même nature.

Ces institutions visent toutes la santé publique.

Il faut encore signaler le service médical de l'état civil qui a pour objet la constation des décès et des naissances, celui de la vaccine, des dispensaires de salubrité, l'hygiène des écoles, etc.

* *
*

L'hygiène internationale a une importance exceptionnelle. Trois maladies circonscrivent toute son activité : le choléra, la peste et la fièvre jaune que les divers États ont intérêt à arrêter à leurs frontières respectives.

L'hygiène internationale s'occupe des quarantaines. La Commission a rejeté les quarantaines de terre parce qu'elles sont inexécutables à cause des nombreux moyens de communication. Seules les quarantaines maritimes et fluviales, avec des mesures sanitaires inexorables, sont observées.

* *
*

Il y a peu de temps on définissait encore l'hygiène l'art de conserver la santé. Aujourd'hui, grâce au développement de toutes les sciences, son programme s'est singulièrement étendu. « Il ne s'agit plus, écrit le professeur Proust, d'un but purement préventif et prophylactique, d'un rôle surtout défensif : tout ce qui peut conduire à l'amélioration de l'homme, à l'accroissement de son bien-être physique et moral, à son activité somatique et intellectuelle, devient du ressort direct et légitime de l'hygiène. Ainsi envisagée elle franchit les limites étroites de la médecine ; et la biologie, l'anthropologie, la législation, l'histoire entière de l'humanité se réunissent pour constituer le fonds et comme le domaine propre de cette science. »

Pendant longtemps l'observation exclusive des faits fut l'unique base de l'étude de l'hygiène. A notre époque, avec les sciences physiques et surtout avec les doctrines pastoriennes, on est entré dans la voie féconde de la recherche expérimentale. L'hygiène marche maintenant à la conquête des vérités qui lui sont propres, bien qu'elle reste encore l'art de mettre en pratique les découvertes des autres sciences qu'elle suit de près pour en tirer un profit immédiat.

.˙.

L'hygiène privée est physique ou morale ; seule cette dernière doit nous occuper.

Le rôle social du médecin serait bien étroit s'il ne tendait qu'au bien-être matériel de l'homme et de la société. Il a des visées plus hautes en rapport avec la dignité et la valeur morale de sa profession. Si l'hygiène physique a pour fin la conservation de la santé du corps, l'hygiène morale a le but bien plus noble et plus salutaire de préserver l'âme de toute contagion, de maintenir sa moralité.

Le champ de l'hygiène morale est presque sans limite ; il s'étend à tout le domaine de l'intelligence.

***

L'hygiène a des préceptes semblables à ceux de la religion catholique. Ils ne se contredisent nulle part ; car la doctrine chrétienne s'intéressant aux parties constitutives de l'homme, le corps et l'âme, ne pouvait se mettre en opposition avec les enseignements de la médecine.

Les commandements de Dieu constituent un véritable traité d'hygiène, capable à lui seul de sauvegarder la santé de l'homme. Nous connaissons les rapports du physique et du moral et leur influence réciproque.

Par l'observation du premier commandement on obtient la santé de l'âme qui agit si heureusement sur celle du corps. S'approcher de Dieu par la prière et les sacrements rend l'homme meilleur, lui donne le bonheur, ce facteur puissant de longévité. La prière procure la tranquillité de l'âme et en chasse les vilaines choses qui accélèrent la vieillesse et écourtent la vie. Par contre l'individu qui a perdu la foi tombe dans les superstitions et parfois va échouer dans un asile d'aliénés. La prière faite avec une foi à toute épreuve produit même des guérisons.

Le deuxième commandement constitue une espèce de gymnastique de l'âme. Vous êtes-vous habitué à tenir vos promesses, vous devenez nécessairement de plus en plus fort, de plus en plus apte à réfréner les passions et les exigences du corps ; et vous obtenez ainsi la paix de l'âme toujours favorable au bonheur et à la santé.

Le troisième exige que le dimanche soit consacré à la prière et au repos. La prière en commun apaise l'âme, éveille l'intelligence, donne à la volonté un regain de force et double les facultés affectives. Ce sont là des moyens très efficaces pour éviter certaines maladies du système nerveux. L'abstention du travail le dimanche est une nécessité hygiénique : le repos est indispensable. Sans lui on s'expose au surmenage avec ses effets désastreux. S'il se passe en famille l'autorité des parents est mieux acceptée, les enfants perfectionnent leur éducation et l'entente familiale se fortifie de plus en plus ; ce sont là des sujets de contentement et de réel bonheur.

Le quatrième commandement, en établissant la réciprocité des devoirs des parents et des enfants, est tout un enseignement d'hygiène sociale. Les premiers doivent aux seconds non seulement l'alimentation, mais aussi tous les soins que réclame leur jeune âge et une éducation capable de respecter l'innocence et de l'amener, par de précieux exemples, à la parfaite honnêteté. Le proverbe : tel père tel fils, est toujours vrai. Si le père a des défauts, des habitudes mauvaises et les tares qui en découlent, il les passera à ses enfants ; de là pour lui l'obligation de se corriger s'il ne veut pas abréger sa vie et infliger à ses descendants sa propre déchéance. D'autre part les enfants doivent honorer leurs parents et les assister dans leurs besoins pour accomplir le doux devoir de la reconnaissance ; agir autrement serait rompre l'esprit de famille, chasser du foyer la tranquillité et la joie pour installer à leur place la tristesse, le découragement et la prématurité de la mort.

Le cinquième vise la protection de la vie, d'où l'obligation pour l'État d'empêcher, par des pratiques sanitaires, l'entrée des maladies épidémiques ; pour les familles de choisir, en cas de mariage des enfants, des conjoints indemnes de toute tare ; pour les patrons de ne pas infliger le surmenage à leurs ouvriers ; pour les individus de ne pas communiquer à d'autres leurs maladies contagieuses ; pour les parents de ne pas refuser, par esprit de lucre, les soins indispensables à des proches affligés ou malades.

Le sixième commandement défend la luxure. Les méfaits de ceux qui s'y livrent à corps perdu sont nombreux et très dommageables ; ses abus sont chèrement payés : dépression des forces, névroses de tous genres, vieillesse anticipée, assez souvent même mort subite.

Le neuvième concorde bien aussi avec l'hygiène sociale qui souhaite voir les jeunes gens et les jeunes filles demeurer chastes jusqu'au mariage, ce qu'ils doivent et peuvent faire sans préjudice Les uns et les autres s'habitueront à la chasteté en se livrant à des occupations intellectuelles ou manuelles qui serviront de puissants dérivatifs aux désirs coupables.

Le septième défend le vol. N'est-ce pas, en effet, voler son prochain que lui ravir la santé, le plus estimable des biens? C'est ce que font les malades qui contagionnent ceux qui les approchent en négligeant les précautions hygiéniques recommandées à cet égard. C'est ce que font les tuberculeux en crachant à terre ; les alcooliques en

accentuant tous les jours leur intoxication pour devenir
bientôt dans la société de véritables fléaux, les malheureuses victimes de la débauche que la défense sociale
enferme dans des hôpitaux spéciaux. Que de catastrophes
seraient évitées si les malades comprenaient la nécessité de se soigner pour eux d'abord et pour préserver
les autres de la contagion ; en s'en abstenant on commet
un vol.

Le huitième s'attaque au mensonge ; la médecine sait
combien il est immoral et criminel quand, pour de l'argent,
le menteur ne craint pas de nuire à la santé d'autrui ;
quand, par exemple, un syphilitique trompe sa fiancée ;
quand un marchand de matières alimentaires triche sur
la qualité de sa marchandise.

Le dixième commandement condamne le désir de s'emparer de la propriété d'autrui. Telles sont les familles
qui veulent donner leurs jeunes filles à des vieillards ou
à des jeunes gens malades, mues uniquement par le désir
d'accaparer la fortune. La médecine, autant que la morale
chrétienne, désapprouve ces convoitises coupables.

Les commandements de l'Église sont dans les mêmes
conditions. Retenons seulement le cinquième qui ordonne
l'abstinence et le jeûne.

Les lois de l'abstinence et du jeûne sont presque aussi
anciennes que le monde, et leur raison d'être fut le
bien de l'homme et de la société. Les médecins dignes
de confiance ont toujours dit, avec raison, que l'usage
constant de la viande dispose à la maladie et particulièrement à l'arthristisme avec ses manifestations aussi pénibles
que variées. Ils ont même reconnu inconsidérément, il

est vrai, que l'institution du carême n'était qu'une loi exclusivement sanitaire et que les privations prescrites ne sont point de leur nature nuisibles à la santé. Une nourriture végétale est, au contraire, souverainement hygiénique. La loi du carême est une loi de conservation ; et il est admirable que l'Église ne l'impose qu'à l'âge où le développement physiologique de l'homme est achevé. L'intempérance des viandes, l'abus des mets sont de véritables causes d'empoisonnement qui, sous des apparences attrayantes, recèlent un principe de maladie et un germe de mort.

Nous ne pouvons mieux terminer cet intéressant sujet qu'en citant les quelques réflexions suivantes de l'hygiéniste Michel Lévy :

« Même aux époques d'incrédulité, la religion demeure la plus énergique de toutes les forces morales ; non seulement elle domine les circonstances les plus importantes de la vie, mais la réalisation de ses préceptes lui subordonne tous les détails de la vie de chaque homme ; dès lors elle investit l'hygiène comme elle absorbe la psychologie. »

CHAPITRE VII

Littérature

Ses doctrines philosophiques. — Névropathie et talents de littérateurs. — Hygiène de l'intelligence et de l'âme.

Les doctrines philosophiques du monde de la littérature sont bizarres. D'après le docteur de Fleury elles tombent dans le bouddhisme ou dans le néo-catholicisme.

Les bouddhistes ont fait, croient ils, une heureuse trouvaille en prônant une foi qui permet d'être mystique sans exiger de bien fatigantes pratiques ; en un mot ils adoptent une théorie qui les dispense de l'effort.

Les néo-catholiques, qui n'ont rien de commun avec les chrétiens, avec les fils soumis de l'Église romaine, sont considérés plutôt comme des dévoyés alliant au mysticisme les désordres de la vie charnelle.

Les médecins qui se sont intéressés à cette question, sont d'avis que les néo-catholiques, comme les bouddhistes, sont presque tous des révoltés contre la création, des pervers très littéraires, si l'on veut, mais des dégénérés de l'imagination. Aussi avec quels soins doit-on écarter leurs œuvres de la curiosité des jeunes gens et des jeunes filles si l'on désire les préserver de toute souillure.

Tout ce que la science a conquis, tout ce qu'elle apporte dans la vie moderne de courage et d'espérance, ces théoriciens prétendent le détruire.

*
* *

Il faut savoir que beaucoup de lettrés s'intoxiquent avec
des excitants. Guy de Maupassant, qui est mort dans un
asile d'aliénés, déclarait, avant son dernier départ pour
Cannes, à l'occasion de son livre *Pierre* et *Jean* :

« Ce livre que vous trouvez sage et qui, je crois aussi,
donne la note juste, je n'en ai pas écrit une ligne sans
m'enivrer avec de l'éther ; j'ai trouvé dans cette drogue
une lucidité supérieure, mais ça m'a fait beaucoup de
mal. »

L'aliéniste Moreau (de Tours) a essayé de démontrer
que la névropathie est véritablement mère du talent.

Lombroso déclare tout net que le génie est une névrose
épileptique, une forme larvée du haut mal.

En résumé les gens de lettres, les artistes sont sujets à
devenir fous d'une façon durable ou momentanée quand
l'hérédité s'en mêle. Les plus exaltés, les plus lyriques,
les plus (martyrs de leur œuvre), les plus tourmentés par
la vie, ne sont que des neurasthéniques, des déséquilibrés,
comme tous les civilisés à l'extrème. Leur raison ne
sombre pas.

Le docteur Toulouse, le brillant médecin de Sainte-Anne,
conclut, dans son étude sur Zola, qu'il y a positivement
une relation de cause à effet entre la névrose et la supériorité intellectuelle.

Sur l'appréciation des œuvres littéraires, voici ce
qu'écrit aussi le mêmes avant :

« Mon avis est que la critique littéraire et la critique
d'art appartiennent à l'homme de science et à lui seul.

Ces études ne sont d'ailleurs que des applications de l'esthétique qui n'est en somme qu'une branche de la psychologie, et justiciable, comme celle-ci, des mêmes méthodes et des mêmes observateurs. »

Le médecin moderne, le médecin instruit, l'intellectuel, soigne autre chose que des douleurs rhumatismales ou des maux d'estomac. Il s'est épris depuis quelques années de la pathologie et de l'hygiène de l'intelligence.

Pour lui, lire certains livres ce n'est pas seulement ressentir des impressions de plaisir ou d'ennui, c'est un diagnostic ; c'est étudier l'état cérébral de celui qui les a écrits ; c'est pouvoir dire : « L'esprit qui a dicté cela est un esprit malade ou bien portant, capable de fortifier ou de contaminer l'intelligence et le cœur. »

La médecine de l'esprit nous renseigne avec précision sur la valeur qualitative d'un cerveau créateur ; elle contient donc une esthétique. Elle nous indique le danger contagieux d'une œuvre ; elle contient donc aussi une morale.

La morale littéraire est insuffisante ; des écrivains modernes en ont une conscience nette, et leurs œuvres concluent au retour nécessaire à la foi catholique. Quiconque a médité sur les tourments que nos passions nous infligent, est tenté de tourner son regard et de tendre ses bras vers cet ancien refuge qui a accueilli et consolé tant d'infortunes.

Un des maîtres du roman, après une conversation avec

le Dr de Fleury, qui voulait démontrer que la thérapeutique de l'âme n'est pas un vain mot et que le médecin
peut beaucoup pour la raréfaction de la douleur morale,
répliqua :

« L'hygiène de l'âme, elle existe depuis longtemps ! C'est
la religion catholique en laquelle il faut croire et qu'il
faut pratiquer. Se confesser, prier, cela seul, entendez-
vous bien? cela seul est capable de nous sauver de tels
tourments. »

« Est-ce à dire, écrit P. Janet, qu'il soit défendu aux
écrivains de peindre la passion? Non ; mais il leur est
défendu de lui donner raison. Or, je le demande, est-ce
que la passion dans leurs livres n'a pas toujours raison? Est-
ce que seule elle n'est pas grande, généreuse et sainte? Est-
ce qu'elle n'est point la reine, l'idole, la divinité? Tout
ce qui n'est pas la passion, n'est-il pas égoïsme, froid
calcul, convention, hypocrisie? Ainsi changent les travers
avec les siècles : au xviiie siècle on célébrait le plaisir, au
xixe on divinise la passion : est-ce un progrès? Nous n'en
savons rien ; car, si la morale du plaisir amollit, énerve,
abâtardit les âmes, la morale de la passion les brûle, les
dessèche et les dévore. »

CHAPITRE VIII

Romantisme et romans

Y a-t-il deux romantismes ? — Romantiques. — Caractères du romantisme. — Mal immense fait par les romans. — Le combattre par de bons livres. — Rôles de médecin.

Le romantisme est un système de littérature d'imagination. Est-il un bien ou un mal ? Il suffit d'en faire une question d'âme pour en donner une solution juste ; à ce point de vue il est un mal, une véritable déchéance.

D'aucuns pensent qu'il y a deux romantismes : l'un qui daterait du *Génie du Christianisme*, de Chateaubriand ; l'autre de V. Hugo.

Les maîtres de la littérature n'admettent pas cette dualité. Tout au plus, pour couper court à toute discussion, acceptent-ils le premier presque sans réserve et condamnent le second en ce qu'il a de neuf et tout à fait à lui.

La littérature de Chateaubriand n'a été qu'une réforme et celle de V. Hugo une révolution, ou mieux elle est la révolution. Cela établit bien leur différence.

En effet, une réforme redresse des abus et ramène aux grands et nécessaires principes qui régissent la matière. Tandis que la révolution bouleverse les vérités fondamentales pour y substituer des erreurs capables d'amener la ruine et la mort. C'est bien l'essence, le pur esprit de la révolution.

C'est ainsi que Luther, voulant accomplir une réforme dans l'Église, y a fait une révolution, comme les États généraux en ont aussi provoqué une dans l'État.

H. de La Touche écrivait au sujet du romantisme :

Voilà les protestants de la littérature.

V. Hugo identifiait le romantisme au libéralisme radical. En 1871, pendant le second siège de Paris, Thiers, causant un jour littérature, disait : « Le romantisme c'est la Commune. » Finalement c'est la révolution, la révolution toujours identique à elle-même, dans la Religion, dans l'État, dans les lettres.

Cela posé, on peut affirmer que Chateaubriand, qui n'était ni révolutionnaire, ni protestant, n'a été qu'un réformateur. S'il a eu le grand tort, dans *René* seulement, de poétiser la sensibilité maladive, il en a fait amende honorable. Il a ramené le vrai sens et le vrai goût de la littérature en remettant en crédit l'inspiration chrétienne et nationale.

Le romantisme de V. Hugo est l'indépendance plénière du caprice individuel. C'est par là qu'il est protestant et révolutionnaire, ce que Chateaubriand ne fut jamais.

Chez celui-ci c'est la mythologie détrônée, la liberté rendue à la véritable inspiration religieuse, nationale, personnelle, intime ; et tout cela n'est qu'une simple et légitime réforme.

Chez V. Hugo l'imagination ne connaît ni frein, ni contrôle ; c'est la passion incohérente qui détruit mais ne restaure pas ; il en pose lui-même le principe quand il affirme, dans la préface des *Orientales*, le droit absolu à la fantaisie, et, dans *William Shakespeare*, celui de mettre le génie au-dessus de toute critique et de toute règle, comme étant à lui-même sa raison et sa loi : n'est-ce pas là faire la révolution ?

*_**

Toutefois il ne faut pas confondre en tout le romantisme avec les romantiques.

« Le romantisme c'est le caprice individuel mis hors de page, rompant en visière, non seulement aux règles prétendues et aux conventions établies, mais, s'il le faut, à la raison même, à ce fonds d'opinion commune qui s'appelle le bon sens. » C'est la libre fantaisie en littérature. Devant elle aucune loi d'art ne peut tenir, ni aucune loi morale ou de saine nature. Voilà le fond principal du système.

Un universitaire de marque a dit excellemment : « Cette doctrine, qui fait la fantaisie indépendante, s'explique d'elle-même, et met à nu ses racines. Elle ne procède pas de l'expérience et n'est pas la conclusion d'un raisonnement. Elle n'est que l'expression d'un incommensurable orgueil. C'est une maladie. C'est la maladie romantique, et c'est bien plus que les mélancolies sans cause et les vagues désespérances, le mal du siècle. L'individu, longtemps plié sous la discipline que lui imposaient l'ordre social et les lois, s'est affranchi. Il veut maintenant étaler sa personnalité tout entière et rejette avec colère tout ce qui menace de la limiter. Il ne s'agit plus de savoir si ses

impressions sont bonnes ou mauvaises, utiles ou dange-
reuses ; il suffit qu'elles soient les siennes : il les suivra ;
son caprice est son caprice ; il l'aime et il l'impose comme
tel. »

*
**

Le second caractère du romantisme c'est la rupture de
l'équilibre mis entre nos facultés par la saine nature, ou
mieux par Dieu, auteur de la nature. C'est l'affranchisse-
ment de l'imagination et de la sensibilité, ces auxiliaires
et servantes de la raison et de la volonté.

Ce système déprave l'imagination en la rendant libre et
reine ; il n'émeut point l'âme, il la secoue, il la bouscule.
Voilà bien le romantisme, le voilà dans son fond ; c'est
l'ouvrier du sensualisme.

Simplement orgueilleux le romancier pourrait nous
rebuter ; mais sensuel il nous attire et nous retient. Il vit
et règne sur une grande partie du goût public ; il exerce
une influence considérable sur l'âme française. « Il l'a
dégoûtée des beautés sobres et saines, il l'a formée à
estimer lent ce qui n'est pas fiévreux et heurté ; pâle et
terne ce qui ne brûle pas les yeux ; froid et faible ce qui
n'est pas violent et brutal…. Par nature il débilite le jugement et amoindrit le sens moral ; il rend sceptique et
sensuel, mesurant tout à la jouissance et l'acceptant sans
y regarder. »

*
**

Ces courtes notions acquises, on peut facilement juger
du mal immense qu'ont produit, produisent et produiront

toujours, même chez les adultes, mais surtout chez les jeunes gens de l'un et l'autre sexe, les mille romans qui tombent dans leurs mains.

Les livres que le médecin voit sur les tables de nuit l'aident souvent autant à poser son diagnostic que tous les autres moyens scientifiques.

Combien sont vrais ces beaux vers d'A. de Musssct :

> Le cœur de l'homme vierge est un vase profond ;
> Lorsque la première eau qu'on y verse est impure,
> La mer y passerait sans laver la souillure,
> Car l'abime est immense et la tache est au fond.

En tout temps il y a eu des écrivains licencieux ; même les grands siècles n'en manquent pas. Mais aujourd'hui les horreurs littéraires sont innombrables et circulent au grand jour. Notre époque perdue de mœurs aime la Loue ; Zola l'a compris et en a fait sa fortune.

Il a fouillé tous les bas-fonds de l'humanité pour en retirer les ignominies et les étaler aux yeux du public. Par son sens moral, qui est celui de la bête, il relève moins de la littérature que de la pathologie.

On a beau invoquer mille arguments pour justifier Zola, il restera cette vérité que personne n'a le droit de mépriser les lois éternelles et supérieures de la décence.

Le romancier est un styliste qui choisit soigneusement ses épithètes et cisèle ses phrases. Mais dans ses œuvres il y a toujours plus de procédé que d'âme, plus de réalisme voulu que de véritable observation, plus de bassesse dans les idées que d'élévation dans les sentiments; et c'est à cause de cette inanité que les livres valent et vivent. Mais aussi que d'énormités morales, que d'obscénité, que de corruption ne contiennent-ils pas !

C'est en vain qu'on y chercherait les nobles idées de religion, de famille, de mariage, d'honneur et de respect de soi et des autres. On n'y trouve que des brutes mâles ou femelles qui ont des appétits et qui cherchent à écarter la peine et à se procurer le bien-être, chacune à sa manière et à sa mesure. Devoir, sacrifice, pitié, admiration, patriotisme, charité, courage, art et science, tout ce qui est pur et saint, grand et beau est à peu près inconnu.

*
* *

Le public se rue sur les productions malsaines des romanciers ; ce qu'il désire, ce qu'il attend c'est quelque scène voluptueuse racontée crûment, un tableau d'orgie, un dialogue crapuleux ; et il en redemande et en redemande toujours ; c'est peut-être, comme l'écrit Et. Cornut, ce qu'il y a de plus déshonorant pour la nature humaine.

« Le romancier, en général, dit le même auteur, est corrompu et corrupteur et l'est souvent d'une façon brutale. Il y a pire encore, il y a des œuvres dont il répugne de parler. Il faut d'ailleurs un public spécial et une sorte d'initiation pour comprendre certains secrets ignominieux. Si la moralité publique comptait pour quelque chose dans la société, elle mettrait l'auteur dans l'impuissance de nuire. Mais l'opinion publique est aussi aveugle et aussi lâche que la magistrature. En vérité, c'est un triste spectacle qu'une civilisation et un peuple en putréfaction.

En voyant ces flots d'impuretés corrosives couler sans

18

relâche sur la France, une seule chose étonne : c'est qu'il y reste encore un peu de bon sens, de moralité et de christianisme. Il faut que ces choses grandes et saintes aient été fortement ancrées dans les âmes pour résister à un si furieux et aussi continuel assaut. »

Aux vitrines des libraires, à l'étalage des marchands de journaux, aux bibliothèques des gares on voit s'accumuler, comme des champignons vénéneux sur du fumier, des multitudes d'exemplaires dont les titres et les dessins de la couverture sont de vrais outrages aux mœurs ; leur prix modéré les fait vendre par centaines de mille qui vont expulser la chasteté des jeunes cœurs et les préparer à la débauche et à la prostitution.

.˙.

En présence de ce torrent de mauvais livres, de brochures impies et sales répandues à profusion à travers le monde, distillant le poison, amoncelant les ruines, c'est un devoir pour chaque homme de bonne volonté d'apporter sa petite pierre au moment où l'on essaie de construire la digue. Dans des temps troublés comme les nôtres on ne saurait trop multiplier les bons livres.

Les bons livres se font chercher, tandis que les livres corrupteurs viennent d'eux-mêmes frapper à nos portes et se placer, à vil prix, sous nos yeux et sous notre main. On a le poison à bon marché ; il circule non plus seulement par les gros volumes que le monde des oisifs peut seul digérer, mais par cette presse légère et infatigable mise à la portée de toutes les intelligences.

Depuis plus d'un siècle on ne cesse de saper les fondements de l'édifice religieux et social. La lecture des productions détestables n'a jamais engendré que la dépravation des mœurs. La plupart des romans actuels sont
faits du mélange d'un peu de bien avec beaucoup de mal,
de beaucoup d'esprit quelquefois avec énormément de
corruption. Aujourd'hui une honnête femme ne peut plus
lire de romans.

Que faut-il faire pour sauvegarder nos esprits et nos
mœurs? Il y a deux routes à prendre en cela comme en
toutes autres choses : retrancher ce qui est dangereux et
fournir des forces nouvelles pour y résister.

Il faut repousser avec des livres les attaques des livres.
Il ne faut pas laisser sans concurrence la littérature malsaine qui s'étale dans tant de journaux, dans tant de
revues, dans tant d'ouvrages, et qui pousse bien vite la
société à sa perte.

« Le mal, a écrit le cardinal Giraud, que peuvent faire
les mauvais livres n'est corrigé que par les bons : les inconvénients des lumières ne sont évités que par un plus
haut degré de lumières. »

Louis Veuillot a écrit : « Il y a un article du Code pénal
qui condamne les entremetteurs de débauche. Si cet
article n'est pas abrogé, pourquoi certaines librairies
sont-elles ouvertes, et pourquoi les marchands qui les
tiennent ne sont-ils pas devant les juges? Où trouvera-t-on
des gens qui s'entremettent à procurer la débauche plus
activement que ne le font ceux-ci par leur infâme trafic? »

. .

Les romanciers sont légion et leurs œuvres innombra
bles. La plupart des romans, nous le savons, sont nocifs
à l'âme et devraient être rigoureusement interdits. Quelques-uns sont moins nuisibles ; d'autres peuvent être lus
sans danger ; enfin il y a les romans à thèse dont la lecture
ne serait pas sans profit si leurs auteurs ne se plaisaient
trop souvent à les gâter par des lubricités ; pour se
justifier ils arguent de la nécessité des intercalations
obscènes comme d'un pavillon pour faire passer leur
marchandise.

C'est ici que le médecin devrait sentir toute la puissance
de son rôle social et comprendre la nécessité de posséder
de riches notions littéraires, afin de déconseiller avec
compétence des œuvres aussi aptes à blesser et à souiller
les âmes qu'à altérer la saine vigueur du corps. Si le
médecin n'a pas de lettres. nous l'avons déjà dit, il ne
peut être à la hauteur de la noble mission que la société a
le droit d'en attendre. surtout sur ce point tout spécial.

« Des hommes, écrit l'abbé L. Bethléem, qui, par état,
sont tenus d'être renseignés et sont souvent appelés à
donner une décision ou un avis sur les livres dont on parle,
se sont posé cette double question : Que valent tous ces
auteurs ? Quels sont, parmi leurs ouvrages, ceux qu'on
peut lire et ceux qu'on ne doit pas lire ? »

Le médecin doit pouvoir répondre à ces diverses questions, lui mieux que tout autre, parce que personne ne
connaît davantage l'influence pernicieuse d'une mauvaise
moralité sur le physique.

Toutefois la meilleure des mémoires serait insuffisante pour retenir d'une façon imperturbable une classification exacte des romans bons ou mauvais. La chose était considérée comme radicalement impossible il y a peu de temps ; mais aujourd'hui la sélection est faite.

En effet, M. l'abbé L. Bethléem, dans son beau livre : *Romans à lire, romans à proscrire,* a levé la difficulté d'un pareil départ. Ce livre a une valeur considérable ; nous ne sommes nullement surpris des nombreux éloges et des enviables félicitations qu'il a attirés à son savant et courageux auteur. Vous possédons maintenant un guide sûr, indispensable aux familles qui tiennent encore à se respecter. Il nous suggère une comparaison. En médecine pour s'immuniser contre la variole on a recours au vaccin de Jenner ; dorénavant, en littérature, pour ne pas tomber en corruption, il suffira de se bethléémiser. Pardon de ce néologisme ; il n'est pas plus barbare que d'autres mots scientifiques. Puisse-t-il faire fortune et augmenter le succès du livre qui en est l'origine et l'objet.

CHAPITRE IX

La presse

La presse bien comprise devrait contribuer pour une grande part à l'éducation du peuple et revendiquer l'honneur d'en être la première propagatrice. Elle devrait surtout protéger la jeunesse contre les mille entreprises ordurières de certains journaux, dont les rédacteurs, étrangers à toute idée littéraire, ne méritent que la honte et le mépris.

Un pays est l'image de sa presse ; l'éducation en effet se perfectionne ou se corrompt par la lecture. « Le peuple le plus religieux du monde, disait le cardinal Pie, le peuple le plus soumis à l'autorité, qui ne lirait que de mauvais journaux, deviendrait, au bout de trente ans, un peuple d'impies et de révoltés. » Cette prédiction est en voie de se réaliser en France.

La liberté de la presse serait une excellente institution si elle ne visait que tout ce qui est vrai, bon et beau. Elle est mauvaise quand elle s'attarde aux multiples billevesées politiques et aux scandales journaliers du vol et de l'assassinat. « Il est difficile, dit Gaston Franquel, de discerner le plus coupable entre celui qui commet le crime ou qui cause le scandale et celui qui en profite... Or, les journaux tirent des crimes et des scandales le plus clair de leur intérêt et beaucoup ne sont soutenus que par l'habileté avec laquelle les rédacteurs assaisonnent le morceau du jour, heureux quand par surcroît des feuilletons choisis par des connaisseurs ne promènent pas simultanément le lecteur dans les bas-fonds du vice et du crime. »

*
* *

La société souffre ; elle a droit de se plaindre, de rechercher les causes du mal. Aujourd'hui elle les connaît et sait parfaitement que la mauvaise presse en est l'une des principales.

En politique, comme en morale, c'est aux masses avant tout qu'il faut songer ; c'est au sein des masses que s'agitent et se résolvent tous les problèmes de civilisation. Or, pour les atteindre et les pervertir, les mauvais journaux savent consentir tous les sacrifices ; et voilà comment ils sont devenus une vraie calamité publique, un crime de lèse-patrie.

Le vulgaire pense que nuire à une généralité c'est ne faire mal à personne ; il estime qu'un dommage impersonnel n'est presque plus qu'un être idéal, et rentre dans la classe des abstractions. Quelle erreur !

Le journalisme étend son influence sur tout un pays, aussi vaste qu'il soit, et en passe même les frontières ; il exerce son action sur toute une génération lui distribuant *largâ manu* les venins les plus subtils ; c'est ainsi que la mauvaise presse, la presse immorale, marque fidèlement l'étiage de la corruption publique.

C'est ce qui fait son immense succès : elle met son activité propre et tous les avantages du progrès au service des passions. Elle flatte la vanité d'une instruction médiocre, la jalousie des classes, la crédulité naïve, activées, principalement dans les grandes villes, par l'oisiveté, l'excès de bien-être, la disparition de la vie de famille, l'*auri sacra fames* guettant sans relâche les moyens, même les plus coupables, d'arriver à la fortune ; et accrues par l'instabilité d'une société sans racine et d'un pouvoir sans base, sujet à toutes les oscillations des manœuvres électorales et des discussions parlementaires.

La révolution fait usage du mauvais journal comme d'un outil qu'elle tourne contre les âmes pour les blesser et les pousser à la révolte.

La puissance de la presse est irrésistible : elle la tient, de la rapidité merveilleuse de l'imprimerie, de la poste, du téléphone et du télégraphe jetant toutes les nouvelles aux quatre points cardinaux.

Si le mauvais journal offre encore par ci par là et de loin en loin quelques articles aussi beaux par la forme que vigoureux par le fond, le plus souvent, au grand désavantage de la langue et de la pensée, contraint par la hâte de fournir au plus vite des articles à sensation, il n'apporte au public qu'un mélange inconcevable d'idées bizarres, impies et lubriques.

Le journalisme entendu de cette façon, c'est l'assassinat du bon sens ; c'est l'abolition du discernement nécessaire pour distinguer le vrai du faux, la grandeur d'âme de la vilenie, le beau du laid, la vertu du vice.

*
* *

Les deux grands maîtres du langage et de la pensée sont chez lui la passion et l'intérêt. On y pratique à qui mieux mieux la spéculation, le chantage et la réclame ; on y bat monnaie du vice et du scandale en se servant sans honte et sans frein du mensonge et de la calomnie.

« Le respect de la famille, écrit le P. Cornut, l'amour du foyer, le goût pour la vie d'intérieur, sont nécessaires à une société qui veut être durable et heureuse. On ruinerait toutes ces choses rien qu'en faisant autour du foyer une atmosphère traversée et troublée par des nouvelles à sensation, des catastrophes financières, des intrigues politiques et des scandales de mœurs ; mais les journalistes ne s'arrêtent pas là : ils combattent l'ordre, l'union et l'honneur domestiques avec une obstination acharnée et des raffinements pleins de science et de perfidie. C'est contre ce rempart naturel de toute prospérité et de toute vertu que les malfaiteurs dirigent leurs attaques. Les faits divers, les comptes-rendus des théâtres et des courses, les échos judiciaires, les cancans de la vie mondaine, les feuilletons et les chroniques parisiennes semblent n'avoir pas d'autre but que de troubler les cœurs, de ridiculiser l'innocence, d'apprendre avant l'heure les secrets de la vie et même du vice, d'éteindre tout instinct de pudeur

et d'honnêteté, de bafouer et de faire mépriser la jeune
fille, la femme et la mère, de glorifier le bien être, le luxe
et la jouissance, d'excuser et même d'embellir la passion,
le concubinage, l'adultère et l'assassinat. Le ton est plus
ou moins brutal : le fond est presque partout le même. »

La plupart des journaux publient des romans hostiles
à la morale et à la société. Quelle pâture donnée à des
jeunes gens et à des jeunes filles quand des pères laissent
pénétrer pareilles malpropretés au foyer domestique !

La religion est encore plus maltraitée que la morale.
« Cela devait être, écrit le P. Cornut : on n'est vraiment
et voluptueusement viveur qu'après être devenu libre
penseur. »

Mais, au moins, ont-ils des principes arrêtés sur quelque chose ? Oui et non. Ils sont de toutes les opinions et
n'en ont aucune. Aujourd'hui courageux adversaires d'un
gouvernement, demain ses défenseurs. Une bonne subven-
tion suffit pour aiguiller le journal à droite ou à gauche.
« L'argent, écrit le même auteur, voilà le mot, le nerf et
le grand ressort de la presse ; tout s'achète, tout se vend
dans ce monde-là : l'éloge, le blâme, l'annonce et jusqu'au
silence. »

En effet, les journaux parlent-ils quelquefois des scandales de Monaco ? Ils sont assez grassement payés pour ne
rien dire. *Ab uno disce omnes.*

Ces jolies mœurs ont pénétré partout. Les commerçants,
les industriels, les inventeurs ont des comptes courants
ouverts aux feuilles dont ils réclament l'appui.

*
* *

Le journalisme est devenu l'institution la plus vénale de notre époque, et à la fois la plus tyrannique, à tel point que les commerçants et les industriels les plus honnêtes, s'ils ne veulent pas être acculés à l'impuissance et à la faillite, sont forcés de payer à la presse un vil et honteux tribut.

Rochefort, dont les affirmations ont une grande valeur en la matière, a écrit : « Sauf un nombre de plus en plus restreint de journalistes, la plupart de ceux qui se donnent effrontément comme tels, n'ont, en entrant dans la presse, d'autre but que l'exploitation des ministres auxquels ils offrent leurs complaisances, et des financiers, industriels, directeurs de banques ou de théâtres qu'ils réduisent à merci par la menace sous condition. »

Le désintéressement a fait place à toutes les défaillances de la fierté et de l'honneur ; les ministres, les juges, les députés et les sénateurs, les journalistes, tout se vend et tout s'achète. « A certains moments, écrit E. Cornut, qui jugerait de la France par ses journaux la prendrait pour un repaire de voleurs, de cabotins. de fous et de débauchés. »

*
* *

Ces appréciations sévères n'ont rien d'exagéré. M. A. Leroy Beaulieu, de l'Académie des sciences morales et politiques, écrit : « Littérature vénale, vendue à qui la paie le mieux... Littérature immonde, pornographique, faisant profession d'orner de lascive poésie l'équivoque et la gra-

velure, et, sous couvert de littérature, tenant école quoti
dienne et publique de libertinage. Littérature légère, cette
littérature mondaine, figariste, gauloise, n'ayant d'autre
règle que la mode, d'autre esprit que le rire, tranchant tout
d'un bon mot, mettant sur le même pied les affaires de
l'État et les plaisirs du sport, l'Église et le théâtre, et couvrant d'un certain « bien penser » conservateur l'œuvre
de la démolition morale et sociale de la France. Littérature sectaire, pamphlétaire, mettant sa plume au service
de la haine des partis pour dénoncer, diffamer, fomenter
la division entre les classes, les croyances des citoyens
dont son fanatisme exclut une partie, la meilleure, du
droit commun et de la nécessaire liberté. »

Un rédacteur de feuille anticléricale a donné comme
conclusion à cet article et comme l'aboutissement de cette
presse : « La nation corrompue, la débauche multipliée,
l'autorité détruite, l'élite découragée, l'armée du crime
recrutée, le chantage et la menace ouvertement exercés,
le Parlement enchaîné ou terrorisé, enfin toute la presse
aux brasseurs d'affaires. »

.·.

Aussi sous l'influence d'un tel journalisme la décadence
de notre infortuné pays marche à grands pas. Ce qui
pourrait encore le retenir au bord de l'abîme est pour-
chassé, insulté et sali ; la religion, la vie chrétienne, Dieu
lui-même ne trouvent pas grâce.

Tel journal, à défaut de principes moraux ou politiques,
enlève et captive son public par des nouvelles à sensation.

Toujours il flatte, jamais il n'instruit ni ne corrige. Il vit d'artifices et de réclames et sert, sur les choses les plus importantes de la vie, des plaisanteries macabres et des polissonneries canailles.

Tel autre prend des allures plus aristocratiques pour aboutir au même mercantilisme et à la même sensualité mondaine. Il exploite de préférence la vanité, la frivolité et les vices des classes élevées. Ce n'en est pas moins le scepticisme, le libertinage et l'engouement pour les hommes et les femmes de théâtre. Il facilite à ses rédacteurs l'entrée des meilleures maisons pour prix des descriptions qu'ils donnent des charmes, des atours et des fêtes des baronnes d'argent et même des comtesses de race. En un mot, il est l'intermédiaire officieux entre les riches libertins et le monde élégant qui vit de leurs vices et de leurs folies.

Celui-là est franchement pornographique ; sa spécialité est l'ignominie. Il souille également les mains qui l'acceptent et les yeux qui le parcourent. C'est « le journal des lycéens en vacances, des commis-voyageurs, des jeunes fonctionnaires de la République, des gars de l'Université et des célibataires friands de gravelures. Tous ces gens-là sont assurés d'y trouver grasse et abondante pâtée. »

Un autre genre encore est celui qui a la spécialité d'insulter ou de dénigrer le faible, le pauvre et particulièrement le religieux. Plat valet des ministres et des politiciens pratiquant à leur égard le *do ut des* avec une entente merveilleuse. « Aucun n'est plus rogue et plus hargneux avec les petits et les timides, plus tenace et plus déloyal dans ses rancunes politiques et religieuses. Il ne prend même pas le loisir d'essuyer la poussière que ses lèvres ont ramassée sur les pieds des gouvernants, pour injurier ou calomnier un monarchiste, un prêtre, un réactionnaire, et il le fait avec des précautions d'une prudence très experte en ce métier. Il lance doucement la calomnie et ne la rétracte jamais. »

Que d'autres encore qui mettent leur émulation dans la violence et la haine contre tout ce qui touche à la religion, à la morale, à l'ordre et à la stabilité sociale. C'est pour tout ce qui est bon, juste ou vrai une haine féroce.

**

Que dire aussi des feuilles à bon marché qui pénètrent partout jusqu'aux plus humbles galetas et dont la spécialité est de raconter des crimes, des histoires obscènes, des faits divers scandaleux. Ce spectacle du vice et du crime est on ne peut plus nuisible ; plus d'un scélérat célèbre s'est reconnu dressé à l'assassinat par la lecture des romans où le meurtre était simplement raconté. Les hommes sont naturellement imitateurs. On commence d'abord par se familiariser avec les plus grands attentats qui se commettent de plus en plus dans les centres populeux et même à la campagne ; c'est ainsi que peu à peu le sens moral s'obscurcit là principalement où l'athéisme introduit sa puissance délétère. Quoi d'étonnant ensuite que le désir de reproduire les mêmes forfaits s'empare de certains individus qui n'ont que cette épouvantable ressource pour contenter leur vanité, faire du bruit et se rendre illustres.

Sur ce grave sujet nous lisons de M. Claretie de l'Académie française les lignes suivantes si vigoureusement pensées : « Les journaux — j'entends certains journaux — s'étonnent que la curiosité publique, enfiévrée, surexcitée depuis des mois par des informations mélodramatiques, des interviews sensationnelles, des instantanés effrayants qui faisaient une morgue de la première page des gazettes, se rue avec une sorte de fureur bestiale vers le tribunal où l'on juge le criminel vulgaire dont le reportage a fait un monstre à la fois sadique et byronien. Ils s'étonnent... qu'ils aient à constater et à flétrir le prurit de scandale qui pousse une cohue de désœuvrés ou d'habitués à venir flairer cette odeur de meurtre et de viol qui se dégage de la Cour d'Assises. Ils fulminent contre ces appétits d'abattoir et cette badauderie féroce qu'ils ont, depuis des mois, déchaînés, entretenus eux-mêmes. »

Écoutons aussi M. E. Rostand de l'Académie des sciences morales et politiques : « Ces avidités morbides, ce goût du crime soulevés par la presse et qui se traduisent en honteuses démonstrations, ce n'est qu'un des lamentables effets de la publicité détaillée des crimes. — J'ose dire que c'est un des moindres. — Les véritables, les terribles fruits, c'est l'empoisonnement des imaginations populaires par les peintures malsaines et cruelles ; c'est la vulgarisation de procédés de toute sorte pour voler et pour tuer impunément s'il est possible ; c'est la contagion ignoble et féroce. »

Signalons encore les journaux illustrés franchement obscènes. Aucun pays du monde n'en possède autant que la France. Depuis qu'ils existent, des centaines de millions d'exemplaires ont été jetés sur la voie publique en pâture aux adolescents, aux apprentis, aux écoliers, aux lycéens.

Quand donc, enfin, l'État s'opposera-t-il à des publications qui compromettent criminellement l'avenir et l'honneur de la patrie?

.*.

En résumé si la presse a une influence énorme, elle l'emploie à faire le mal bien plus qu'à faire le bien ; c'est le fléau contemporain, le fléau destructeur de toute société, c'est la grande coupable.

Il faut reconnaître toutefois qu'il y a des journaux admirables de talent et de courage civique, qui mettent leur gloire à honorer la vertu, à exalter la France, et à défendre l'Église. Il en est d'autres aussi qui, sans pousser le dévouement à cette hauteur, savent rester honnêtes.

Le trop fameux Crémieux disait : « Emparez vous de la presse et vous serez maîtres en France. » A cette heure c'est la mauvaise presse qui s'est emparée de la France. A un pareil état de choses où est le remède? Il faudrait un gouvernement soucieux de la morale publique et du salut de la patrie. La morale publique? le pouvoir actuel n'en a cure, il s'en moque ; du reste, pour la comprendre et la défendre il serait nécessaire de commencer par cultiver la morale privée ; c'est vraiment trop exiger. Le salut de la patrie? Cela ne les touche pas davantage: gardons nos portefeuilles et périsse la France !

Il ne faut donc pas songer à la disparition prochaine de la mauvaise presse. Dès lors nous sommes fatalement condamnés à tourner dans un cercle vicieux : plus la France se corrompt, mieux se développe le mauvais journal ; et plus celui-ci se répand, plus la France se pervertit.

Quand un peuple ne peut plus combattre en bataille rangée, il fait la guerre de partisans ; c'est ici le cas.

Aujourd'hui se dessine nettement le rôle des hommes de cœur qui émergent au-dessus des autres par leurs talents, leur moralité et leur situation sociale. Le médecin n'en est-il pas un ou n'en devrait-il pas être ? Pénétrant partout, il est mieux indiqué que tout autre pour renseigner sur la valeur morale des feuilles publiques qu'il rencontre ; c'est son droit et c'est son devoir bien plus encore, en vertu de ce précepte divin qu'il faut aimer son prochain comme soi-même.

En s'en abstenant il trahit sa mission sociale et il assume, par le fait, une complicité véritable de tout le mal qu'il pourrait empêcher. Oh ! que n'est-il permis à ceux qui débutent dans la carrière de mettre à profit tous les enseignements de l'expérience des anciens ! Combien l'imprévoyante jeunesse, prête à parcourir la vie médicale, aurait soin de s'armer de principes et de se fortifier contre elle-même si ses yeux pouvaient lire dans le cœur de l'homme faible la déplorable histoire de ses combats et de ses misères !

Malheureusement on ne rencontre plus à notre époque cette inflexibilité de principes capable d'ennoblir toute une vie ; au contraire, on fait le sacrifice du devoir à l'égoïsme : c'est le règne de l'ambition qui subjugue l'âme, l'affaiblit et la façonne à toutes les souplesses. Nous considérons ici cette passion étroite, aussi ardente et aussi mesquine que la vanité, qui nourrit au cœur des hommes médiocres un insatiable désir d'attirer et de fixer sur eux les regards, et qui ne connaît pas de plus cuisantes douleurs et de plus pesante infortune que l'indifférence et la disgrâce. C'est une passion jalouse qui fait le vide autour d'elle et qui finit par régner seule dans les âmes dont elle détruit tous les mobiles généreux.

.˙.

Autre chose encore qui enchaîne l'âme autant que l'ambition, c'est la peur, la peur qui y règne en maîtresse et qui, pour conserver un emploi ou un avantage, accepte toute servitude.

Jadis, l'homme, à l'état de nature, connaissait le sentiment de la peur comme un instinct légitime de conservation : il n'avait peur alors que de la douleur et de la mort. Aujourd'hui l'homme de la civilisation détourne la peur de ses fins primitives pour la reporter sur les choses de la vie factice qu'il s'est créée. Ce n'est plus de vivre qu'il s'inquiète, mais de vivre avec fortune, rang, dignités, avec tout ce qui étend et décore l'existence ; il se sent constamment menacé dans son crédit, ses honneurs, ses richesses.

Que de fois avons-nous vu la peur se développer et circonvenir même d'honorables caractères qui se trouvent sans vigueur et sans résolution quand il s'agit de sacrifier quelques hochets de la vanité : risquer, par exemple, une mairie de village, ou le gracieux accueil d'un sous-préfet. Dans un autre ordre d'idées nous avons entendu, un jour, un monsieur catholique fervent, refuser de prendre part à une manifestation sur cette considération de sa femme, que cela pourrait le desservir auprès du gouvernement et lui retirer le privilège de certaines fournitures grosses de bénéfices.

Voilà bien la peur, l'ennemi capital du courage, qui étourdit, atterre l'homme faible et l'entraîne rapidement à des bassesses. C'est pourquoi l'on voit tant de médecins faire queue dans les antichambres des représentants du pouvoir, d'où ils sortent peut-être nantis d'un service quelconque, mais certainement dépouillés de toute fierté et de tout prestige.

Beaucoup trop subissent aussi l'entraînement, cette espèce de despotisme de l'opinion générale qui violente les caractères faibles et les enlève à leur individualité, à l'indépendance de leur pensée, pour les livrer à l'impulsion de la masse, Comment ne s'aperçoivent-ils pas que pour demeurer honnête il faut se maintenir libre ?

*
* *

Ces diverses considérations ont leur place ici. Elles sont utiles à tous et notamment aux jeunes médecins pour les dissuader de se faire, pour un avantage quelconque, les caudataires d'un pouvoir si haut placé soit-il. Il y va, au contraire, de l'honneur de leur carrière de garder toujours la fierté de leur indépendance. On ne s'élève jamais en s'aplatissant.

Il faut cependant tirer une conclusion de ce modeste essai sur la mauvaise presse. Et d'abord, pour ne pas s'exposer à aucune contagion, ni exposer les autres, on ne doit pas acheter de mauvais journaux et encore moins s'y abonner ; car les acheter c'est y collaborer, c'est les encourager à vivre : c'est presque fournir une arme à un malfaiteur pour l'aider à commettre un forfait. Un autre moyen plus efficace, c'est de favoriser la bonne presse en encourageant et en aidant sa diffusion.

« La presse, écrit E. Cornut, est un instrument difficile à manier, dangereux, mais indifférent au bien et au mal. C'est une force et la plus irrésistible : d'autres en abusent, essayons de la plier au service de la société, de la patrie et de la religion. Récriminer et maudire ne sert de rien ; il faut travailler : Dieu ne demande pas davantage. Sur ce terrain, comme sur tant d'autres, il n'ordonne pas de vaincre, mais de combattre. »

Il y a d'ailleurs une publicité honnête et nécessaire, à laquelle on peut avoir recours et dont la presse, périodique ou non, peut tirer un profit légitime. Nous avancerions même que les honnêtes gens et les catholiques en particulier ne savent pas suffisamment en user. Il faut prendre ce monde et son temps tels qu'ils existent et se servir pour le bien de tous les moyens légitimes d'action et d'influence.

CHAPITRE X

Le théâtre

De Bonald a écrit quelque part : « Les plaisirs publics peuvent finir par leur excès comme les plaisirs privés ; et peut-être ne sommes-nous pas loin du temps où le spectacle en France tuera l'art du théâtre. » Cette prophétie n'est pas éloignée de sa réalisation.

A l'époque de Corneille et de Racine le spectacle était encore à l'état rudimentaire. Les théâtres ou plutôt les tréteaux n'avaient rien qui ressemblât à nos salles modernes.

Au reste, ces pères de la tragédie étaient sinon uniquement, au moins plus soucieux d'écrire des œuvres littéraires que de produire des effets de scènes. Ils composaient pour les délicats de la littérature et non pour la multitude. Les spectateurs aussi n'attachaient qu'une importance médiocre aux artifices de la représentation ; leur goût des lettres n'exigeait des acteurs qu'une récitation de Corneille ou de Racine ; il semble qu'alors les pièces de théâtre commençaient par être lues pour finir ensuite par être jouées : tandis qu'aujourd'hui on commence par les jouer, et... souvent on ne les lit pas. Combien d'ailleurs ne supportent même pas la lecture !

C'est Voltaire le premier qui voulut être représenté beaucoup plus qu'être lu ; c'est lui aussi qui voulut *frapper fort* pour la multitude plutôt que de *frapper juste* pour les gens instruits ; c'est lui encore qui écrivait que pour représenter sur la scène les mouvements du cœur les plus violents il fallait avoir le *diable au corps*. Et voilà comment s'explique l'éducation des comédiens qui devinrent des personnages presque aussi importants, sinon plus, que les auteurs.

.˙.

Plus récemment les frères de Goncourt écrivaient que le théâtre contemporain n'est plus de la littérature ; c'est une exploitation industrielle où l'écrivain, les directeurs, les acteurs, se partagent inégalement les bénéfices.

Nous n'avons pas l'intention de relever, de décrire, de détailler tout ce que le théâtre présente actuellement d'immoralité. Ses méfaits sont innombrables ; il est le dissolvant le plus redoutable qui ronge la France et en précipite la décadence.

Les théâtres à l'heure présente sont pour la plupart des endroits où des satyres étalent à l'aise les fantaisies de leur impudicité.

Il y a peu de temps existait à Paris, rue Bénonville, un cirque créé par un riche capitaliste. On y voyait des gentilshommes authentiques, vêtus d'oripeaux et de maillots couverts de paillettes, se livrant à des exercices à faire envi à des clowns.

De temps en temps, pour éviter la monotonie, on ajoutait quelque chose de plus nouveau, de plus corsé, telle la *Sardanapale*, pantomime où figuraient une douzaine de femmes en costume adamique, même sans maillot, ornées seulement de quelques fleurs et de quelques bijoux. C'est bien là le théâtre où la raison s'égare le plus voluptueusement.

Ces spectacles comportaient deux fournées : l'une pour les femmes du monde ; l'autre, comme les appelle Drumont, pour les femmes de tout le monde.

On ne peut se défendre d'une profonde tristesse à la pensée qui se dégage de ces exhibitions nauséabondes qui indiquent d'une façon évidente une corruption du sens moral. S'il y a tant de gens pervertis, même dans les classes supérieures, il faut s'en prendre à la détestable influence des romans et des pièces de théâtre que notre génération lit et voit représenter.

« Ne trouvez-vous pas, écrit V. de Marolles, que le fait seul de mettre de pareils tableaux sous les yeux d'une honnête femme est un outrage à la pudeur? Déshabiller tant de femmes en public devant elle, n'est-ce pas un peu la déshabiller elle-même? »

Il y a une espèce de théâtre, dit réaliste ou libre, qui est aujourd'hui le plus dangereux, le plus hardiment obscène et qui est particulièrement destiné au peuple. Le théâtre bourgeois n'est pas moins réaliste ; on y joue des œuvres d'académiciens dont les titres ne peuvent servir de

garantie à la morale publique. Écoutons à ce propos
M. le sénateur Rivet :

« Au théâtre la brutalité des situations, la crudité des
mots, le risqué des scènes qui sont parfois comme des
outrages publics à la pudeur, l'exploitation d'un snobisme
stupide, ou de ce qu'il y a de moins noble dans la nature
humaine, la pâture donnée à la curiosité malsaine, les
tableaux d'un monde de bas étage ou d'une corruption
qui plus elle est fleurie plus elle est dangereuse ; tout cela
chasse de nos théâtres les pièces saines, réconfortantes
qui égayent d'un rire sain, qui offrent la joie exquise de
l'art, qui élèvent, ennoblissent, et qui, sous une action
vivante, offrent les exemples ou les leçons dont l'âme s'élargit et s'épure. »

Ce n'est pas encore assez des mauvais théâtres pour la
pornographie : elle a d'autres ressources dans les cafés
concerts, les beuglants, les bouisbouis infâmes. Et ce
n'est pas tout. De nos jours la pornographie est enseignée
par des instituteurs laïques au moyen du cinématographe.
Sont insondables les profondeurs où l'homme vicieux
peut salir son âme et ruiner son corps !

D'aucuns paraissent désirer que l'école aie, pour remplacer le catéchisme, son cours de pornographie, et à la
distribution des prix ce sont les œuvres du marquis de Sade
que viendra recueillir sur l'estrade, des mains du maire,
l'élève le plus méritant sous forme de prix d'honneur.

Rien d'ailleurs de plus naturel. Du moment où l'on
supprime l'enseignement de la vraie morale, il faut le
remplacer par un enseignement tout opposé.

En ce qui concerne ces aliborons libidineux, il est à

constater que les licences qu'ils s'accordent comme imprésarios sont particulièrement privilégiées : leurs écoles
sont des écoles de tolérance.

.*.

Aujourd'hui, grâce à la suppression de la censure,
chaque théâtre a l'amour-propre, ou plutôt l'amour malpropre, d'exhiber une femme nue, surtout sur les scènes
où l'on monte une revue ; le mot nue ne veut dire ni une
femme décolletée, ni même une femme en maillot.

Et cependant personne ne semble gêné ni ne proteste.
Écoutons ce petit dialogue qu'un publiciste de talent fait
tenir dans un salon :

« Ah ! ma chère, c'était d'un raide !

— Vous y avez été ?

— Oui, et vous ?

— Moi, j'y vais ce soir. »

Et ces dames qui la veille ont payé huit francs pour
entendre et voir des choses à faire rougir les plus blasés,
risquent une moue ou une subite rougeur pour une
parole légère.

Au *Casino de Paris*, dans *Fumées d'opium*, on assistait à
la reconstitution musicale et chorégraphique d'une
messe rose. Une femme dévêtue sur un autel recevait les
adorations des prêtres que secondaient de petites grues
habillées en enfants de chœur.

Au *théâtre de Grenelle* on jouait une pièce, *Passion perverse* ou l'*Invertie* qui est une véritable cochonnerie. Tout
écrivain qui se respecte refuserait d'analyser pareille chose.

Et les pornographes de traiter d'hypocrites et de tartufes sociaux ceux qui s'élèvent contre ces exhibitions dégoûtantes, ces outrages aux mœurs et à la pudeur.

« Ces théâtres, écrit le même publiciste, sont des bouches d'égout vomissant sur Paris leurs pestilentiels relents d'ordure et de charogne. »

Quand donc surgiront ils tous ceux qui ont encore au cœur l'amour du pays, de la religion et de la famille pour faire œuvre de salubrité publique en protestant de toutes façons et à coups de sifflet pour couper celui des imprésarios de pareils théâtres ?

Que ne pourrait on dire aussi de ce qui se passe dans les baraques des fêtes foraines, qui sont très souvent des maisons de prostitution ambulante ? Une déclaration faite à la municipalité suffit pour autoriser ces lieux de perdition mis au service des jeunes gens à la honte des administrations.

Que penser encore des Music Hall, Eldorado, Apollo, Scala, Alhambra et Olympia où la pornographie la plus audacieuse, la plus effrontée s'étale aux yeux du public pour l'outrager dans sa pudeur et l'entraîner à l'immoralité ?

. .

Il est de fait qu'actuellement il faut des drames satyriques et bouffons ou d'une grossièreté révoltante. Cependant les nobles sujets où la beauté littéraire dispute la palme à la beauté morale ne manquent pas : il en est aussi où les passions prêtent à de grands effets : l'ambition, le patriotisme, l'amour maternel, la haine, l'hé-

roïsme religieux, l'avarice et tant d'autres. Ce seraient des
plats exquis si l'on ne se croyait pas obligé de les fortement épicer : et le piment exigé c'est l'amour passionné,
voluptueux et coupable. Les critiques les plus indulgents
n'en font aucunement mystère.

Pour faire admettre les élucubrations corruptrices
actuelles où la sensualité commande en maîtresse à la
raison, leurs auteurs nous servent, en guise de justification,
cette formule hypocrite : « Ce qui est vrai ne saurait être
immoral ou nuisible. »

Les meilleures pièces perdent ce qu'elles ont de moralité dans la mise en scène. Ce qui les gâte et les rend pernicieuses, c'est le cadre qui les enserre, les feux de la
rampe, les riches décors, les ballets combinés savamment
et uniquement pour s'emparer des sens et de l'imagination et pousser les frémissements et les applaudissements
jusqu'au délire.

Toute œuvre capable de faire frissonner les cordes im-
pures du cœur dévaste toute âme, si haute soit-elle. Du
reste, on ne va pas au théâtre pour prendre des leçons
cachées dans des thèses plus ou moins subtiles : on y va
pour recevoir des commotions agréables. Non pas que
les auteurs, les spectateurs et même les acteurs ne cherchent à sauvegarder quelques bienséances ; mais il y a
une autre préoccupation, la principale, le chiffre des
recettes.

*
* *

Des sentiments frais et naïfs ne peuvent toucher des
cœurs blasés auxquels il ne faut plus que l'adultère, non

pas l'adultère classique, mais celui qui est tout ensemble une insulte à la religion, un outrage à la nature et un mépris de la société.

Loin d'être une œuvre de moralisation, le théâtre propage le mal en se moquant non du coupable d'adultère mais de la victime. Pour lui la vertu est une niaiserie, et il n'a d'admiration que pour les roués et les dissolus. Et l'on ne s'aperçoit pas que petit à petit cette faiblesse pour les mauvais sujets passe dans la pratique et porte toutes les souillures et toutes les souffrances dans les ménages.

Les comédies actuelles nous donnent de la famille une idée abominable ou plutôt une caricature criminelle de la vraie famille.

Mais s'il y a dans les grands théâtres une certaine retenue, que dire du débraillé et des infamies des théâtres genre *Chat noir* ? On n'y flatte pas seulement l'adultère, on y glorifie aussi le divorce, l'union libre et le libertinage le plus éhonté.

.

A. Dumas fils, dans ses drames, s'est fait une spécialité du divorce : il a préparé la besogne de Naquet qui en a fait voter la loi à la Chambre, loi fatale à la religion catholique mais plus encore à la France. Si encore, en regard des ignominies et des misères du théâtre, un écrivain loyal plaçait le tableau de la famille chaste, honorée, féconde et heureuse : mais cet écrivain ne se rencontre pas chez les gens de théâtre ; ils ne connaissent que les femmes mondaines et demi-mondaines.

A ce sujet voici ce que Paul Féval écrivait à A. Dumas fils :

« C'est pour ces femmes-là que vous voulez le divorce, vous le dites. Nos femmes, mon cher Dumas, ne ressemblent point à cela, absolument point, ni d'aucun côté. C'est pourquoi, entre mille raisons, nous ne voulons point de votre divorce, ni elles non plus. A votre place n'ayant rien à donner aux vraies femmes en échange de leur Dieu, sinon des paroles inconsidérées et de bonne vente, je leur laisserais Dieu purement et simplement. Elles vous en sauraient gré. »

« Est-ce à dire, écrit E. Cornut, que tous les reproches que M. Dumas et ses rivaux font à la loi civile ou religieuse et aux mœurs sociales soient également faux ? Non. Le Code, s'inspirant du droit romain plus que des conciles, n'a pas tenu assez compte des droits de la jeune fille, et surtout de la mère, en réglementant le mariage et le testament. La faiblesse de la femme y est sacrifiée au caprice de l'homme. C'est un abus qui appelle une réforme et que nombre d'observateurs, M. Le Play, par exemple, ont énergiquement signalé. Mais le divorce ou l'assassinat prônés sur les théâtres sont de singuliers remèdes. »

« Il y a dans les drames et les tirades morales de Dumas, dit Sarcey, comme un piment de volupté secrète ; mais on n'y goûte pas « cette satisfaction pleine et douce, cette quiétude de contentement que donnent les œuvres vraiment bonnes, qui sont en même temps belles. » Cet esprit péniblement cherché sur de pareils sujets fatigue, agace, attriste et abaisse. « Dumas me fait de la morale tout le temps ; je l'écoute, je la trouve juste, et je m'en vais moins bon que je ne suis entré. Corrigé ? il ne s'agit pas de cela. Le théâtre n'a jamais corrigé personne. »

« Le rire, écrit encore E. Cornut, qu'excitent les mots de Dumas est impur, cruel et forcé. « Je l'écoutais hier, dit toujours Sarcey, j'en étudiais la sonorité particulière ; c'est le rire du scandale. » Ce langage de médecin et de physiologiste, en présence de femmes et de jeunes filles, est le plus insolent des mépris jeté aux spectateurs. « Mais ce qui m'enrage contre lui, c'est la prétention qu'il affiche à faire de la morale, quand il n'y a rien — ma foi, je vais lâcher le mot, il me brûle les lèvres — de plus démoralisant que ces sortes de spectacles. Il familiarise les imaginations avec cette idée de l'adultère, qu'on veut leur rendre affreuse. Il leur apprend à la considérer de sens rassis ; Dumas ne se doute pas de cela. »

.[.].

Nous avons fait du chemin depuis A. Dumas ; et aujourd'hui pullulent les auteurs qui très ouvertement placent la « *bête* » au fond de la plupart de leurs drames. « Les titres seuls des pièces, écrit E. Cornut, sont un scandale. Toutes les putréfactions se ressemblent ; c'est dans Tacite, Suétone et les historiens des douze Césars qu'on trouve le tableau exact de notre décadence ; mais la pourriture des peuples longtemps chrétiens et qui ont abusé de grandes grâces a quelque chose de plus triste et de plus repoussant. »

Le monde du théâtre est profondément vicieux et corrupteur. Qui ne connaît, par ce qu'on en écrit, les ruses de la coquetterie et les turpitudes du libertinage des actrices? « Une comédienne, dit G. Larroumet, si elle veut rester honnête, doit avoir des rentes, se marier ou mourir de faim. Or, très peu ont des rentes, beaucoup ne se marient pas et aucune ne meurt de faim. »

Et c'est le gouvernement qui subventionne les théâtres même les plus détestables ; dans la profonde misère de ses finances il sait encore trouver des ressources pour favoriser la corruption, tandis qu'il ferme les couvents et les églises. « Il y a toujours de l'or et des faveurs pour les cabotins. » N'a-t-il pas l'habitude d'orner le veston des acteurs de la même croix d'honneur qui brille sur la poitrine des braves qui ont maintes fois méprisé la mort au service de la patrie?

* *
*

Les anciens avaient sur le théâtre des idées plus saines que les nôtres.

« Nous ne recevons, dit Platon. ni la tragédie, ni la comédie dans notre ville. » « L'art même, dit Bossuet. qui formait un comédien à faire tant de différents personnages, lui paraissait introduire dans la vie humaine un caractère de légèreté indigne d'un homme et directement opposé à la simplicité des mœurs; et il craignait que « l'imitation ne les amenât insensiblement à la chose même. » Admirer et louer un comédien n'était autre chose que « d'arroser de mauvaises herbes qu'il fallait laisser entièrement dessécher. » Il fallait, à son avis, rejeter tout ce genre « de poésie voluptueuse qui est capable seule de corrompre les plus gens de bien. »

Platon ne pouvait souffrir les lamentations du théâtre

destinées à exciter et à flatter en nous cette partie faible et plaintive qui s'épanche en gémissements et en pleurs.

Il ne souffrait pas que la tragédie fît paraître les hommes ou heureux ou malheureux par des biens ou des maux sensibles : « Tout cela, disait-il, n'est que corruption. » Il supportait plutôt « qu'un homme sage eût honte de faire rire. »

Il n'approuvait pas non plus la comédie, « cette pente aveugle et impétueuse à se laisser emporter par l'envie de rire, » ni aucune représentation, parce qu'il n'y en avait point « qui n'excitât ou la colère ou l'amour, ou quelque autre passion. » Il rejetait les pièces comiques « de peur qu'on ne tombât dans l'amour vulgaire. » Par un principe encore plus universel il chassait également les poètes comiques, tragiques, épiques, même Homère, parce que, ne songeant qu'à plaire, ils étalaient indifféremment les bonnes et les mauvaises maximes. C'est pourquoi, disait-il, « il y a une ancienne antipathie entre les philosophes et les poètes. »

Aristote, bien que plus accommodant que Platon, « ne laisse pas de trouver dans le théâtre quelque chose de si dangereux qu'il n'y admet point la jeunesse pour y voir ni les comédies ni même les tragédies, parce qu'il faut craindre les premières impressions d'un âge tendre que les sujets tragiques auraient trop ému. Il nous apprend aussi qu'il est dangereux d'exciter les passions qui plaisent, auxquelles on peut étendre ce principe du même philosophe que « l'action suit de près le discours, et qu'on se laisse aisément gagner aux choses dont on aime l'expression. »

*
* *

Bossuet a écrit un long mémoire sur la comédie ; ce qu'il en pensait en 1694 peut être semblablement appliqué à notre théâtre actuel.

Qui oserait soutenir « des pièces où la vertu et la piété sont toujours ridicules, la corruption toujours excusée et toujours plaisante, et la pudeur toujours offensée ou toujours en crainte d'être violée par les derniers attentats, je veux dire par les expressions les plus impudentes à qui l'on ne donne que les enveloppes les plus minces ? »

On peut dire qu'aujourd'hui les enveloppes, si minces soient-elles, n'existent même plus ; les obscénités les plus monstrueuses sont distribuées toutes crues et sans façon. « Il faut toujours que les règles de la véritable vertu soient méprisées par quelque endroit pour donner au spectateur le plaisir qu'il cherche. Le licite et le régulier le ferait languir s'il était pur : en un mot, toute comédie, selon l'idée de nos jours, veut inspirer le plaisir d'aimer : on en regarde les personnages, non pas comme gens qui épousent, mais comme amants, et c'est amant qu'on veut être sans songer à ce qu'on pourra devenir après. »

Actuellement l'aberration du sens moral et une fringale de cabotinisme se trahissent partout ; c'est ainsi que les théâtres pullulent non seulement à Paris, mais aussi en province. On y mène les enfants des écoles et les lycéens à qui on accorde avec largesse des entrées gratuites.

Qui pourrait s'étonner, en considérant les classes riches et masses populaires se ruer avec frénésie au théâtre, des mœurs actuelles devenues d'une brutalité sauvage ? Le théâtre où l'on joue la fiction du crime, ne suffit plus : il faut la Cour d'assises pour s'y repaître de drames vécus.

Quoi de moins surprenant dès lors que les assassinats, les suicides et les catastrophes financières s'observent tous les jours et que la dépopulation, s'accentuant sans cesse, ébranle sur leurs antiques bases la famille et la patrie.

Grâce donc au théâtre et à la mauvaise presse, l'idéal sublime et pur du mariage s'efface : grâce aux liaisons immorales, il n'y a plus d'esprit de famille ni de vie domestique paisible.

. .

Où est le remède à cela ? Écoutons encore E. Cornut :

« La famille refaite referait bien vite la France. Malheureusement nous roulons ici dans un cercle vicieux. C'est en partie parce que la famille n'existe plus que les théâtres prospèrent, et c'est parce que les théâtres sont si fréquentés que la famille dépérit de plus en plus. Qui nous fera sortir de cette impasse ? Le réveil du sens religieux et de la pratique catholique pourrait seul triompher de ce redoutable problème. »

Un hygiéniste de grande valeur, après avoir traité de l'hygiène physique du théâtre, laisse échapper les réflexions suivantes :

Le théâtre « est l'un des miroirs réflecteurs de la société contemporaine ; il peut devenir sous la possession du génie un foyer de nobles inspirations ; il favorise le déploiement des arts et ménage à une certaine classe d'esprits des plaisirs de convention qui ne manquent ni de délicatesse, ni d'utilité ; mais, sans lui imputer toute l'initiative du mal qu'il produit, niera-t-on qu'il remue les passions et les mauvais instincts ? Plus d'une jeune fille a laissé dans la première soirée passée au théâtre la moitié de son innocence morale ; plus d'un crime y a pris naissance par l'éveil du penchant à l'imitation. Si les théâtres n'existaient pas il n'y aurait pas une vertu de moins sur la terre. »

CHAPITRE XI

Philosophie

Ce que nous venons de voir dans la littérature de nos jours de plus pernicieux pour la morale publique et privée a une origine : c'est la philosophie, la source où vont s'alimenter les intelligences. On peut considérer comme une vérité absolue qu'une mauvaise philosophie engendre de mauvais livres et de mauvais journaux.

Les philosophes ont un talent incontestable à présenter au public leurs idées et leurs doctrines ; ils apportent dans leur enseignement et dans leurs livres, avec la gravité doctorale de leur personne, une littérature pleine de recherches et de fascination à laquelle peu d'esprits sont réfractaires ; beaucoup même de leurs disciples se font les échos inconscients des doctrines du maître et les portent au loin.

.
. .

Qui voudrait entreprendre l'étude de la philosophie actuelle tomberait bientôt dans le découragement à la vue des innombrables systèmes qui se heurtent ou se succèdent. Autant de philosophes, autant de théories aussi vagues, aussi fugitives que les images changeantes d'un kaléidoscope. Ils sont tous également fiers, affirmatifs, dogmatiques et, dans leur présomption, n'ignorant rien, ne prouvant rien, se moquent les uns des autres.

Cette prodigieuse diversité de sentiments tient à l'insuffisance de l'esprit humain et à son orgueil. Il veut saisir le vrai et n'embrasse que le mensonge. Et cependant, observe Pascal, « il faut que chacun prenne parti et se range nécessairement ou au dogmatisme ou au pyrrhonisme ; car qui penserait demeurer neutre serait pyrrhonien par excellence : cette neutralité est l'essence du pyrrhonisme ; qui n'est pas contre lui est excellemment pour lui. Que fera donc l'homme en cet état ? Doutera-t-il de tout ? Doutera-t-il s'il veille, si on le pince, si on le brûle ? Doutera-t-il s'il doute ? Doutera-t-il s'il est ? On n'en saurait venir là : et je mets en fait qu'il n'y a jamais eu de pyrrhonien effectif et parfait. La nature soutient la raison impuissante et l'empêche d'extravaguer jusqu'à ce point. Dira-t-il, au contraire, qu'il possède certainement la vérité, lui qui, si peu qu'on le pousse, n'en peut montrer aucun titre et est forcé de lâcher prise ? »

*
* *

En outre, ils n'ont aucune pitié pour leurs devanciers et leurs rivaux : ils leur sont arrogants et dédaigneux. Tour à tour ils se prétendent les fondateurs de la vraie doctrine, la seule vraie, que leurs prédécesseurs ont à peine ou pas

du tout entrevue. Ils ne se font pas scrupule de se jeter
l'un à l'autre de dures épithètes. Schopenhauer affecte un
dédain profond, illimité à l'égard des philosophes, ses
contemporains. Avide de leurs éloges, il conçoit un violent
dépit de ne pouvoir les obtenir. Son humeur acariâtre
trouve des injures, de mordants sarcasmes, des insinua-
tions malveillantes et injustes pour en accabler ses con
tradicteurs. Et l'on vit aussi, et Heine, et Tolstoï, et
Nietzsche, et combien d'autres, tomber dans les mêmes
errements.

D'autre part, ils se gardent bien de s'intéresser aux solu-
tions catholiques pour lesquelles ils affectent un profond
dédain et une ignorance de convention. Ne dirait on pas
que la lumière leur fait peur pour préférer la philosophie
embrumée des Anglais et des Allemands?

Les sciences et les arts s'enrichissent sans cesse d'acquisitions nouvelles qui se conservent par la tradition en
passant des maîtres aux élèves. En philosophie, chacun,
dans son outrecuidance, fait table rase du travail des
siècles précédents et croit avoir enfin trouvé la solution,
seule digne de passer à la postérité. C'est ainsi qu'en raison du grand nombre des théories, l'étude de la philosophie est réduite à une simple curiosité critique, alors
qu'il serait si sage et si fructueux de la voir enfin s'arrêter aux doctrines acquises et déduites de principes certains
et de les coordonner.

A l'heure actuelle on refuse toute dépendance pour faire

œuvre d'innovation. La recherche du vrai ne passionne plus ; on se contente de faire du bruit ; on n'a qu'un unique souci : se faire applaudir en provoquant l'étonnement : c'est ainsi qu'on aboutit à toute vitesse au scepticisme et au nihilisme intellectuel ; et ceux qui échappent au pyrrhonisme ne tardent pas à se rallier au rationalisme naturaliste.

Mais qu'est ce donc que le rationalisme ? Personne n'a plus besoin de le savoir que les médecins. Il est bon d'en parler un peu pour s'en garer à l'occasion.

Le rationalisme est une doctrine qui fait à la raison, dans la connaissance humaine, la place qui lui revient de droit. c'est-à-dire la première, parce que l'essentiel dans l'homme, ce dont tout le reste découle naturellement. c'est d'avoir la raison, d'être un être raisonnable, et, comme l'on dit, en tenant compte de ses deux natures, d'être un animal raisonnable.

Tel est le sens étymologique du rationalisme, sens modéré qu'il ne garde pas dans l'usage ordinaire. Il emporte avec lui l'idée de quelque excès, d'un certain abus qui consiste à déclarer non pas que la raison peut quelque chose, mais qu'elle peut tout. Il signifie abus de pouvoir. Dans l'homme, la raison serait tout, puisqu'elle est la seule chose qui compte ou celle à laquelle se ramène tout le reste ; et, dans le monde, elle serait tout aussi, étant là, comme dans l'homme, la seule chose qui vaille, ou ce à quoi tout le reste finit par se réduire.

Le rationalisme est donc une doctrine qui supprime, au

bénéfice de la raison, ou absorbe dans la raison même, toute connaissance et même toute chose.

Tantôt le rationaliste réduit la raison au simple raisonnement qui seul a de la valeur. Il n'use plus que des déductions *à priori* et d'une certaine dialectique ; peu lui importent la tradition, l'histoire, l'art, la poésie, la religion et la vie. C'est le système des dialecticiens et des discoureurs.

Tantôt le rationaliste considère les principes généraux de la raison, selon lesquels tout doit se constituer sous peine de ne rien valoir, d'une façon abstraite, en dehors des faits, et de la réalité ; il fait un dogme de la formule qui proclame la souveraineté de la raison. Cette doctrine a les mêmes mépris que la précédente.

Dans une autre forme le rationalisme est scientifique. Il admet cela seul que l'on comprend, qui est susceptible d'une explication dite scientifique, au point de vue expérimental seulement, bien entendu. Ici ce n'est plus la raison qui est l'idole des savants, c'est la science ; leur dogme c'est le déterminisme universel ; d'où, comme corollaire, l'impossibilité des volontés divines, du miracle Tel est le système de ceux qui n'admettent que ce qu'explique la science.

Il y a aussi le rationalisme naturaliste qui ne méprise pas, comme les doctrines précédentes, mais englobe la sensation, l'imagination, etc., la religion, la vie humaine sous toutes ses formes parce que tout est pensée. Sa maxime se tient dans cette proposition : tout est intelligible, en ce sens que tout est réductible à la pensée. Cela constitue l'intellectualisme et l'idéalisme ; mais c'est aussi le rationalisme parce que cette pensée à laquelle tout se ramène, c'est la raison humaine, c'est la raison de chacun : ce que l'on comprend, ce dont on a une idée claire.

Le rationalisme trouve son expression la plus complète et la plus vivante dans cette forme qu'on nomme la critique. Les dogmes de la critique sont bien : que tout est intelligible ; que tout s'explique ; que dans l'évolution universelle tout vient en son rang ; qu'il s'agit de tout comprendre et de tout expliquer. En un mot tout est déterminé.

Enfin, dans une dernière forme, le rationaliste s'insurge contre l'intellectualisme. Il donne une grande importance à la volonté et un certain mépris relatif de la science. Il flagelle les prétentions absurdes et la fatuité de certains savants. Il est vrai, du reste, que la science n'atteint pas tout, qu'elle ne se soutient pas toute seule.

« Au fond, écrit un philosophe, si c'est être rationaliste de ne voir dans l'homme que la raison, c'est l'être plus encore de ne voir dans la raison que l'homme.

En déclarant hors de nos prises le transcendant parce qu'il ne rentre pas dans nos catégories, en le déclarant inconnaissable parce qu'il est supérieur à nos cadres, c'est encore la pensée humaine que l'on prend pour mesure. C'est toujours prétendre que notre horizon est tout, qu'il n'y a rien au delà de nos formes, de notre pensée, rien par delà notre sagesse, grande ou courte, exaltée ou rabaissée. La raison humaine demeure la mesure de tout. »

Dès qu'on refuse de connaître au fond et au-dessus de la pensée humaine quelque chose par quoi elle est, où elle trouve sa lumière et sa loi, qu'on l'exalte ou qu'on la rabaisse, on est rationaliste. Ce qui donc constitue proprement le rationalisme, c'est de vouloir que la raison n'ait d'autre soutien ni d'autre guide qu'elle-même, qu'elle soit à elle-même sa propre lumière, sa propre règle, qu'elle suffise ou non à tout.

Dans une dernière forme les rationalistes de tous genres s'entendent sur un point : la libre pensée à l'égard du surnaturel positif ; ils s'accordent pour interdire à Dieu, au nom de leur raison, d'intervenir dans le monde, et pour réduire les faits religieux à la mesure de leur pensée. Tel est le rationalisme libre penseur.

Le rationalisme est donc une tendance qui fait que dans l'homme on ne voit que la raison ou que dans la raison on ne voit que l'homme.

.˙.

Il est déraisonnable de séparer la raison de sa source, de ses données, de la priver de ses compléments, de ses secours, de l'isoler du reste de l'âme et du reste du monde, et du genre humain, surtout de Dieu, de Dieu qui lui fournit ses principes, de Dieu qui parle dans l'Église.

La raison, indispensable partout, ne suffit nulle part. Elle est indispensable, mais elle ne peut faire bien son office que si la complexité vivante des choses n'est jamais méconnue.

Il y a un mouvement incessant, une évolution perpétuelle, et la science se fait, et c'est souvent acheminement, ou approximation, et de même en tout, philosophie, vie, etc. ; mais il y a quelques points fixes : point de départ, points d'appui, points d'arrivée, et *omnis motus fundatur in immobili.*

En outre, penser est un acte, un travail, quelque chose de personnel. Et il faut faire effort de son mieux : être ferme, non fermé ; souple, non point mou. A chacun de faire tout pour penser, pour juger de son mieux. Mais s'il faut en ce sens penser par soi-même, nul pourtant n'est à soi-même sa lumière, sa règle : nul ne pense *par* soi, non plus que nul n'est *par* soi. L'homme est grand ; il l'est en particulier pour ce qu'il met de lui dans la science, *homo additus naturæ.* Mais ne réduisez pas l'homme à l'homme : *Deus additus homini ;* ma raison trouve dans sa dépendance humble à l'égard de Dieu son suprême honneur et sa suprême force.

*
* *

Le rationaliste ne met pas longtemps à tomber dans le déisme comme dans un gouffre où tout va s'engloutir : action du Créateur, concours de la cause première, la Providence et surtout l'autorité et la sanction du Législateur suprême. On accepte bien encore un Être suprême parce qu'on ne peut s'en passer, mais on lui refuse le droit de troubler l'homme dans ses affaires et ses passions.

Selon certains spiritualistes, comme l'étaient J. Simon et Cousin, ce Dieu ne serait qu'une conception de notre esprit, un idéal abstrait, une entité intelligible, différent tout à fait du Dieu véritable, infiniment parfait.

Ce Dieu problématique paraît, surtout au positivisme,

inutile : lui le met en dehors de la science, car celle ci ne
s'occupe que de choses sur lesquelles l'expérience a prise.
Le positivisme, dit A. Comte, son fondateur. a pour but
« l'étude propre des généralités des différentes sciences,
conçues comme soumises à une méthode unique. » Mais
ces généralités ne se confondent nullement avec les causes
des faits. « Le caractère fondamental de la philosophie
positive est de regarder tous les phénomènes comme assu-
jettis à des lois naturelles invariables dont la découverte
précise et la réduction au moindre nombre possible sont
le but de tous nos efforts, en considérant comme absolument inaccessible et vide de sens pour nous la recherche
de ce qu'on appelle les causes, soit premières, soit finales.
Dans nos explications positives, même les plus parfaites,
nous n'avons nullement la prétention d'exposer les causes
génératrices des phénomènes, puisque nous ne ferions
jamais alors que reculer la difficulté, mais seulement
d'analyser avec exactitude les circonstances de leur production et de les rattacher les unes aux autres par des
relations normales de succession et de similitude. »

.

« L'amoindrissement de la vérité, écrit L. Roure, tel
est le vice radical du positivisme. Il part d'une méthode
d'investigation, et cette méthode il la réduit à l'observation
sensible. Il se condamne *à priori* à ne pas jeter les yeux
au delà des phénomènes tangibles : et cette connaissance
l'amène au matérialisme. Dans la sphère des phénomènes,
sa peur du suprasensible lui fait écarter la recherche de

leur nature et de leur production pour n'en observer que
la succession et la similitude. Bien plus, toute explication
nouvelle des phénomènes, toute tentative vers l'inconnu
le met en défiance ; il y a là un élément de *possibilité* qui
ne lui semble pas assez *positif*. C'est ce que notait déjà
Pasteur dans son discours de réception à l'Académie : « Le
positivisme est plus propre à coordonner les données
déjà existantes qu'à étendre le champ de la science pour
des découvertes nouvelles. Il est timide dans cette voie...
A. Comte et Littré n'ont pas connu la vraie expérimentation. Ils l'ont confondue avec l'observation restreinte des
faits passés. « L'inconnu dans le possible et non ce qui a
été : voilà son domaine... Pour juger de la valeur du
positivisme, ma première pensée a été d'y chercher l'invention. Je ne l'y ai pas trouvée. » Le titre donné par
M. Laffitte à son cours : *Histoire générale des sciences*, n'est
pas de nature à faire mieux augurer du caractère inventif
du positivisme contemporain. »

*
* *

Les panthéisies tranchent la question tout autrement :
puisque, d'après eux, Dieu est l'unique substance, la substance universelle, il n'est pas autre chose qu'un point de
vue, une manifestation, une force, une parcelle de cette
substance en évolution, de l'éternel devenir. Bien que
démodée cette doctrine se retrouve encore sous diverses
formes qui essaient de la rajeunir et n'aboutissent qu'à
l'athéisme et à la destruction de toute morale.

Les philosophes sont aussi bien loin de s'entendre sur l'âme. Et d'abord existe-t elle ? Ne serait-elle pas un mot imaginé pour mieux expliquer une propriété peu explorée de la matière, une simple série de phénomènes cérébraux ou nerveux ? Dès lors l'anthropologie ne serait plus qu'une branche de l'histoire naturelle. Ce matérialisme radical se montre timidement. Il ne refuse pas à l'homme un principe immatériel, nuageux ; mais il n'accorde pas, à ce principe, l'immortalité, l'identité personnelle, et souvent le libre arbitre et par cela même la responsabilité morale. C'est la doctrine de Ribot, des psycho-physiologistes qui soumettent le corps à l'action irrésistible du milieu : ils l'appellent le déterminisme qui n'est en fin de compte que le fatalisme.

Mais il n'y a pas seulement que Dieu et l'âme qui soient des sujets de problèmes ; le monde extérieur ne serait-il pas lui-même une illusion comme Kant s'efforce à le démontrer ? Qui nous prouve que notre vie n'est pas un tissu fait de rêves et d'hallucinations ?

Il est encore d'autres philosophes moins exigeants ; ils prétendent, au nom du phénoménisme, que le monde est une danse de fantômes dans l'espace et dans le temps.

A quoi bon, on se le demande, tous ces sophismes si ce n'est pour aboutir au scepticisme et au désespoir de connaître la vérité, au dégoût et au mépris de la vraie philosophie, et enfin à l'obscurcissement de la raison publique ? A quoi bon envelopper la vérité, qui est sœur de la clarté, dans un **jargon incompréhensible** ?

Aujourd'hui la philosophie, au lieu de se tenir dans une sphère à part et isolée du monde réel, se mêle à toutes les choses de la vie privée et publique : on l'a forcée à descendre des hauteurs de l'idéal absolu, où elle se complaisait jadis, aux applications journalières de nos devoirs d'hommes. C'est ainsi que les conséquences morales de la philosophie contemporaine, devenue populaire, sont si désastreuses. C'est ainsi qu'on a chassé Dieu du livre, de l'école, de la famille, des lois, des institutions publiques et des mœurs. Tel était d'ailleurs l'idéal de cette fameuse *Ligue de l'Enseignement* qui se vantait d'avoir un programme d'éducation athée adopté par le gouvernement et imposé à toute la France.

Dans ces conditions quelle devait être la destinée de la morale ? Tout fondement enlevé à l'obligation, toute sanction à la loi, tout frein à la liberté et au caprice, que pouvait-elle donc devenir ?

Grâce aux pernicieuses doctrines philosophiques diffusées partout par une mauvaise presse, le sens moral s'en va. On ne veut plus que la jouissance immédiate et le plaisir brutal qui sont devenus la fin de la vie chez le riche comme chez le pauvre. On est arrivé à une telle oblitération de la conscience qu'elle finit par amener une vague indécision dans les principes moraux, même les mieux gravés primitivement au cœur de l'homme.

Cependant, malgré les complaisances coupables et lâches

de la société, on n'est pas encore parvenu à confondre le plaisir et la vertu. Il reste encore assez de conscience naturelle et de christianisme pour résister à tous les sophismes.

La philosophie aboutit actuellement à la morale anglaise, la morale utilitaire. On cherche son plaisir où on espère le trouver plus facile et plus intense, chacun à sa mesure : des idées plus nobles sont excessivement rares. L'esprit chrétien, seul efficace pour le peuple, est chassé de partout. La famille n'existe guère davantage. L'école officielle n'a qu'une morale vague avec, pour sanction, la silhouette du gendarme. Quelle idée pouvons-nous avoir de la justice quand la notion de la loi n'est plus adéquate à celle de la probité ; on entend des honnêtes gens s'écrier : « C'est bien fâcheux ; mais que voulez-vous ? c'est la loi. » On ne monte pas plus haut.

La raison ne crée pas la loi, car aucune créature ne peut s'imposer à elle-même une nécessité morale ; c'est cependant sur cette erreur qu'est fondée la morale indépendante. L'obligation, la vertu, le crime, la récompense et le châtiment, toute la morale enfin, supposent la liberté. Aussi c'est à cette prérogative de notre liberté que s'attaquent les sophistes.

Les philosophes, tout en admettant un principe spirituel dans le composé humain, font dépendre les actes de la volonté, absolument, soit des événements extérieurs, soit des modifications corporelles ou d'un état mental. On appelle ces principes idées-forces, hérédité, suggestion, attraction personnelle, que sais-je. De sorte que l'homme se croit libre, et il ne l'est pas plus que l'animal dont l'instinct est gouverné par les phénomènes sensibles qui passent.

Personne n'ignore l'influence de ces impressions extérieures ; mais inclination n'est pas nécessité ; le libre arbitre est toujours là. L'âme a certainement besoin de la santé du corps et de l'intégrité relative des organes pour agir, pour délibérer et se décider. On peut en dire autant des influences héréditaires : elles peuvent diminuer la faute et non l'effacer. C'est un ennemi fâcheux à combattre, mais qu'il est obligatoire et glorieux de vaincre. Du reste, c'est une influence que l'on exagère et qu'on généralise trop actuellement.

*
* *

Cette doctrine découle de l'évolutionnisme. Daprès cette théorie la liberté n'aurait presque plus rien à faire dans les transformations du monde. Elle a été appliquée aux diverses parties de la morale et à l'éducation de l'enfance et de la jeunesse. Mariage, famille. propriété, pudeur, culte religieux : autant de préjugés qui doivent disparaître devant la science. Des ouvrages de vulgarisation, des livres scolaires et d'histoire, des romans sont pénétrés de cette doctrine subversive. C'est la légitimation de toutes les passions et de tous les instincts.

Le déterminisme a préparé le terrain au pessimisme qui aboutit au même terme que le désespoir. Ce système nous présente la vie comme le mal essentiel, la mort comme la délivrance suprême. Les littérateurs s'en autorisent pour étaler dans leurs livres toutes les laideurs physiques et morales : ces pessimistes à outrance ne sont d'ailleurs que de vulgaires pornographes.

Enfin pour réagir contre le matérialisme ordinaire, des esprits bizarres se sont jetés dans le spiritisme, le néomagisme, le bouddhisme et les sciences occultes, vraies parodies des croyances et des pratiques chrétiennes. Souvent le blasphème vient ajouter son ragoût à ce mysticisme.

.·.

A chaque époque philosophique se rattachent un courant d'opinion, un groupe plus ou moins nombreux de poètes, de romanciers, de dramaturges, de journalistes et d'écrivains de tous genres et de tout talent, toujours à l'affût de ce qui pourrait donner à leurs inventions quelque chose de piquant et d'original.

Il n'y a donc pas lieu de s'étonner en voyant les vertus morales jouer dans la vie un rôle qui s'amoindrit chaque jour. La religion est bannie de l'enseignement; mais à quoi bon la pédagogie utilitaire et les récompenses aux enfants si on ne leur donne en même temps la connaissance et l'amour du devoir ainsi que l'idée de l'autorité divine ?

Les notions morales s'amoindrissent sans cesse ; cette déchéance a produit une génération dont la perversité jette l'épouvante dans les âmes, en pensant à celle qui va suivre. Le médecin en pénétrant partout voit mieux que tout autre les ravages des mauvaises doctrines et de l'enseignement athée.

Si, à dix-sept ans, un jeune homme peut décrocher le modeste titre de bachelier, à treize son éducation morale est achevée ; il est bachelier ès vices.

J. Simon voulait mettre en tête du programme universitaire ces trois mots : *Dieu, famille, patrie.* Mais les athées
pris de frayeur ont effacé le premier qui servait de fondement aux deux autres. De là, comme conséquences, plus
de famille et plus de patrie.

*   *
*

Il ressort de cette courte étude le besoin, l'obligation
même pour le médecin d'orner son esprit de connaissances philosophiques.

Quand un jeune homme fait son entrée dans une Faculté
de médecine pour en suivre les cours, il porte dans sa
serviette, ce qui le rend *dignus intrare*, son diplôme de
bachelier ès lettres. Obtenu après une longue scolarité,
ce modeste parchemin implique des notions de philosophie : laborieusement acquises et mal élaborées, elles
subissent le sort du grec, elles sont promptement oubliées.
A notre humble avis, c'est là une aberration et une grande
lacune qui se fera souvent sentir pendant toute une vie
médicale, ainsi privée du plus doux de ses charmes et du
plus éclairé de ses guides.
Le jeune homme excelle par l'imagination et la mémoire ; les phénomènes sensibles, les acquisitions de toute
espèce abondent en lui, et cependant il s'embarrasse dans
les détails, il ne sait pas abstraire et généraliser, et, chez
lui, selon la gracieuse expression de saint François de
Sales, « le jugement n'est encore qu'en bouton. » Eh bien !
disons-le sans crainte, il n'est pas permis au médecin de
rester jeune homme au point de vue intellectuel. Condillac
a très judicieusement écrit : « Les vraies connaissances

sont dans la réflexion qui les acquiert beaucoup plus que dans la mémoire qui s'en charge, et on sait mieux les choses qu'on est capable de retrouver que celles dont on peut se ressouvenir. »

Du reste, qui pourrait considérer comme étrange le commerce de la médecine et de la philosophie ? Longtemps on les a vues marcher la main dans la main. C'est bien à tort qu'on a accusé Hippocrate de les avoir désunies quand il n'avait fait que séparer les deux professions.

La plus vaste et la plus complexe des sciences comme aussi la plus noble, et le plus difficile de tous les arts, c'est, sans nul doute, la médecine. A ce double titre elle exige du savant et de l'artiste le développement des plus hautes facultés de l'intelligence et un degré supérieur de culture générale qui est l'œuvre des *belles lettres..* Les connaissances techniques seules ne constituent que le praticien : c'est ce surplus d'ornement de l'esprit qui fait le médecin accompli.

Cette culture est devenue assez rare aujourd'hui. La philosophie, les livres, l'érudition, la génération médicale actuelle n'en a cure : c'est pour cela que la profession a perdu notablement de cette haute distinction intellectuelle qui fait valoir l'homme indépendamment du savant. La science elle-même, spéculativement considérée, ne peut pas renoncer, autant qu'elle le croit, à l'appui et aux lumières de la tradition.

.˙.

Les sciences, quelles qu'elles soient, ne peuvent se passer de philosophie et la médecine moins que toute autre. C'est ainsi sans doute que le Dr de Fleury a été amené à écrire les lignes suivantes : « Je voudrais que l'on créât dans toutes les Facultés de médecine une chaire de psychologie médicale que l'on confierait à un homme de haute culture, d'esprit net et de sens rassis. Il enseignerait l'histoire de l'esprit humain à la recherche des fonctions du cerveau, nos connaissances actuelles en psychologie physiologique, le pour et le contre dans les grands problèmes dont l'humanité ne cessera jamais de s'émouvoir. Il leur dirait l'infinie petitesse de l'homme, misérable insecte rampant sur la goutte de boue figée qu'est notre terre parmi l'effroyable immensité des mondes... Ne doutez pas que le niveau moral de la profession n'en fût singulièrement élevé. Tout ce noble savoir procurerait à nos esprits un dédain de l'action irréfléchie, un amour moins aveugle du lucre, un pur orgueil de notre dignité, la conscience exacte de notre force, malgré la modicité de nos moyens. »

Ce désidératum est en voie de s'accomplir à l'étranger où il y a des Facultés de médecine dotées d'une chaire de philosophie. Cet enseignement doit rendre de signalés services, soit en ouvrant des horizons nouveaux et étendus, soit même en abrégeant beaucoup la période de tâtonnement et de défiance de soi qui désole et décourage souvent les débuts du néophyte dans la carrière.

CHAPITRE XII

Sciences

« La vérité, comme l'a écrit Ernest Hello, est la solu_tion de tous les problèmes, et cependant si l'on jette les yeux autour de soi on remarque que l'état des esprits sur ce qu'on dénomme la science philosophique est la confusion.

C'est d'abord le paganisme qui adore la nature, les choses extérieures, le règne animal, le règne végétal, tout ce qui n'est pas l'homme.

Mais après s'être prosterné devant le bœuf Apis, méprisant les choses visibles, il tombe dans le rationalisme ; il s'adore lui-même dans sa pensée, dans sa vie intellectuelle. C'est une forme plus élevée de l'idolâtrie.

Ce n'est pas tout. Le rationalisme, à son tour, finit par mécontenter l'homme. Ne sachant plus que faire, il marie le paganisme avec le rationalisme et de cette union naît un monstre multicéphale, le panthéisme.

Le panthéisme est l'adoration tout à la fois de la vie de l'homme, vie animale, vie morale, et de la nature comme puissances égales et ne tenant leur existence que d'elles-mêmes. Le panthéisme c'est l'erreur absolue, c'est le sommet du néant.

Ces trois hypothèses en ont fait surgir une quatrième, on peut dire la plus sotte de toutes, le scepticisme. Cette erreur n'a pas la prétention de résoudre les questions de l'esprit humain ; elle se contente de poser le problème, et si on lui demande la solution elle répond qu'elle l'ignore. Fichte, Schelling, Hégel n'ont jamais rien conclu ; Dieu leur avait donné le génie qu'ils ont gaspillé pour aboutir au Rien. Et le monde continue de chercher la lumière et l'Unité, c'est-à-dire la Science. »

*
* *

Si l'on s'en rapportait à l'étymologie du mot *science*, de *scire*, savoir, on serait tenté de penser que tout homme, parce qu'il sait quelque chose, est en possession d'une part de la science. C'est une confusion qui existe aussi entre l'homme savant et l'homme instruit. Le savoir n'est pas la science : le premier est acquis par l'observation, la seconde par le raisonnement. Le plus ignorant du monde peut acquérir certaines connaissances s'il est tant soit peu observateur ; il en acquerrait beaucoup plus encore qu'il ne serait jamais savant. Un philosophe ancien disait : « Ce que je sais le mieux, c'est que je ne sais rien. » C'était le cri d'un homme loyal qui avouait, malgré son érudition, son ignorance touchant la raison des choses,

et qui confessait que derrière toute connaissance il y a
un problème.

Toute science se compose donc de deux espèces de
notions : de notions de faits, de phénomènes et de notions
de causes, de lois et de principes qui relient entre eux les
faits et les phénomènes, les font comprendre et permettent
de prévoir, avec plus ou moins de certitude, ce qui doit
arriver dans des conditions données.

L'antiquité a produit un travail énorme ; mais ses connaissances nombreuses ne gardaient que le caractère
multiple et ne pouvaient atteindre l'unité qui fait une
science. Celle-ci n'est pas l'assemblage de connaissances
variées ; pour être vraie elle doit posséder le lien central
où ces connaissances, se rejoignant les unes aux autres,
aboutissent à l'unité.

C'est ainsi que des hommes comme Humbold ont fourni
un travail immense. Ils ont recueilli et rassemblé d'innombrables matériaux ; ils ont couru, constaté, amassé.
Humbold a su beaucoup de choses mais il n'est pas un
savant, car il n'a rien synthétisé, même dans l'ordre purement naturel.

.˙.

La science commence quand le caractère de l'unité se
révèle. C'est quand les lois, qui régissent le mode de
production des phénomènes, sont connues que la connaissance est transformée en science.

Le caractère de l'unité de principe ne se trouve pas
exprimé au même degré dans tous les ensembles de
connaissances que nous appelons science. Car pour

qu'une série de faits ou de phénomènes puisse faire l'objet d'une science, il faut qu'ils soient unis entre eux par des rapports réels et qu'ils soient en vérité subordonnés à un principe unitaire. Si, au contraire, les rapports sont faux, les théories qu'on veut en tirer sont nécessairement fausses aussi.

L'absence de l'unité caractérise l'absence de la science. On peut dire avec raison que la science dans ses sublimes tendances cherche à connaître la pensée éternelle, immuable, unitaire, divine qui a présidé à la création d'un certain ordre de faits. Il y a entre l'idée d'un Dieu Un et l'idée de la science quelque affinité plus grande que l'affinité évidente et visible.

Les Anciens qui avaient perdu l'idée d'un Dieu Un, avaient aussi perdu la science dans ses rapports avec la connaissance naturelle de Dieu. Platon possédait cette connaissance naturelle et par cela même l'idée de la science. Lisons, dans sa République, la fameuse allégorie de la caverne et on y verra l'idée de la science parce que l'unité intervient :

Platon suppose donc une caverne où, depuis leur enfance, une multitude d'hommes vivent enfermés : et ces hommes sont chargés de chaînes, en sorte qu'ils ne peuvent ni se lever, ni marcher, ni tourner la tête. Derrière eux brille la lumière dont ils n'ont que les reflets et devant eux passent des ombres qu'ils prennent pour des êtres réels. La caverne c'est le globe où nous vivons : les chaînes qui chargent les hommes, ce sont nos passions et nos préjugés : les ombres qui passent, c'est nous, c'est la figure du monde que nous prenons pour une réalité. En effet, l'homme emprisonné dans ses sens n'est qu'un vain fantôme ; il est comme s'il n'existait pas. Celui-là seul existe qui, après de longs et pénibles efforts, est parvenu à briser ses chaînes et à sortir de l'antre ténébreux. Là, en face de la lumière, son âme apparaît ; il cesse d'être une ombre, il devient immortel en s'élevant jusqu'à Dieu !

Telle est l'allégorie sublime qui a mérité l'admiration des siècles, et qui méritera celle de la postérité. Non seulement elle domine le septième livre, mais on la retrouve dans tout le reste de l'ouvrage.

Elle se traduit ainsi : le monde visible ne peut s'expliquer que par la contemplation du monde invisible ; rien n'est vrai sans Dieu. De cette pensée on voit sortir les types de Platon et son système d'éducation intellectuelle. Nul ne sera digne de commander aux hommes s'il n'est sorti de la caverne, et s'il n'a pénétré dans le monde des essences et de la vérité. Nul ne conduira bien les affaires humaines s'il n'a la contemplation des choses divines : la théorie du beau idéal devient la pratique des âmes d'élite.

.·.

L'homme antique a toujours regardé la nature avec terreur. Les animaux n'apparaissaient que comme les instruments de la guerre, ou comme la matière du sacrifice. Virgile est le premier à la considérer en ami : c'est que Virgile attend aussi le grand réconciliateur ; il annonce

les siècles nouveaux comme l'expriment nettement ces
vers extraits de la quatrième églogue :

> *Teque adeo decus hoc ævi, te consule, inibit,*
> *Pollio, et incipiunt magni procedere menses,*
> *Te duce, si qua manent sceleris vestigia nostri,*
> *Irrita perpetua solvent formidine terras.*
> *Ille deûm vitam accipiet, Divisque videbit*
> *Permixtas heroas, et ipse videbitur illis :*
> *Pacatumque reget patriis virtutibus orbem.*

Pollion, c'est sous votre consulat que renaîtra le bonheur
des nations, et que cette grande révolution commencera :
c'est sous vos auspices que nos misères, s'il en reste
encore quelque trace, seront entièrement effacées ; que
nous verrons enfin cesser toutes nos alarmes. Cet enfant
vivra de la vie des dieux ; ils le verront lui-même parmi
eux ; et il les verra sur la terre mêlés avec les héros, et
gouvernera l'univers pacifié par les vertus de son père.

Jésus-Christ naît. L'homme n'a plus peur de la nature.
Virgile venait de dire :

> *Felix qui potuit rerum cognoscere causas,*
> *Atque metus omnes, et inexorabile fatum*
> *Subjecit pedibus streptumque Acherontis avari !*

Il demande deux choses ; la fin du paganisme et la
connaissance des choses, c'est-à-dire la science, et l'homme
qui veut en connaître les causes invoque la Lumière ; sa
pensée a rencontré partout une idée supérieure et unitaire.

*
* *

En histoire naturelle on a passé de la variété à l'espèce,
de l'espèce au genre, du genre à la famille, de la famille
à l'ordre, de l'ordre à la classe, de la classe à l'embran-

chement, de l'embranchement au règne. On a trouvé les genres suprêmes sous lesquels viennent se grouper tous les êtres de la nature.

Et cependant ce n'est pas là l'unité cherchée, ce n'en est qu'une ombre grossière : c'est toujours le multiple, un nombre abstrait, sans réalité et sans vie.

Il est une croyance imposée par les lois mêmes de la raison et de l'entendement humain, une croyance formulée en dogme religieux et qui a trouvé d'éloquents interprètes parmi les philosophes de tous les temps : c'est la croyance à l'unité de principe de toutes choses. Cette croyance, nous la partageons ; car ce que la religion commande au nom de la foi, la vraie science le confirme de plus en plus à mesure que son domaine se défriche et s'élargit. Au point où elle est arrivée il n'est plus possible de méconnaître l'unité harmonique de la création. C'est cette unité en tant qu'elle est accessible à l'entendement humain qui fait l'objet de la science.

L'étude de la vie, du professeur Dastre, démontre l'unité de son mécanisme chez tous les êtres vivants, animaux et végétaux. Cette conclusion admirable en promet d'autres qui accentueront de plus en plus la marche vers l'unité philosophique de la science.

De tout temps la philosophie s'est donné pour mission de saisir les rapports qui unissent toutes choses, tentative audacieuse que l'esprit humain n'accomplira peut-être jamais, mais dont il approche indéfiniment.

***

L'unité de la science entraîne comme conséquence inévitable la solidarité entre les différents corps de doctrine qui la constituent. Les diverses branches des connaissances humaines sont tout aussi peu indépendantes les unes des autres que les différentes parties de la création dont elles s'occupent. Les sciences s'enchaînent, se supposent, se coordonnent comme les éléments de la nature dont elles ne sont en définitive que la représentation intellectuelle.

Plus, en effet, on creuse ces questions et plus cette solidarité devient évidente ; si bien que toutes les sciences spéciales semblent se prêter un secours mutuel. Mais la solidarité n'exclut pas la hiérarchie.

Au sommet de la création se place l'homme qui résume en lui toute la création elle-même. C'est pour cela que les philosophes lui ont donné la dénomination de *microcosme*, en opposition avec le nom de *macrocosme* appliqué à l'univers.

La science de l'homme, l'anthropologie, résume toutes les sciences naturelles comme l'homme lui-même résume tous les éléments de la création.

. .

La science est le fruit de la méditation et de l'expérimentation. Elle vient lentement : elle est difficile à acquérir : les fruits en sont tardifs, et la dette que la société contracte envers le véritable savant n'est presque jamais acquittée qu'à sa mémoire.

Les sciences sont des moyens de la première de toutes les sciences, de la science par excellence, la science sociale.

Le peuple de la création conspire pour en détrôner le

roi, et à latête de cette faction de sujets rebelles on compte des hommes dont l'esprit et les talents promettaient à la cause de l'intelligence de puissants défenseurs. La conjuration gagne : et bientôt l'univers, sans chef, ne sera plus qu'une vaste république fondée sur la liberté des appétits et l'égalité des instincts.

La société fait des sciences des moyens de conservation et de perfectionnement. Mais, chose triste à constater, les hommes détériorent la morale à mesure que les sciences progressent. On entoure la vertu de difficultés et de dangers en corrompant, par d'imprudentes tolérances, les lois qui sont la théorie des mœurs.

Si les connaissances morales sont nécessaires à la direction de la société, si les sciences lui sont utiles aussi, celles-là, du moins, sont au-dessus de celles-ci, comme la société est au-dessus de l'homme, le général au-dessus du particulier, l'intelligence au-dessus de la matière et les devoirs au-dessus des besoins.

.

Le but ultime de la science n'est pas dans la satisfaction du besoin de connaître : il est dans son application pratique. Au fur et à mesure que les sciences grandissent et se développent leurs relations avec la pratique deviennent plus nombreuses.

L'antiquité était totalement privée du sens de la vie ; elle supposait le monde formé d'éléments. Thalès admettait l'eau : Xénophane la terre : pour Phérécide c'était l'air ; pour Héraclite le feu, et pour Empédocle tous les quatre à la fois. Mais ces hypothèses se tenaient bien loin à distance de la vie.

Au contraire, le moyen-âge, on ne peut le nier, a travaillé considérablement ; sa tendance fut de sentir partout la vie et de ne rien isoler ; il a pénétré très avant dans la nature des choses et sa gloire a été de ne jamais regarder la création comme une chose isolée du Créateur.

Ce fut précisément cette alliance des sciences et de la Science qui lui a valu le mépris des trois derniers siècles. On s'est moqué du moyen-âge parce qu'on a voulu regarder la nature dans l'oubli de son Auteur.

Au moyen-âge la science déclare que les êtres, en général, ont deux constitutifs métaphysiques, la Puissance et l'Acte. Les composés, en général, et les corps en particulier ont deux éléments physiques, la matière et la forme qui sont dans l'être physique ce que la puissance et l'acte sont dans l'être métaphysique,

Pour avoir la science de la matière il faut avoir la science de la forme, vertu invisible qui fait son individualité ; c'est ainsi que le matérialisme est la négation absolue de la science des corps.

*
* *

Si nous nous rapprochons de notre époque, nous voyons Descartes prendre l'étrange résolution de séparer la science de Dieu.

Le xvi⁰ siècle ne chercha pas à nier la divinité, mais il songea à se passer d'elle dans la science : et celle-ci accepta le rôle indiqué en se résignant à être la connaissance du faux ; elle se sépara intérieurement, par esprit de révolte, de l'ordre naturel, oubliant que l'union nécessaire, évidente de la Science et de la vérité commence dans l'ordre surnaturel.

L'esprit de révolte est hostile à toute science parce que la science suppose l'adhésion de l'intelligence à la nature des choses. Dès lors, il va devant lui dans la négation, niant pour le plaisir de nier, et s'enfonçant dans les ténèbres parce qu'il les aime. Descartes appelle Hégel. L'homme a fini par nier Dieu parce qu'il avait regardé la création avec les yeux d'un révolté

Alors les sciences se détachèrent de Dieu et se détachèrent les unes des autres : ne tenant pas à lui, elles ne tinrent pas entre elles.

Après de nombreuses recherches, elles arrivèrent à la possession d'une foule de connaissances qui n'étaient que les manières, le détail des choses. Armées du microscope elles ne voient plus dans l'Être qu'un rêve, et de chute en chute elles tombent du xvie au xviiie siècle, de Descartes à l'Encyclopédie qui représente l'état des sciences détachées de Dieu, détachées de la Science.

.·.

La Science touchée par le souffle empoisonné du xviiie siècle disparut et fit place aux diverses sciences. C'était l'époque où l'Europe entière était convaincue que les sciences et la religion ne pouvaient s'entendre.

Le xixe siècle, à son début, comprend la nécessité de l'union profonde de la Science et de la Religion. De Maistre eut le génie d'écrire :

« J'en jure par l'éternelle vérité, la Science et la foi ne s'allieront jamais hors de l'unité. »

» Les sciences, dit-il ailleurs, germent comme tout ce qui germe ; elles croissent comme tout ce qui croît, elles se lient avec l'état moral de l'homme. »

Et encore :

« Parcourez le cercle des sciences, vous verrez qu'elles commmencent toutes par un mystère. Le mathématicien tâtonne sur les bases du calcul des quantités imaginaires, quoique ses opérations soient très justes. Il comprend encore moins le principe du calcul infinitésimal, l'un des instruments les plus puissants que Dieu ait confiés à l'homme. »

Dans une autre page il ajoute :

« Attendez que l'affinité naturelle de la Religion et de la Science les réunisse dans la tête d'un seul homme de génie : l'apparition de cet homme ne saurait être éloignée et peut-être même existe-t-il déjà. »

C'était comme une espèce de permission à la Science de reprendre son vol.

*
* *

La connaissance intellectuelle ne possède pas en elle sa propre fin ; elle veut être féconde, utile et par là remplir un rôle moral chez l'homme et dans la société. Le but de la connaissance c'est l'amour du bien, exigeant les efforts et les travaux nécessaires pour l'atteindre. C'est ainsi que la science, la science utile devient amour et procure à l'homme la joie de connaître et l'espérance de faire le bien. Quand, au contraire, elle tourne à la haine, elle aboutit à la peine et au désespoir. A quoi bon à l'homme d'acquérir la science si elle ne doit pas augmenter non seulement sa valeur intellectuelle, mais encore et surtout, sa valeur morale ?

Mais pourquoi donc la science n'aboutit-elle pas toujours au bien désirable ? La raison en est dans la volonté et la liberté. Le matérialiste nie sa liberté pour expliquer, justifier sa lâcheté ; mais cela n'est pas suffisant : ce motif est sans valeur et ne l'excuse pas de son manque de résistance aux sollicitations sensuelles du corps, de son refus d'imiter les hommes de conscience et d'énergie qui ne connaissent pas la capitulation.

Il est certain d'ailleurs que nos instincts naturels nous portent aux plaisirs sensibles et qu'il est toujours pénible de faire passer le devoir et la raison avant les satisfactions de notre animalité. Mais si notre volonté se laisse vaincre par les diverses passions, elle n'en existe pas moins et son inertie n'en est pas moins coupable.

La science donne à l'homme une réelle élévation ; mais toute seule elle ne fait pas le bien, il lui faut la volonté. A quoi sert à la raison de nous montrer notre devoir si la volonté n'obéit pas ?

.·.

Les sciences humaines et les savants jouent un rôle social immensément bon quand ils prennent soin de leurs conclusions et se défient de certaines doctrines hypothétiques capables de produire beaucoup de mal. En un mot, si la science est l'arbre du bien elle est aussi celui du mal.

Les savants, dit-on, sont vains et orgueilleux : cela est

vrai, vrai surtout des demi-savants. Le véritable savant
est humble et ne s'aventure pas dans des doctrines plus
soucieuses de saper les vérités du christianisme que de
faire propager la science même.

Si les progrès scientifiques sont de nature à enorgueil-
lir les savants, combien les domaines mystérieux de la
nature, qui restent inexplorés, ne devraient-ils pas les
retenir dans l'humble attente de progrès encore plus
grands !

*
* *

Dans son beau livre : *Contribution philosophique à
l'étude des sciences* le chanoine J. Didiot a écrit : « Il y a
sans doute un grand nombre de faits constatés par la
science moderne relativement au dynamisme de la matière brute en général : mais quand il faut analyser ce
genre de phénomènes et définir ce qu'est l'attraction universelle en soi, ce qu'est l'attraction moléculaire ou chi
mique, ce qu'est l'activité lumineuse ou électrique, ce
qu'est la pesanteur ou le mouvement des atomes et de
l'éther, ce que sont enfin cet éther et ces atomes, la science
moderne se tait presque entièrement, et la philosophie
traditionnelle ne fait que balbutier ; quant à la philosophie
kantiste, subjectiviste, elle ferait certes mille fois mieux
de se déclarer incompétente que d'essayer des explications
où elle s'égare comme à plaisir et contre tout bon sens. »

*
* *

Cette ignorance des phénomènes de la matière n'est
pas moins grande dans le monde des phénomènes vitaux.

La médecine en particulier et les sciences qui s'y rattachent sont encore remplies de mystères.

L'anatomie et la physiologie ont glané de nombreux faits : mais lorsqu'ils veulent les pénétrer à fond pour répondre à tous les pourquoi qu'ils suscitent, les savants s'arrêtent dès qu'ils côtoient la cause première. Il semble qu'à ce point ils soient pris de vertige ou qu'ils refusent obstinément d'aller plus loin : le plus souvent même ils s'accommodent d'hypothèses qui n'expliquent rien.

Que de fois aussi on se contente de mots : quand on affirme que la vie tire son origine de deux cellules, on constate un fait avéré mais on se tait sur la cause. L'illustre Bichat, dans son livre *La vie et la mort,* n'a jamais pu, lui plus qu'un autre, soulever le voile qui cache les secrets de la génération et de la vie. M. Dastre explique bien les phénomènes vitaux, mais il garde le silence sur le *primum movens.*

Que de secrets l'anatomie nous cache aussi ! A quoi servait l'appendice pendant la vie embryonnaire ? Inutile chez l'adulte, pourquoi, selon l'enseignement de Darwin, ne disparaît-il pas ? Survivrait-il par hasard pour servir de providence aux chirurgiens ?

Le thymus est une glande particulière à l'enfant dont la fonction est encore mystérieuse. On en pourrait citer d'autres dans le même cas.

Qui a jamais pu expliquer les secrets de la nutrition ? Comment chaque organe, chaque tissu puise dans le sang, sans jamais se tromper, ce qui lui convient exclusivement pour remplir les rôles qui leur sont dévolus ?

A quoi sert le mot *réflexe* sinon à dissimuler notre

ignorance quand nous voulons expliquer des mouvements nerveux? telle la déglutition qui fait passer le bol alimentaire de la bouche à l'estomac, tel le passage des aliments de l'estomac dans l'intestin au moment opportun.

Le système nerveux tient le gouvernement de toutes les fonctions et sa manière d'agir se cache dans les ténèbres.

Le cerveau est le vrai pays des mystères. Nous savons qu'avec ses divers prolongements, le cervelet, le bulbe et la moelle épinière, il commande à tous les organes et que ses serviteurs sont les nerfs dont les uns, les nerfs sensitifs, lui apportent des messages et dont les autres, les nerfs moteurs, emportent des ordres. Mais comment tout cela fonctionne-t-il? On répond que la cellule nerveuse est la grande maîtresse. Soit. Mais qui lui a dévolu la suprême autorité? car elle ne peut la tenir d'elle-même. De qui donc? de l'âme qu'on a trop souvent peur de nommer et qui, à elle seule, peut tout expliquer.

Si nous pénétrons dans les organes des sens, nous y trouvons des merveilles de construction qui ont toutes pour but d'adapter des extrémités nerveuses aux sensations propres à chacun de ces organes : le nerf optique à la vue, le nerf auditif à l'ouïe, etc.... Personne jusqu'ici n'a pu expliquer ces étonnantes fonctions qui sont et resteront toujours du domaine du grand Organisateur.

La circulation possède un organe central, le cœur, étonnant de simplicité architecturale. Il lance le sang partout par la voie des artères; il le reçoit aussi de partout par celle des veines. A qui donc la mission de veiller sans cesse à son parfait fonctionnement? Le système nerveux, se hâte-t-on encore de répondre, oubliant que ce

système obéit lui même à un premier moteur. Il faut donc
pour la circulation, comme pour tous les phénomènes de
la vie, une âme agissante et régulatrice.

A cette liste de mystères on pourrait en ajouter beaucoup
d'autres ; mais n'est-ce pas assez pour montrer que Dieu,
créateur de l'Univers, en est aussi le maître et le régulateur ?

« Dieu, a écrit Guizot, n'est pas un expédient inventé
pour expliquer le premier fait, un acteur appelé pour
ouvrir par la création la scène du monde, et relégué
ensuite dans une complète inutilité et inertie. Par cela
seul qu'il est Dieu il assiste son œuvre et la maintient. »

C'est pourquoi on cherche vainement à effacer Dieu du
cœur de l'homme. Les merveilles du corps humain, le
miracle de la vie, les affections, les inspirations généreuses de l'âme, les grandes pensées attestent sa présence
et ses bienfaits. Ce que l'âme de l'homme connaît par les
sens ne lui suffit pas ; la raison même est insuffisante à
la contenter. Elle a l'intime et profond désir d'entrer en
rapport avec des êtres supérieurs à elle-même : elle a
a soif du surnaturel et du merveilleux, et une ardeur à
saisir tout ce qui peut venir en aide à l'impuissance de
la raison : c'est un besoin de la lumière incréée, capable
de dissiper les ténèbres qui nous dérobent le secret de
nos destinées.

.·.

Au point de vue physique aussi nous sommes entourés
de forces inconnues qui, bien que ne tombant plus sous
nos sens, n'en existent pas moins réellement. L'intelli-

gence humaine, à l'aide de certains procédés, en a fait
la découverte. Aujourd'hui la nouvelle physique ne nous
parle plus que de radiations, de télégraphie sans fil,
d'électrons, d'ions, de radioactivité. Et cependant nous
devinons qu'il y a encore bien des forces inconnues auxquelles nous sommes soumis ; elles attendent l'homme
de génie qui les trouvera et les utilisera pour le plus
grand bien-être de l'humanité ; car ces forces, comme les
autres, n'ont pas été créées en vain : Dieu n'a rien fait
d'inutile.

Quel sera l'artifice qui permettra de dévoiler l'invisible ?
C'est un secret que le hasard sans doute nous livrera un
jour comme beaucoup d'autres.

L'éminent professeur A. Witz, de la Faculté catholique
de Lille, travaille, à l'aide d'intéressantes expériences, à
démontrer qu'il n'y a pas d'actions à distance sans un
élément intermédiaire de transmission. Il en est ainsi dans
l'aimantation et l'attraction universelle sans que nous en
connaissions encore le pourquoi. Que penser aussi des
ondes invisibles, des ondes hertziennes qui, appliquées
à la télégraphie sans fil, traversent tous les obstacles
pour porter la pensée et même la parole à des milliers
de kilomètres ; des rayons X dus à la découverte du
radium ?... etc.

⁎

Ne sommes-nous pas autorisés à nous écrier avec le
regretté savant que fut Mgr Elie : « Que nouss avons peu
de chose de la matière, de sa nature et de ses propriétés !
Que nous sommes imprudents quand nous prétendons la

connaître et lui imposer nos arrêts ! Soyons modestes,
sachons attendre les révélations scientifiques de demain.
Ni le miracle, ni le surnaturel, ni la religion n'ont rien à
craindre de ces découvertes qui en présagent de plus importantes encore. »

De cet aperçu général sur les sciences il résulte claire
ment que leur rôle dans la société est immense. Par elles-
mêmes elles ne sont jamais immorales ni hostiles au bien
de la société. Elles ne font de mal, — mais alors elles
en font beaucoup — que par les doctrines qu'on essaie de
leur donner pour bases.

M. Dastre, dans son livre *La vie et la mort*, déclare « que
la science positive doit s'interdire toute espèce de questions trop générales et se borner à l'étude des causes
secondes. » Mais beaucoup de savants ne se contentent
pas de cet agnosticisme provisoire et adoptent inconsidérément des systèmes qui ne sont que des vues de l'esprit.

M. Poincaré écrit aussi : « Il convient de ne pas perdre
de vue qu'une image peut être une apparence bien fondée
mais ne saurait exactement se superposer à la réalité
objective. »

On se paie trop souvent de mots : un artifice qui paraît
légitime, au lieu d'éclaircir un mystère, ne fait souvent
que reculer la difficulté. Beaucoup d'explications sont
données : mais elles ne sont pas définitives et ne marquent pas le terme où la science ne peut plus avancer.

Les sciences naturelles, cantonnées uniquement dans

l'observation des faits matériels, ont atteint une telle hauteur qu'elles ont touché la frontière qui les sépare de la philosophie par l'étude des causes où montant sans cesse elles ont entretenu, sinon touché les causes substantielles et la cause première. Ce rapprochement montre l'importance sociale des sciences actuelles.

Les découvertes théoriques, les immenses services rendus par elles à la société ont enthousiasmé l'esprit des masses et leur ont inculqué la foi scientifique la plus robuste.

En outre, la popularité des sciences a servi de moyen aux mauvaises passions et à l'orgueil pour infuser le matérialisme et l'athéisme. Non seulement les demi-savants mais aussi des hommes d'une grande valeur scientifique travaillent au crédit de ces funestes doctrines.

Dans une traduction, par L. Laloy, d'un travail d'Haeckel sur le monisme, on peut lire (préface) : « L'homme n'est pas le roi de la création ; il n'est pas créé à l'image de Dieu ; il n'a aucun droit sur les autres animaux, sauf ceux que lui confère sa force plus grande. Quand on songe aux atrocités commises journellement contre nos frères inférieurs, au nom de la soi-disant supériorité humaine, on souhaite de voir une notion plus juste de la réalité des choses pénétrer les masses. »

Plus loin : « L'ampleur du développement intellectuel n'est qu'un cas particulier de ce phénomène général : l'homme s'est adapté à la vie cérébrale, comme d'autres

animaux se sont transformés en vue de la course, du vol,
de la natation, etc. »

Quand semblables doctrines tombent d'une chaire du
haut enseignement, on devine quels désordres elles peuvent occasionner dans les esprits et les cœurs de jeunes
gens mal préparés à les réfuter.

Malheureusement ces théories, ces hypothèses font
irruption dans le monde littéraire et en font sortir les
œuvres les plus immorales.

.·.

En effet, si la science en ce moment tombe dans le matérialisme, ce n'est pas aux savants, en général, qu'il faut
s'en prendre, mais plutôt aux philosophes et aux littérateurs qui spéculent sur les données scientifiques admises
en bloc. Les doctrines fondées sur le matérialisme ont
amené la diminution de l'homme, l'affaissement de sa
vie spirituelle; elles ont aussi envahi les arts et la littérature et pénétré dans la vie journalière. C'est ainsi qu'on
se sert des sciences et de leurs progrès pour saper les
dogmes catholiques.

Et cependant qui oserait encore prétendre que la foi
catholique est hostile à la science? C'est hypocrisie et
diffamation de l'affirmer.

« Il n'y a pas, dit le P. Carbonnelle, S. J., d'opposition
entre l'esprit scientifique et l'esprit religieux ; il n'y a pas
d'opposition entre ce qu'enseignent les sciences et ce
qu'enseigne la révélation.

Le domaine de la science et celui de la philosophie n

sont pas les mêmes ; celle-ci se contente des phénomènes intellectuels et des causes substantielles ; celle-là n'a en vue que des faits matériels. « Elles peuvent donc, dit le même auteur, se mouvoir l'une et l'autre sans se gêner : mais elles peuvent aussi se rapprocher jusqu'au contact. Ce rapprochement s'est accompli de nos jours. »

. .

« Voici près d'un siècle, écrit M. Darmesteter, que la France et l'Europe sont en quête d'un Dieu nouveau et cherchent à tous les vents l'écho de la bonne nouvelle à venir... Une plainte remplit notre âge, la plainte de l'orphelin qui n'a plus de père céleste qui lui parle et qui le guide. »

La science n'a pu remplacer la foi.

Quand le chrétien déchristianisé par elle vient lui dire « Tu as soufflé sur mon Christ et l'as réduit en poussière : tu m'as fermé les avenues du Ciel, tu as fait pour moi de la vie une chose sans objet et sans issue ; eh bien ! remplace ce que tu m'as pris ; dis-moi ce que je ferai de ma vie ; je t'obéirai aveuglément, ordonne ! » La science se trouble, balbutie et ne sait que répondre.

Ses lumières et sa direction aboutissent à l'impuissance et à la décomposition du monde moral. « Devant la science maniée par des inconscients, ajoute M. Darmesteter, tout ce qui est expliqué est justifié, et l'homme sorti de la brute est amnistié quand il y retourne. »

Écoutons aussi le P. Carbonnelle (*Confins de la science et de la philosophie*) :

« L'irréligion qui est aussi ancienne sur la terre que
l'orgueil et les mauvaises passions, cherche à s'emparer
de la popularité des sciences pour imposer des dogmes à
l'esprit humain. Le matérialisme et l'athéisme ne sont pas
choses nouvelles ; mais ce qui est nouveau, c'est qu'on
espère aujourd'hui les faire admettre en les présentant
comme des conclusions de la science. Bien que la plupart
de leurs apôtres n'aient aucune valeur scientifique, leur
charlatanisme est dangereux, et il y a malheureusement
des savants qui contribuent à l'accréditer. Est ce l'orgueil
qui les aveugle ? Comment ne voient-ils pas la terrible
responsabilité qu'ils encourent et les odieuses conséquences que la logique populaire déduit de leurs principes ?

Devant une pareille situation, le devoir des chrétiens est
évident. Il faut défendre la vérité religieuse, qui est nécessaire à la société comme à l'individu, sur tous les points
où on l'attaque : et puisque c'est sur la frontière commune
de la science et de la philosophie que l'attaque est aujour-
d'hui la plus vive, ce devoir incombe surtout aux savants
et aux philosophes. Dans ces régions récemment découvertes, où abondent, comme de coutume, les aventuriers
et les malfaiteurs, les honnêtes gens doivent non seulement pourvoir à la défense, mais encore songer à un établissement durable. Il faut surtout penser aux commu-
nications, rendre accessibles aux philosophes les nouvelles
conquêtes du savant, et tourner les regards du savant vers
les sommets désormais voisins et à jamais lumineux de la
philosophie.

Le vrai progrès et la vraie science, de même que la

vraie philosophie, ont toujours été et seront toujours
d'accord avec la religion. Quand l'irréligion prétend s'en
faire une parure ou une arme, il faut montrer sous cette
prétention ce qui s'y trouve inévitablement, ou le charlatanisme ou l'usurpation. »

C'est ici que le rôle social du médecin, qu'on appelle
un homme de science, doit pouvoir s'exercer. On en fait,
il est vrai, un savant : mais, l'est-il en effet ? Pour remplir sa magnifique mission il devrait l'être. La plupart
du temps il ne l'est pas : en raison de la rapidité de ses
études et de la superficialité de ses connaissances, à peine
en a-t-on fait un demi-savant.

D'ailleurs la culture des sciences exige une vigueur
d'âme, une constante application incompatibles avec la
mollesse des mœurs d'une époque matérialiste. Les convoitises tuent les lettres, les sciences, les arts, et ne laissent
d'activité que pour ce qui se rapporte aux besoins et aux
plaisirs des sens.

L'esprit de notre temps est esprit d'orgueil qui place au
premier rang d'importance une futile instruction, propre
à nourrir la vanité sans gêner les penchants du cœur :
esprit de volupté aussi d'où résulte une sourde corruption
mille fois plus désastreuse dans ses suites que l'ignorance.

A mesure, comme à l'heure présente, que la vérité disparaît de la constitution, des lois, des mœurs, l'État s'affaiblit, sa vie s'éteint, et il arrive un moment où il faut, de nécessité, que tout périsse ou que tout se renouvelle. Voilà pourquoi Machiavel, qui n'était pas apparemment un esprit faible ni un fanatique, voue à l'exécration universelle ceux qui, en ébranlant la religion, ébranlent la société. « Hommes infâmes et détestables, comme il les appelle, destructeurs des royaumes et des républiques, ennemis des vertus, des lettres et de tous les arts qui honorent le genre humain et contribuent à sa prospérité ! »

*
* *

Il est plus que surprenant de rencontrer des savants de valeur qui s'attachent encore à des doctrines philosophiques vraiment ahurissantes. Tel est le *monisme* soutenant « cette énormité, selon l'expression de Boirac, que deux choses totalement différentes ne sont cependant qu'une même et unique chose. » Qu'est donc le monisme ?

Il y a, en psychologie, une distinction qui s'impose, à la fois élémentaire et capitale. Dans l'ensemble des choses il y a deux catégories de connaissances : d'un côté, les êtres et les faits que nous pouvons atteindre par quelqu'un de nos sens, les *faits physiques* ; d'autre part, ceux dont l'existence se révèle à la seule conscience, les *faits psychologiques*.

Cette distinction du phénomène physique et du phénomène mental, cette hétérogénéité entre phénomènes extérieurs et phénomènes conscients prouve le dualisme de la matière et de l'esprit, et conclut à la distinction substantielle de l'âme et du corps.

Mais M. Binet estime que cette doctrine est une erreur

capitale. Pour lui il n'y a pas de distinction entre la connaissance par les sens et la connaissance par la conscience.

Tous les phénomènes extérieurs et tous les corps ne sont connus qu'en fonction de la sensation ; M. Binet les identifie avec la sensation.

D'autre part, tous les phénomènes conscients se ramèneraient aussi à la sensation.

Tout le mental se divise en deux parties : d'un côté, les états qu'on désigne sous le nom de sensations, images, émotions ; d'un autre, la conscience de ces sensations, la connaissance de ces images, le fait d'éprouver ces émotions.

Or, toutes les images, toutes les émotions ne sont que de la sensation ; et si l'on considère la sensation comme impression sentie, et non point comme capacité de sentir, c'est quelque chose de purement matériel. La sensation ne serait pas un moyen de connaître les propriétés de la matière, elle serait ces propriétés mêmes.

D'autre part, la conscience de ces sensations serait une activité spéciale et non pas un agent dont ces états sont l'objet. L'esprit est l'acte de conscience ; ce ne serait pas un sujet qui a conscience. La conscience constituerait tout ce qu'il y a de mental : or, elle n'existerait qu'en acte ; elle ne serait qu'une forme condamnée à s'évanouir dès qu'on l'isole de son objet, dont le véritable nom est matière.

De là, M. Binet conclut que tous les actes physiques ou psychologiques se ramènent à la sensation.

Ainsi s'évanouirait la prétendue dualité de la matière

et de l'esprit : ainsi se fonderaient dans une inexprimable unité le physique et le mental. Ainsi se justifierait un monisme qui supprime toute dualité, celle des phénomènes autant que celle des substances. Les deux faces de la réalité seraient identiques : plus de matérialisme, plus de spiritualisme.

Pour réfuter pareille doctrine, considérons qu'il est totalement arbitraire d'identifier avec la sensation, sous prétexte qu'ils ont avec elle des rapports, des phénomènes conscients tels que l'idée, l'effort, l'attention, la volition. Il est encore arbitraire d'identifier avec les sensations, sous prétexte qu'ils ne sont connus qu'en fonction de ces sensations, tous les phénomènes extérieurs, tous les corps, tout le monde physique.

En réalité, la doctrine qui identifie le physique et le mental est une doctrine de contradiction.

La sensation est à la circonférence de notre vie psychologique. Comme les points d'une circonférence sont tout à la fois intérieurs et extérieurs au cercle qu'ils délimitent, les sensations sont des phénomènes tout à la fois internes et externes au sujet qu'ils affectent. Mais en deçà de la sensation il y a, dans la vie consciente, des phénomènes dont l'étoffe est toute mentale ; et, au delà de la sensation, il y a, dans notre organisme d'abord, dans le monde extérieur ensuite, des phénomènes physiques où le mental n'est pour rien.

CHAPITRE XIII

Beaux-arts

L'art, quel qu'il soit, doit se proposer comme but de produire sur nous, par la représentation du beau, les effets dus au beau lui-même. A vrai dire, assigner la fin de l'art, c'est assigner la fin du beau lui-même, puisque l'objet de l'art n'est autre que le beau.

Mais le beau suppose le vrai et le bien. Platon n'a-t-il pas dit : « Le beau est la splendeur du vrai, » et le poète n'a-t-il pas écrit :

« Rien n'est beau que le vrai, le vrai seul est aimable. »

L'art doit émaner d'une idée philosophique : la reproduction des formes extérieures poussée même jusqu'à l'idéal, est ce qu'il peut donner de moindre. L'imitation de la nature la plus parfaite, par l'harmonie des lignes, la douceur ou l'éclat des nuances et des tons, avec tout ce qu'elle a de merveilleux, ne fait pas le beau idéal, le beau dans l'intelligence, le beau moral.

Les statuaires et les peintres anciens, notamment les

"

Grecs, ont produit des œuvres d'une perfection dans les formes qu'on n'a pu encore surpasser. Leur culte pour la beauté physique était poussé si loin qu'ils refusaient le droit à la vie à tous les sujets mal conformés.

Le principe d'un Dieu unique, créateur du monde et maître absolu de la matière et de l'esprit, celui de la fraternité humaine mis par le christianisme à la place de l'esclavage leur manquaient ; c'est pourquoi peu d'artistes pouvaient atteindre le bien, le vrai, le beau moral dans l'art.

Selon Platon, le dernier fondement du beau c'est Dieu lui-même. Partant du plus bas échelon la beauté corporelle monte, d'un vol hardi, de degré en degré, jusqu'au pur sommet où resplendit la Beauté souveraine.

L'artiste ne savait s'élever au-dessus de l'imitation de la nature et ne cherchait d'ailleurs qu'à la reproduire fidèlement, aussi accomplie, aussi parfaite que possible, et cependant toujours dépourvue de la beauté intérieure qui est la lumière de l'art régénéré par le christianisme et la religion avec le sentiment principal qui en émane, c'est-à-dire l'amour, l'amour le plus pur, le plus sublime, l'amour de Dieu. Telle est l'origine de l'art religieux dont la grâce et le prestige s'exercent toujours sur l'esprit et le cœur de l'artiste.

C'est ainsi que le « christianisme, a écrit Ch. Blanc peu suspect de mysticisme, a supplanté la sculpture en préférant à la beauté du corps la beauté de l'âme. Dans la sculpture païenne l'homme était nu et beau ; dans la peinture chrétienne il est pudique et vêtu. Désormais l'artiste placera ses jouissances dans le monde moral. »

La peinture moralise en éveillant en nous de nobles

aspirations. Elle nous enseigne une morale que nous dégageons nous-mêmes des œuvres de l'artiste comme si elles étaient notre propre ouvrage.

« Voilà comment, toujours selon Ch. Blanc, la peinture moralise les peuples par sa muette éloquence... Qui sait de combien d'impressions, fugitives en apparence, se compose la moralité d'un homme, et à quoi tiennent la mansuétude de ses mœurs, la politesse de ses habitudes et de ses pensées... »

*
* *

A l'heure présente il existe une formule tapageuse qui est loin d'être inoffensive : l'art pour l'art. D'après cela l'art serait libre, absolu, ne relevant que de lui-même.

Mais qui pourrait admettre que le beau est au-dessus du bien ? N'est-ce pas celui-ci, au contraire, qui règle celui-là ? Comme la science et la morale l'art doit faire alliance avec Dieu et lui rendre hommage. « L'art est religieux, dit encore Ch. Blanc, parce que le beau est un reflet de Dieu même. Toute vérité enveloppée par une forme sensible et belle nous montre et nous voile l'infini : elle couvre et découvre tout ensemble l'éternelle beauté. »

Pour l'artiste s'élever à Dieu c'est remonter à la source de la lumière et de l'inspiration ; le vers suivant exprime bien cette pensée :

Est Deus in nobis, agitante calescimus illo.

*
* *

Pour mieux détruire le naturalisme antique, la religion du Christ enseigna qu'il n'y avait pas d'autre laideur que celle de l'âme, et que, sous les disgrâces du corps, les plus déchus sont encore un reflet de Dieu lui-même.

Le caractère du vice est toujours incompatible avec la beauté, de façon que le statuaire est condamné, par un heureux destin, à ne représenter que les idées généreuses, les nobles sentiments et les caractères héroïques. La sculpture ne saurait reproduire les types du vice qui sont essentiellement laids.

Les réalistes prétendent que l'artiste n'a qu'une mission, celle d'imiter la nature. Ainsi parle Taine : « Quand pour la première fois on découvre la vie réelle, et que, pénétrant dans sa structure, on comprend le mécanisme admirable de ses parties, cette contemplation suffit; on ne désire rien au delà. »

Un autre a écrit : « Le peintre tire ses lignes, calcule ses perspectives, déshabille les corps, les soulève, les dissèque. Il pose l'art sur sa base définitive, l'imitation exacte de la nature, telle qu'on la voit et telle qu'elle est. Détachés du monde céleste et ramenés au monde réel, les hommes veulent contempler, non plus des idées ou des symboles, mais des êtres et des personnes. Pour eux, les choses réelles ne sont plus un signe à travers lequel s'élance la pensée mystique... Ce regard attaché sur elles ne songe plus à les quitter pour se porter au delà. »

Si l'on s'en rapportait au succès et à la vogue, on pourrait croire que le réalisme a raison, car il s'étale partout.

Heureusement, les grands, les vrais artistes ont tenu un autre langage. Tel Raphaël : « Comme je n'ai pas sous mes yeux de modèle qui me satisfasse, je me sers d'un certain idéal de beauté que je trouve en mon âme. » Tel aussi Michel Ange : « Déployant ses ailes pour s'élever vers les Cieux d'où elle est descendue, l'âme ne s'arrête pas à la beauté qui séduit les yeux et qui est aussi fragile que trompeuse ; mais elle cherche, dans son vol sublime, à atteindre le principe du beau universel. »

Non pas toutefois que l'artiste doive mépriser le réel, la nature ; ce serait mépriser les ressources de son art. Du reste, l'idéalisme, qui n'est qu'un rêve, qu'un corps sans âme, serait aussi funeste aux beaux-arts que son concurrent. L'artiste a toujours besoin pour agir de s'appuyer sur quelque réalité antérieure. « Avant de traduire un poème, dit Ch. Blanc, il faut le lire ; de même, avant de comprendre la beauté, il faut la voir. »

Les œuvres d'art doivent imiter les œuvres de la nature. Là doit s'arrêter le réalisme : plus loin il s'égare dans le plus grossier sensualisme, la vulgarité, la laideur, le mal. Mais à quoi bon ces exhibitions grotesques ou repoussantes ? Celui qui veut se payer le spectacle d'un homme ivre n'a qu'à regarder dans la rue ; s'il veut connaître la vie humaine dans ce qu'elle a de tragique et de malpropre, il a la Cour d'Assises pour s'en instruire.

.•.

Le plus grave attentat à la dignité d'un peuple est l'amoindrissement chez lui de l'attrait du beau, du beau réel. En refusant les occasions d'admirer, on expose l'âme nationale à n'en plus ressentir le besoin qui met à si grande distance l'homme de la bête. Ce n'est pas un mince péril pour une génération que de se familiariser avec le laid qui doit toujours amener la répulsion. Les peuples qui ont perdu leur indignation ne tardent pas non plus à perdre leur enthousiasme, qui est le mouvement d'attraction vers l'idéal.

Il faut aimer l'art non pas seulement pour la beauté qu'il exprime, mais avant tout pour le bien qu'il peut faire en l'exprimant. Son but n'est pas un salaire quel qu'il soit, même quand il se nomme la gloire.

.·.

« Les peintures d'autrefois, du XIIIe siècle, étaient toutes, écrit Leroy de La Marche, également empreintes de l'idée religieuse, également chastes, également honnêtes, et en même temps elles deviennent plus vivantes. Plus tard cette dernière qualité tuera la première ; la recherche exclusive de la forme étouffera le sentiment de la foi dans la peinture. Il ne s'agira plus de faire transparaître l'âme dans l'expression du visage ou dans le geste : il faudra faire palpiter la chair. En ce cas, on permettra à ceux qui sont avant tout spiritualistes de regretter un peu le petit art, ou du moins de regretter ce qu'il avait surtout de bon, l'élévation de la pensée, la pureté de l'idéal, en un mot l'horreur, la sainte horreur du réalisme qui nous a conduits à l'impressionnisme, qui nous conduira au nihilisme artistique. »

Si l'artiste veut s'en tenir à la seule réalité, il doit trouver le sommet de l'art dans la photographie qui n'est, comparée à l'art, que la suie de la flamme, selon l'expression du sculpteur Préault.

Aujourd'hui sont assez rares les hommes en possession de connaissances esthétiques suffisantes pour distinguer le beau du laid ; c'est pourquoi ce dernier pullule partout à la honte des gens au pouvoir, qui ne regardent même pas à un coup d'épaule pour précipiter la décadence des mœurs publiques.

Que de fléaux, à l'heure présente, mettent en péril l'honneur et l'avenir de la patrie : journaux obscènes, exhibitions honteuses de la rue, pièces immorales qui avilissent le théâtre. C'est partout le triomphe de l'immoralité, le plus odieux de tous les scandales.

Rien n'agit plus sur les esprits blasés et les consciences éteintes de notre temps, où tout est plat et écrasé au dedans et au dehors.

Ce que le poète disait du dérèglement des mœurs chez les Romains :

Sævior armis
Luxuria incubuit, victumque ulciscitur orbem.

peut s'appliquer de nos jours, au dérèglement de l'esprit.

« Le virus de la pornographie, écrit M. Comte, se manifeste d'abord sous la forme du mépris de la femme, puis sous celle du mépris de la personnalité humaine en général, et quand il a empoisonné, faussé la mentalité de l'homme, il en fait un égoïste sans entraille, un exploiteur sans conscience, un de ces sinistres gredins, Robert Macaire de haut et de bas étage, qu'on a si bien nommés des hommes de joie et de proie. »

Il suffit de hasarder un coup d'œil aux étalages des

kiosques, des débits de tabac, des petites papeteries, des bibliothèques des gares pour voir des jeunes filles, des apprentis, des employés, des ouvriers enlever les journaux illustrés, les publications soi disant artistiques, les bas romans dont les titres et les dessins de la couverture sont des insultes à la morale publique, les cartes postales qui peuplent l'imagination populaire d'impressions libertines. Ces images provoquent et forcent l'attention des enfants et des jeunes gens. Ainsi s'étale partout une pornographie brutale ou raffinée, que des femmes même s'habituent à contempler sans ombre de gêne et que des gens intelligents trouvent encore très anodine quand elle est plus qu'équivoque.

Les enfants poussés par la curiosité s'arrêtent devant les étalages orduriers et y salissent leurs regards. Ils portent ensuite leur corruption dans les écoles et jusque dans leurs foyers. Au bout de peu de temps leurs belles vertus tombent en loques ; cherchons dans leurs cœurs des restes d'honneur, d'énergie, de pudeur et de vie, il n'y a plus rien excepté des tas d'ordures. »

.·.

« L'ordure, écrit M. Macé, n'est plus seulement sur le sol, elle s'étale aux devantures des kiosques et monte le long des murailles par des affiches aux images coloriées annonçant des publications d'ouvrages condamnés sous les précédents régimes et qui n'ont rien de politique. Aux étalages des petites librairies figurent des dessins naturalistes expliquant les sous-entendus de l'imprimé. Les crimes, les viols, les attentats à la pudeur ont leurs illustrateurs spéciaux, reproduisant sous leurs différentes phases les constatations judiciaires. C'est en face de ces horribles gravures noires, enluminées de rouge que les enfants se groupent le matin en se rendant à l'école. On infiltre ainsi à la jeunesse le poison intellectuel, non moins dangereux que l'empoisonnement alimentaire. Le mal est tellement grand que le réjouissant Guignol devient pornographe ; il écœure les mères de famille et n'amuse plus les bébés. »

.
. .

Les cartes postales effrontément malpropres sont innombrables à la plupart des étalages. Ces prétendues œuvres d'art sont une insulte à la morale et au Code. « C'est la carte postale qui devient le plus grave danger, parce qu'elle est à bon marché et se véhicule facilement. On peut la placer dans un calepin ou dans un livre, et la dissimuler sans peine aux yeux des parents et des maîtres. L'obscénité des cartes postales illustrées devient extrêmement grave. D'ailleurs, elle ne connaît plus de mesure, par suite de l'indifférence du public et du pouvoir. Nous serons peut-être bientôt obligés de lui demander des comptes, à celui-ci ! La carte postale illustrée est une obsession. Quand elle est pornographique, elle est un poison. C'est par millions qu'elles se mettent en vente sur la voie publique, sans que personne ne dise rien. Il nous en vient d'Allemagne, mais elles sont mal faites. Celles que nos concitoyens dessinent et éditent sont des plus profondément obscènes. C'est là, vous en conviendrez, un triste avantage pour notre réputation. La plupart des marchands de cartes illustrées possèdent une réserve de cartes licencieuses, qu'ils ne vendent qu'à la dérobée, et à un prix grandement rémunérateur. Il y a aussi des marchands qui les promènent de foire en foire, dans la rue ; les bureaux de tabac vendent journaux et cartes pornographiques sous l'œil bienveillant de l'État. Les règlements l'interdisent. Mais, si nous ne protestions pas, les fonctionnaires responsables n'interviendraient jamais. »

. .

D'où vient donc cette espèce de fureur que l'on met à corrompre le peuple et même les enfants? On peut répondre sans crainte d'erreur que c'est au nom des loges maçonniques qu'est facilitée la vente des publications ordurières.

Une lettre de Vindice, adressée de Castellamare à Nubius, le 9 août 1838, explique les vues et le but de la Haute Vente : « Le catholicisme n'a pas plus peur d'un stylet bien acéré que la monarchie ; mais *ces deux bases de l'ordre social peuvent crouler sous la corruption.* Ne nous lassons donc jamais de corrompre. Tertullien disait avec raison que le sang des martyrs enfantait des chrétiens. Il est décidé dans nos Conseils que nous ne voulons plus de chrétiens ; ne faisons donc pas de martyrs ; mais popularisons le vice dans les multitudes. Qu'elles le respirent par les cinq sens ; qu'elles s'en saturent ; et cette terre où l'Arétin a semé est toujours disposée à recevoir de lubriques enseignements. *Faites des cœurs vicieux et vous n'aurez plus de catholiques.* » C'est encore actuellement l'œuvre de la franc-maçonnerie.

Quel remède faut il apporter à ce triste état de choses ? De même que la salubrité publique exige l'enlèvement des immondices qui encombrent les rues, de même ne devrait-on pas faire disparaître toutes les saletés qui blessent la conscience morale, ternissent l'âme des enfants, outragent les femmes et pourrissent les foules ? Nous devons user du droit de nous défendre contre tous les exploiteurs de la pornographie : défendre la personnalité, la dignité humaine, la beauté de la vie morale, la pureté de la jeune fille, l'honnêteté de la mère.

Si nos lois sont insuffisantes pour endiguer la gangrène qui nous dévore, faisons appel à nous-mêmes. L'homme vaut par les efforts qu'il accomplit en vue de son perfectionnement.

Après des années trop nombreuses d'insouciance, d'hésitation et de veulerie, quelques citoyens, timides encore, ont pris le balai. Aujourd'hui ils augmentent en nombre et en courage. Mais quelle est leur efficacité ? A peu près nulle ; et cela parce que le gouvernement paraît vouloir se faire des pornographes plutôt des auxiliaires que des ennemis.

Toutefois l'effort commence à produire des résultats. Beaucoup de journaux pornographiques de Paris ont été frappés de condamnations sévères. Des revues et des prospectus, proposant des moyens ou des livres relatifs au néo-malthusisme, ont été sévèrement frappés. Des pièces de théâtre, contraires aux bonnes mœurs, ont été interdites.

Des ligues se sont formées un peu partout contre les exhibitions malsaines. Les ligueurs quand ils rencontrent sur leur chemin des étalages de cartes postales scandaleuses, entrent dans les magasins et menacent le propriétaire d'une dénonciation au parquet s'il n'enlève aussitôt aux regards du public sa marchandise obscène. Ce procédé réussit souvent : quand il n'a pas de succès une plainte est portée au parquet qui est forcé, de par la loi, de poursuivre le délinquant. Du reste, il n'est pas nécessaire d'être ligueur pour remplir ce devoir; tout le monde peut se payer l'honneur de se faire balayeur de rues en cette circonstance.

Sur ce sujet souvenons-nous des paroles du P. Bourget : « Voyez-vous il est une règle que j'ai constamment vérifiée et qui ne souffre pas d'exception. Partout où le christianisme est vivace les mœurs se relèvent; partout où il languit elles s'abaissent. C'est l'arbre où fleurissent les vertus humaines sans la pratique desquelles les sociétés sont condamnées à périr... On démoralise la France en lui arrachant la foi : en la déchristianisant on l'assassine. Il n'y a point de sauvegarde sociale hors des vérités du décalogue. Ce fut la conviction de Le Play : ce fut celle de Taine : je m'y rallie. »

· ·

« Un abus, écrit Et. Cornut, qui se rattache étroitement à la publicité, abus dont on a fait de tristes applications dans ces derniers temps, c'est de prétendre que la morale et même le parquet n'ont plus rien à voir dans une œuvre :

poème, tableau, statue, drame ou exhibition quelconque,
dès qu'on l'a parée, à tort ou à raison, de l'étiquette de
la science ou de l'art, comme si ces deux pavillons avaient
le triste privilège de tout couvrir, surtout ce qui est mauvais ou dangereux. Assurément il faut laisser aux savants
et aux artistes le plus de liberté possible ; mais il faut
sauvegarder aussi des intérêts encore supérieurs. D'ailleurs
ce qui n'est pas bon ne saurait être vraiment et complètement beau ; ce qui corrompt les mœurs, abaisse et
dégrade bien vite dans la même mesure les arts. Annoncer,
prôner les œuvres lascives des peintres, des sculpteurs ou
des poètes est donc une mauvaise et nuisible industrie.

La toile et le marbre ne doivent pas toujours prêcher ;
ils n'ont jamais le droit de pervertir. Quand les doctrines
spiritualistes cessent d'être en honneur, la main peut encore
demeurer habile ; l'inspiration est morte et la forme elle-
même finit par dégénérer. L'art qui s'adresse avant tout
aux sens est en pleine décadence. N'est-ce pas cependant
ce que font un trop grand nombre de productions contem-
poraines couronnées par l'Académie, exposées dans les
salons, célébrées par les journaux et achetées par l'État,
Dieu sait sous quelles influences ! »

CHAPITRE XIV

Législation. – Médecine légale. Criminalité

La prospérité ou la décadence des États, la sécurité, la paix, la liberté des citoyens dépendent de la législation et de la manière dont elle est appliquée. Avec de bonnes lois et un gouvernement habile à les faire exécuter, tous les citoyens concourent à procurer le bien commun et jouissent librement de leurs droits ; avec une législation défectueuse ou un gouvernement insouciant ou mal avisé, les bons sont victimes de l'injustice, les mauvais s'enhardissent dans le désordre et jettent la perturbation dans la société.

C'est ainsi que le caractère de la loi est de nous désigner notre devoir et de nous formuler, en outre, l'obligation d'y obéir : par cela même elle vise la société tout entière et non pas seulement l'individu.

Saint Thomas la considère comme une ordonnance de la raison dictée et promulguée par le détenteur du pouvoir pour le plus grand bien social.

La loi véritable est une espèce d'écriteau que les hommes rencontrent le long de leur chemin pour leur indiquer avec certitude la voie du bien. Guidés de cette façon ils ne peuvent s'égarer que sciemment et volontairement.

Sa confection présente de telles difficultés qu'elle devrait toujours être confiée aux hommes les plus intelligents et les plus aptes à discerner le juste de ce qui ne l'est pas. A l'heure actuelle, dans notre infortuné pays, les lois sont fabriquées dans le tumulte le plus étourdissant par des personnages plus soucieux de s'entre-manger les uns les autres que de s'éclairer mutuellement.

Aussi ces lois, inspirées toujours par la passion et jamais par la raison, ne sont pas des lois : elles sont le fait d'une majorité sans honnêteté dont l'unique souci, qui devrait viser le bien général, est, au contraire, de ravir à la société des libertés regardées comme intangibles en tout temps et en tout lieu.

En conséquence ces lois sont sans autorité pour soumettre les consciences, sans valeur parce que Dieu n'entre pour rien dans leur confection. Œuvres de la tyrannie, n'ayant pour objet que le profit d'un certain nombre de citoyens ou même d'un seul : manquant de leur caractère essentiel, le bien commun, elles doivent être considérées comme nulles et non avenues.

* *

A notre époque où la France est si profondément troublée, la législation est profanée et honnie tant elle est sortie des sentiers du juste : elle n'est plus le reflet du droit naturel qui découle de la nature même de l'homme ;

qui, écrit ou non, a Dieu lui-même pour auteur : et qui a
sa sanction dans la conscience de chacun sous forme de
paix ou de remords, d'estime ou de mépris du prochain
selon qu'on le respecte ou non. Ce droit est invariable :
c'est pourquoi il est le fondement de la justice.

Ce qu'on appelle le droit positif n'est qu'une formule
dictée par l'autorité sociale pour régler les rapports des
hommes entre eux. Ces rapports sont fixés par le droit
naturel et les lois doivent être adéquates à ce droit pri
mordial et intangible.

En conscience les législateurs n'ont pas le pouvoir de
méconnaître les principes qui doivent toujours servir
d'origine et de base à la confection des lois. Mais aujour-
d'hui loin de prendre souci de ces principes ils les mé-
prisent.

On fait des lois non plus à la lumière de la justice et
du droit, mais par esprit de parti. Les législateurs les
volent pour leur satisfaction personnelle et le profit de
leurs amis politiques, dirigés uniquement par la haine et
l'hostilité envers ceux qui refusent de se ranger sous leur
bannière.

En un mot, ils créent des lois qu'ils n'ont pas mais
qu'ils prennent le droit de formuler. Le droit et le devoir,
on peut bien les définir et les rendre clairs pour tout le
monde, mais on ne peut ni les changer et encore moins
les abolir.

Et cependant c'est cela qu'on fait actuellement. Vos
législateurs sont des hommes de passion, esclaves de
leurs utopies et souvent de leur ignorance. Comment
dès lors exiger d'eux l'application des principes supérieurs

aux besoins de la société quand ils n'obéissent qu'à leur bon plaisir et jamais à la justice? Quel aveuglement chez des hommes mus exclusivement par la passion politique, et quel malheur pour une société qui doit subir les plus redoutables de ses ennemis !

Quand un pays sort de sa voie, trompé par ses propres guides, le justice un jour passe et le brise.

Que de lois perverses à l'avoir de la France depuis trente ans ! C'est celle du divorce qui consacre le vice et déchire des unions que la religion avait faites indissolubles. C'est bien là l'œuvre de gens toujours prêts pour détruire et jamais pour fonder. Dans ce cas particulier ils ravalent l'homme au niveau des bêtes qui s'accouplent au hasard.

Que penser aussi des lois sur l'enseignement qui visent un seul but, ravir l'enfant à la famille et à la liberté pour en faire un mauvais fils, un mauvais citoyen, un mauvais soldat, un précoce criminel.

Et les lois sur la séparation de l'Église et de l'État où celui-ci offre au monde entier le scandaleux mépris de sa signature ; lois qui autorisent leurs auteurs à pratiquer le vol et qui poussent à l'exil les hommes les plus bienfaisants et les plus utiles à la société.

Combien de lois encore aussi injustes qui n'ont d'autre raison d'être que de favoriser les flatteurs ou les craintifs à genoux devant le pouvoir et de persécuter les indépendants qui n'ont pas de vocation pour cette attitude.

24

Les malheureux qui votent ces lois ignorent qu'on ne se dresse pas impunément contre l'Église et la liberté, contre la morale et la justice.

.·.

La politique ne repose plus sur un fondement stable : elle est tellement avachie qu'elle ne vit plus qu'à la journée. Chose inouïe ! qu'aucune époque n'a peut-être jamais connue, elle refuse même l'espérance qui fait vivre, la boussole qui dirige, le phare qui montre le port à atteindre.

Proclamer que le plus grand nombre a toujours raison, c'est admettre que la loi unique est celle du plus fort ; c'est aboutir très logiquement aux dernières brutalités : nous en sommes là à l'heure présente. C'est le lamentable résultat du libéralisme qui est l'affirmation de l'indépendance absolue de la raison individuelle et sociale, en un mot du rationalisme.

De toutes les raisons qui doivent tenir le catholique de notre temps en garde contre les gouvernements de forme populaire, la plus forte est l'empressement que la franc-maçonnerie a mis toujours et partout à les établir.

C'est le honteux résultat de la philosophie du XIXᵉ siècle qui a tout détruit, religion, état politique, mœurs, discipline, autorité, sans rien mettre à la place. Il n'en est resté qu'un grossier matérialisme, le sensualisme dans la science et dans la pratique, un scepticisme frondeur et moqueur qui lâche la bride à toutes les passions. Notre

époque a réellement comme caractère la destruction du
bien et l'installation du rien.

Médecine légale.

La médecine légale est appelée à résoudre des problèmes qui importent à l'administration de la justice. Rap-
prochée de l'hygiène publique par ses relations avec les
pouvoirs, elle s'en distingue par son but et par la nature
des faits qu'elle comprend.

La société impose des devoirs; elle consacre des droits.
Des faits médicaux de la plus haute importance se rattachent à ces deux points de vue. La loi protège l'enfant
dès sa naissance et elle assure son identité. La preuve
médicale est prépondérante dans la suppression d'enfant
la substitution de part, l'avortement, l'accouchement,
l'infanticide.

L'organisation de la famille repose sur des faits physiologiques. C'est le médecin qui apprécie la légitimité des
naissances, la viabilité de l'enfant, le désaveu de pater
nité, les questions d'impuissance, etc.

L'homme parvenu à sa majorité a la libre disposition
de ses biens et de sa personne, pourvu qu'il n'en abuse
pas contre les autres et contre lui-même. Or, n'appar-
tient-il pas au médecin de déterminer la liberté morale
qui subordonne la liberté physique? C'est lui qui fournit
à la justice les renseignements nécessaires pour limiter
les droits civils par un conseil judiciaire, par l'interdic-
tion.

Celui qui veut se soustraire aux devoirs que la société lui impose, aux obligations du témoin, du juré, du tuteur, aux charges du service militaire, trouve d'abord un juge médical pour apprécier la légitimité de ses excuses.

La science intervient dans les actes les plus importants de la vie. Dans les attentats contre les personnes le médecin constate le résultat des violences ; il précise le fait matériel qui devient la base de l'appréciation juridique, la preuve du crime, la mesure de la pénalité.

A la mort, comme à la naissance, les applications médico-légales se multiplient et suivent le corps humain jusque dans les derniers vestiges de son organisation et dans le terrain même qui a reçu ses dépouilles.

En un mot le domaine de la médecine légale s'étend à tous les faits qui se rattachent au droit. La philosophie du droit, aussi bien que le droit positif public ou privé, réclament l'intervention du médecin.

Le droit civil, le droit criminel, administratif, canonique, militaire, la plupart des branches de la législation nécessitent le concours des connaissances médicales ; la physiologie même, introduite dans le droit des gens, a réclamé l'abolition de l'esclavage et appelé les hommes à la concorde au nom de l'unité de la race humaine. La torture a été justement bannie de notre législation moderne et l'on ne pourrait plus supporter aujourd'hui l'idée d'un juge qui s'entourerait de tortionnaires et recourerait aux supplices.

La médecine concourt aussi à la confection des lois, et devient l'auxiliaire du législateur auquel elle fournit

des données physiologiques et pathologiques nécessaires
pour résoudre diverses questions.

Quelle est la partie de la médecine qui n'est pas invo-
quée dans les attentats contre les personnes?

**

La spécialité de la médecine légale est caractérisée
par son but et par ses moyens ; ce but est en dehors de
la médecine ; ses moyens sont empruntés à toutes les
branches de l'art.

La médecine légale n'est qu'une science d'application
qui est tout entière dans l'importance du but et l'étendue
des connaissances qu'elle exige ; elle n'a point de lois
générales qui appartiennent à la science pure ; elle subit
les théories des sciences qu'elle applique.

L'importance de cette médecine résulte de la gravité
même des intérêts engagés ; ce n'est pas une exagération
de dire que l'honneur, la liberté, la vie même des citoyens
peuvent dépendre de ses décisions.

En outre, des consultations médico-légales ont fait redresser des erreurs judiciaires, et les annales de la science
enregistrent des exemples de réhabilitations solennelles.

Quel est le degré de certitude qui s'attache à la médecine légale? Elle fournit des preuves et des indices. Elle
participe de la rigueur de la physique et de la chimie dans
les constatations qui déterminent la nature et la propriété
des corps ; elle prononce avec autorité dans les recherches
d'anatomie normale et pathologique ; elle peut aussi ne
fournir que des probabilités quand elle interprète les
phénomènes de la vie, les fonctions et les symptômes.

.·.

« Le rôle du médecin légiste, du médecin expert, écrit M Vibert, est celui de conseiller de la justice : c'est d'après son opinion que le juge apprécie certains faits qui échappent à sa compétence, et il délègue en quelque sorte une partie de son autorité, car, suivant l'expression d'Ambroise Paré, le père de la médecine légale en France, « les magistrats jugent suivant qu'on leur rapporte. »

Il serait superflu d'insister sur l'importance de ce rôle. Le médecin expert se livre à des constatations qui généralement, en raison de leur nature même, ne peuvent être renouvelées par d'autres : il discute au nom d'une science dont les principes sont ordinairement inconnus de ceux à qui il s'adresse, de sorte que ses affirmations sont souvent sans contrôle, et doivent être acceptées telles qu'elles sont formulées. Or, ses déclarations ont une importance capitale dans le débat, et l'on peut dire que dans nombre de cas c'est d'elles que dépend l'acquittement ou la condamnation d'un accusé.

Aussi, le médecin, sinon pour motifs légitimes ou pour défaut d'aptitude, ne peut refuser la mission qui lui est confiée : il serait très blâmable de s'y soustraire sans raison plausible.

.·.

Le médecin légiste ne peut être assimilé à un vulgaire témoin quand il est appelé comme expert : *medici non sunt testes. sed est magis judicium quàm testimonium.* Les médecins comprennent trop bien d'ailleurs les devoirs et la dignité de leur profession pour refuser leur ministère lorsqu'ils n'ont pas de justes motifs pour le faire.

Les médecins jouent donc un rôle immense, pour ne point dire effrayant, dans le domaine de la justice. C'est pourquoi leur bagage scientifique en médecine légale doit toujours être à la hauteur des causes les plus difficiles et de la grande responsabilité qu'ils assument devant la société et leur propre conscience ; c'est pourquoi aussi les tribunaux choisissent de préférence les médecins légistes parmi les hommes les plus instruits en la matière ; c'est pourquoi, enfin, nous ne comprenons pas comment la généralité des médecins ont protesté contre l'institution d'un diplôme de médecine légale attestant que son possesseur a la compétence et les aptitudes propres à satisfaire la confiance des juges et à assurer la sécurité des accusés.

Le médecin légiste n'a pas seulement à apprécier l'importance du forfait accompli ; il doit aussi examiner la psychologie du coupable et rechercher le mobile qui l'a fait agir pour éclairer les juges sur l'étendue de sa responsabilité. En un mot, il doit connaître les diverses théories du crime soit pour s'en garer dans ce qu'elles ont de faux ou d'excessif, soit pour en tenir compte dans la limite du réel.

La fréquence du crime à notre époque, son accroissement continu malgré les progrès de la civilisation font de la criminalité un problème d'une actualité et d'un intérêt considérables.

Le médecin doit être un sociologue capable d'apprécier

les diverses doctrines des criminalistes contemporains. Quelques-uns nous retiendront un instant.

Et d'abord le fameux Lombroso : à tout seigneur tout honneur. Il soutient que certains individus portent en eux-mêmes, dès leur naissance, et tout à la fois, les instincts pervers, le germe du mal, et l'impossibilité organique d'être autre chose que des criminels. Le malfaiteur aurait une structure anatomique spéciale, une conformation cérébrale particulière, un corps façonné de telle sorte qu'il détermine un état moral, une psychologie qui le pousse invinciblement à perpétrer un jour ou l'autre un vol ou un assassinat. Ce serait pour lui un destin inéluctable, une espèce de *fatum*, de commettre un forfait si toutefois le hasard ne le fait mourir avant l'occasion de l'accomplir.

Mais si le criminel-né est une victime fatalement rivée sans remède à son destin, il ne devrait pas y avoir d'autres causes du crime que les causes occasionnelles, seules capables d'exciter l'aptitude qu'il a de faire le mal ; et cependant Lombroso en cite beaucoup d'autres qui font l'objet d'une statistique compliquée où nous refusons de le suivre.

Il faut reconnaître toutefois qu'au milieu de maintes contradictions il dégage un fait certain qui consiste dans le développement, par les progrès de la civilisation, d'une forme particulière de criminalité : à côté du type criminel de violence il y aurait le type de fraude.

. .

À notre époque, chez les riches et les bourgeois qui sont dans les affaires ou la politique, d'aucuns vendent

leur influence et leur vote, et ne reculent pas devant
l'intrigue et le mensonge pour voler l'argent du public.
C'est ce qu'un disciple de Lombroso, Leschi, appelle
le *délit banquaire*, caractérisé surtont par la concussion,
l'escroquerie, la banqueroute frauduleuse ; manifestations
raffinées de spéculation louche et d'égoïsme. Ce phénomène moral est le triste effet de l'escalade du pouvoir par
la bourgeoisie totalement dépourvue de cette grandeur
d'âme qui faisait l'apanage des anciens régimes. Quoi qu'il
en soit, les crimes de ce genre ont augmenté de 40 à 50
pour 100 en France depuis quelques années.

Leschi, comme son maître, fait intervenir ici le facteur
anthropologique de dégénérescence qu'il constate chez les
criminels banquaires comme chez les violents. Parmi les
nombreux héros banquaires, citons les plus notoirement
connus : Cornélius Herz avait les oreilles asymétriques,
Arton de l'hydrocéphalie, Baïhaut de la platicéphalie et
Fontanes de l'acrocéphalie.

Mais cette théorie est certainement fausse. Car s'il était
démontré que le grand facteur de ce genre de délit est
la civilisation, l'on devrait conclure qu'il doit déformer en
même temps les têtes, les nez et les oreilles.

. .

Il est vrai que la progression croissante de la criminalité est parallèle à celle de la civilisation. Cette constatation
tourmente les adulateurs de l'époque actuelle. Mais Poletti,
sinon l'élève au moins un disciple de Lombroso, les ras-
sure en prouvant, à sa façon, la supériorité de notre temps
sur les autres.

Voici, du reste, la théorie de Poletti resumée par M. Tarde :

« Le nombre des délits ou des crimes peut augmenter dans une nation. bien que la criminalité y décroisse. S'il n'a que doublé ou triplé pendant que parallèlement le nombre des actes producteurs et conformes aux lois, l'activité sociale féconde et utile. a triplé ou quadruplé. comme on en a la preuve en France par la comparaison des statistiques commerciales dans le dernier siècle et la plus value des impôts indirects, il y a en définitive progrès moral et non décadence : car. à moralité égale ou, ce qui revient au même, à immoralité, criminalité égales, les chutes dans le mal doivent se proportionner exactement à l'accroissement des occasions de chute. »

M. Tarde a également réfuté cette doctrine.

Si l'accroissement de la richesse et le progrès de la science et du travail caractérisent la civilisation, nous devrions n'avoir que malédiction à l'adresse de celle-ci puisque le travail, l'instruction et le bien être n'ont pu endiguer les instincts criminels d'une foule d'hommes.

.·.

Un sociologue français, Durkheim, a émis une autre théorie du crime aussi inattendue que la précédente.

Il assimile la société à un organisme en lui appliquant la méthode biologique et en la considérant dans les divers états de santé et de maladie. Comment distinguer ces divers états ? Durkheim a beaucoup de peine à nous éclairer sur ce sujet.

Jusqu'aujourd'hui on n'avait cessé de déclarer malade une société où les crimes deviennent de plus en plus communs. D'après certaines règles paradoxales, Durkheim prétend que le crime est normal, non pas parce qu'il est inévitable mais parce qu'il constitue un facteur de la santé publique.

Nous refusons de suivre cet étonnant savant dans ses explications qui l'amènent à conclure que le criminel est un agent régulier de la vie sociale, et le crime un bien qu'il serait maladroit de contenir dans des limites trop étroites, contrairement à l'honnêteté vulgaire qui se révolte contre l'envahissement des pires forfaits et qui réclame à bon droit des châtiments rigoureux pour arrêter la marée montante du mal.

Durkheim, imbu de la doctrine qui veut que le crime et le génie soient solidaires, se garde bien de nous l'expliquer. Du reste sa théorie se condamne suffisamment elle-même en effaçant d'une façon radicale l'antagonisme du bien et du mal. Quoi qu'on fasse, cette vieille distinction restera toujours au premier rang des principes immuables de la saine philosophie et du simple bon sens.

* *
*

Et maintenant quelle est la méthode lombrosienne pour réagir contre le crime en dehors de toute idée religieuse ? Le sociologue italien penche vers le matérialisme ; on est tenté de croire qu'il considère la religion même comme un facteur du crime.

Lombroso s'attache d'abord à la prophylaxie du crime. C'est ainsi qu'il propose le divorce comme remède aux attentats passionnels ; puis les institutions de prévoyance et de secours, les sociétés d'éducation, les asiles pour l'enfance abandonnée et pour la réforme de l'enfance et de l'adolescence criminelles ; enfin il n'hésite pas à demander une transformation radicale du suffrage universel et du parlementarisme. C'est dans ce milieu, en effet, que fleurissent surtout le délit banquaire, le crime politique, la corruption et l'injustice. « De nos jours, dit-il, les sept cents pseudo-rois qui nous gouvernent sont d'autant plus violents et dangereux qu'ils sont cachés et font entrer l'injustice par tous les pores de la nation, jusque dans les vallées les plus reculées qui ont le malheur de posséder un représentant. »

*
* *

Malgré la méthode lombrosienne le crime ne cesse d'exister et de progresser. Il faut autre chose que cela pour barrer la route à la criminalité ; il faut de toute nécessité la notion exacte de la loi morale et les moyens conseillés et prescrits par la religion pour la mettre en pratique. Dans le récent congrès de Bruxelles, où fut sévèrement malmené le type du criminel-né de Lombroso, le docteur Minovici eut raison de s'écrier : « La disparition des sentiments religieux joue un grand rôle dans l'accroissement de la criminalité. La religion, avec sa morale stricte, avec l'espoir d'une récompense future, avec son enseignement humanitaire et doux, fera plus que toute autre intervention dans la moralisation des masses débilitées. »

Ajoutons à cela la cruelle ironie du P. Martin :

« Sinon, il faudrait se borner à prier la nature de mieux organiser ses œuvres, et de ne plus nous donner, à travers les péripéties et les jeux de l'évolution, des crânes et des cerveaux criminels, des membres difformes, des oreilles et des nez faits pour le crime, des tempéraments exposés à toutes les infirmités. Ce serait lui dire d'arriver enfin à nous donner le type normal de l'espèce humaine, chez lequel la vertu serait fonction de l'organisme. Le xxᵉ siècle verra-t-il ce chef-d'œuvre réalisé? Il serait plus que téméraire de le croire. Dans tous les cas, malgré les prétentions de l'anthropologie criminelle contemporaine, nous ne conseillons pas d'inscrire les découvertes de Lombroso au livre d'or du siècle qui finit. »

Du reste, il y a déjà longtemps que les doctrines lombrosiennes ne recrutent plus que de rares partisans en France et à l'étranger.

En outre, si les psychologues de la médecine nous apprennent les secrets de l'âme d'un malfaiteur en herbe, c'est pour nous indiquer que cet homme ne recèle aucunement une prédisposition, une impulsion au crime ; ils reconnaissent qu'il n'est qu'un nerveux sujet à des paroxysmes et qu'une éducation appropriée éloignerait du mal. Les vrais moralistes et la plupart des hommes de loi se rencontrent ici avec l'Église pour reconnaître qu'une bonne éducation de l'enfant suffirait pour en faire un honnête homme.

*
* *

On s'attarde à des doctrines qui font sourire pour rechercher les causes de la criminalité, alors qu'il suffit

d'explorer un peu le monde moral pour les y rencontrer
à peu près toutes.

Le vice, en effet, dégrade l'homme : il le fait mourir
lentement quand il ne le pousse pas au suicide. Mais il ne
tue pas seulement son esclave. il en fait un voleur et
souvent un assassin.

« J'ai vu passer, a déclaré un magistrat chargé de juger
l'enfance criminelle, à ma barre dix-sept mille coupables,
jeunes gens ou jeunes filles, le défilé de tous les crimes :
vols, faux en écritures, assassinats, parricides, rien
n'y manquait. Mais je n'en ai pas rencontré un seul jusqu'ici. pas un parmi ces dix-sept mille criminels, qui
n'ait commencé par de mauvaises mœurs : et ils volent
et ils tuent pour assouvir leurs passions. Voilà leur
mobile. »

M. A. Fouillée avait déjà dit : « Les criminalistes reconnaissent le libertinage comme la source principale des
crimes et délits, dans les nations civilisées. Le voleur,
l'escroc, le faussaire (il aurait pu ajouter l'assassin) sont
de plus en plus des viveurs aux abois. »

Lorsque le vice a annihilé la conscience, il se fait
voleur et même assassin. En face du plaisir et de la jouissance la raison défaille et étouffe la notion du devoir.
L'homme vicieux n'est plus qu'un être vil et féroce qui
devient promptement l'artisan du crime. Il est incapable
aussi d'assouvir son appétit : le vice appelle le vice ; il
n'a pas d'autre but que la jouissance qu'il prend partout
où il la rencontre . même dans le sang s'il le faut. A tout
prix il exige de l'or pour apaiser sa fringale de plaisir ; il
vole, et pour voler, à l'occasion, il tue. En un mot, comme

le dit Legrain, « il n'a qu'une préoccupation, celle de satisfaire ses appétits. »

Rien ne l'arrête pas même ses amours. « Dès que l'homme adore une créature, malheur à lui, écrit Proal, car il se ravale. Malheur à elle car il va la briser. La passion ment quand elle dit « adorer »; elle n'adore pas, elle ne donne pas ; elle prend, elle sacrifie à son plaisir tout ce qu'elle touche : et parce qu'elle est inassouvissable, parce qu'elle a toujours faim, un jour ou l'autre elle se révolte contre son rêve et, de mépris ou de colère, elle le brise avant d'aller porter ailleurs la même faim toujours trompée. La concupiscence, au fond, est une haine, a dit Pascal ; et en effet — c'est la remarque de Platon — elle aime l'être aimé comme le loup aime l'agneau. »

Et comme l'homme ne peut être sans aimer, il aime l'argent par-dessus tout et lui sacrifie tout : sa famille, ses enfants, ses opinions, sa conscience et son honneur.

Il finit par avoir toujours besoin d'émotions violentes qu'il trouve dans le sang ; c'est ainsi que le criminel arrive à tuer par plaisir. Le meurtre d'abord lui répugne en soi, il le prend comme moyen d'assurer sa jouissance : peu à peu le moyen hérite de la sympathie provoquée par le but et devient moins répugnant. Puis l'homme se souvient que cette émotion âcre du sang versé l'a conduit au plaisir, et il recommence à tuer pour chercher cette émotion qui le secoue. Il lui sera facile, d'ailleurs, de mêler au tragique de la mort des situations burlesques, qui, par contraste, provoqueront le rire.

.·.

La criminalité s'accroît sans cesse dans notre beau pays de France, et cette augmentation se remarque surtout chez les accusés de seize à vingt ans.

Une modification malheureuse de la loi Bérenger est une des causes du mal. Elle demandait l'indulgence pour la première comparution devant un tribunal, mais réclamait l'application d'une peine sévère et la suppression des circonstances atténuantes en cas de récidive.

On a supprimé la sévérité et conservé l'indulgence; c'est ainsi qu'on est arrivé à recruter une véritable armée de professionnels. Les statistiques annuelles démontrent que ce sont les jeunes et les alcooliques qui en grossissent les rangs.

De nombreux jeunes gens, dont peu ont atteint leur vingtième année, se livrent cyniquement à la débauche et s'exercent à la pratique du crime.

Pour commencer ils se font souteneurs, puis de degré en degré ils s'élèvent du vol à la tire au cambriolage et enfin au meurtre quand ils sont suffisamment experts au maniement du couteau et du revolver.

C'est ainsi que l'âge des criminels décroît dans des proportions incroyables ; et qu'à quinze ans l'éducation d'un bandit à tout faire est achevée.

Où est le remède à cette lamentable situation ? Il est dans l'éducation, car l'homme n'est jamais que ce que l'éducation l'a fait.

Aujourd'hui tout l'enseignement se réduit à ce qui ne

regarde que l'esprit, à l'instruction proprement dite, et quelle instruction encore ! Il faut une toute autre science : il faut l'éducation large, complète. Jamais, quoi qu'on fasse, l'instruction ne remplacera Dieu. La criminalité de l'enfance est un des plus tristes fruits des écoles sans Dieu. A Paris, dit Bouzon, sur cent enfants coupables on en trouve à peine deux qui soient sortis d'une école religieuse.

.˙.

L'alcoolisme, soit par les impulsions qu'il provoque, soit par l'anéantissement de la conscience qu'il occasionne, est la cause la plus évidente de la criminalité. On compte, sur cent détenus pour assassinats, cinquante-trois alcooliques ; cinquante-sept sur cent détenus pour incendies ; soixante-dix sur cent détenus pour vagabondage ; quatre-vingt-dix sur cent détenus pour coups et blessures. En résumé, l'infanticide, le suicide, l'assassinat, le vol sont huit fois sur dix les œuvres de l'alcool. Il n'est point de pays qui s'inscrive en faux contre cette donnée que confirment d'ailleurs toutes les statistiques.

Mais qu'est ce donc que l'acool ? C'est un poison. Cette réponse est l'expression d'une vérité incontestable et incontestée. Toutefois un savant des plus qualifiés, M. Duclaux, est venu jeter à la traverse de cette unanime conviction cette parole : « L'alcool, c'est un aliment. » Écoutons la réponse d'un professeur agrégé de la Faculté de médecine de Paris, le Dr Rémon, à cette assertion plus qu'inconsidérée : « Si on regarde de très près ce que M. Duclaux a soutenu, il faut convenir qu'il n'a rien dit qui ne soit vrai. Seulement il a eu tort, au point de vue social, d'insister sur une idée qui lui paraissait amusante. Si elle est exactement vraie scientifiquement, il n'en est plus du tout de même au point de vue social. Non, l'alcool n'est pas un aliment.... Si M. Duclaux a raison scientifiquement, et si, en biologie pure il a dit la vérité, pratiquement et socialement il a tort, et il a fait erreur ; au point de vue social l'alcool est un poison. L'alcool est un aliment scientifique, ce n'est pas un aliment pratique ; voilà la vraie formule. »

M. Bertillon a conclu dans le même sens : « l'alcool un aliment, soit, mais un aliment vénéneux. »

Les partisans de cette boisson maudite oublient que l'homme a un système nerveux et qu'il est autre chose qu'un brûleur destiné à produire des calories. Et, comme l'a écrit très spirituellement M. Triboulet : « Le moteur humain, en France du moins, est inapte à marcher à l'alcool. »

Qu'est-ce donc aussi que l'alcoolisme ? Pour réponse écoutons encore le Dr Rémon : « J'estime qu'il ne faut pas proscrire, comme on l'a fait, l'usage modéré du vin, de la bière, du cidre. Certes. bien qu'il soit préférable de n'en pas boire, je crois que l'usage modéré de ces boissons ne constitue un péril, ni pour l'individu ni pour le pays... »

Mais il ne faut pas oublier la facilité avec laquelle on tombe dans l'alcoolisme ; l'usage de l'alcool ne peut être considéré comme inoffensif que pris à une dose extrêmement modérée. C'est en négligeant cette précaution que l'alcoolisme s'est répandu partout en France, dans tous les rangs de la société, chez les gens du monde, chez les commerçants où l'habitude du café et des apéritifs est la plus enracinée, à la campagne, dans l'armée, dans la marine, chez les femmes et les enfants.

Aussi « l'alcool, selon le professeur Debove, fait courir à la France le plus grand danger qu'elle ait jamais connu. »

Nous ne pouvons entrer ici dans le détail des maux de toute nature engendrés par cet abus ; considérons-le seulement comme le plus puissant facteur de la criminalité.

* *

Dans notre pays l'alcoolisme marche de pair avec l'augmentation de la mortalité, la diminution des naissances, le progrès du crime et de l'aliénation mentale. Tout cela se lie avec une logique invincible. On cite le département de l'Eure comme l'un des plus alcoolisés ; or, il est aussi l'un de ceux où l'on naît le moins, où l'on tue le plus, où l'asile des aliénés ne désemplit jamais. Dans celui de la Creuse, un des départements où l'on boit le moins, on compte un condamné pour 1.504 habitants, tandis que dans la Seine-Inférieure il y en a un sur 138 habitants seulement.

Les statistiques viennent donc démontrer que l'accroissement du nombre des délits et des crimes suit toujours celui de la consommation de l'alcool ; à leur défaut l'observation journalière démontrerait la même vérité. Chacun ne sait-il pas que l'ivresse rend l'homme violent et colère : que les fumées de l'alcool lui font entendre des injures où souvent il n'y a que des conseils, et accueillir les larmes et les prières d'une épouse comme autant de prétextes à des coups auxquels les enfants n'échappent pas toujours.

L'habitué de l'alcool devient promptement l'habitué de tous les vices. Le travail pour lui est un joug qu'il s'em presse de secouer ; l'épargne passe tout entière dans la caisse du cabaret ; le prix même du pain qu'il doit à sa femme et à ses enfants suit la même route. L'habitude de boire lui fait perdre celle de manger : la ruine et la pauvreté ne tardent pas à frapper à sa porte : il se fait alors mendiant et vagabond : il abandonne sa femme et vendrait pour un verre d'eau-de-vie ses enfants, double- ment malheureux et d'avoir un père dénaturé et d'être exposés à hériter de ses vices. Tous les sentiments géné- reux disparaissent du cœur de l'ivrogne ; il ne lui reste plus que les instincts de la brute qu'il cherche à satisfaire par tous les moyens : c'est alors qu'il vole, qu'il frappe et devient assassin.

Malheureusement les hommes de cette espèce four millent à l'heure actuelle et particulièrement dans les grandes villes. Paris en compte des légions qui surgissent de tous côtés au premier coup de tocsin révolutionnaire. Nous avons encore présente à la mémoire la Commune de 1871 avec ses crimes et ses saturnales. C'était chez le marchand de vin du coin qu'on s'excitait mutuellement et qu'on se donnait du cœur à l'ouvrage en se grisant d'alcool : c'était un verre d'une main et une torche de l'autre que le communard semait les incendies ; ce furent les plus ivres et les plus dégradés qui ont été jugés les plus dignes d'assassiner les otages !

L'alcoolisme déprime l'ivrogne non seulement dans son corps et dans toutes ses facultés, mais il marque encore de sa vile empreinte tous ses descendants, et c'est ainsi que sa propre dégénérescence entraîne la décadence sociale.

Ce n'est pas tout. A notre humble avis les doctrines subversives, révolutionnaires ou anarchistes sont fonctions d'alcoolisme. On peut dire que la plupart des ivrognes, les saturés d'alcool sont des communards.

.*.

Que devient donc notre « doux pays » que les chroniqueurs des anciens temps appelaient avec amour « la dulce France » ? La classe ouvrière, dont on s'occupe tant en paroles, est littéralement livrée à l'alcoolisme. Les candidats à la députation saoûlent leurs électeurs pour en faire leurs partisans. Pénétrons à la Chambre un jour de débat passionnant, nous y verrons des députés qu'on pourrait prendre pour des échappés de Charenton ; ce sont des pochards à la tenue débraillée et au langage plus débraillé encore : ils insultent l'orateur qui leur déplaît dans des termes à peine dignes des plus sales tavernes. L'un d'eux, un ancien ministre, rien que ça, prenant la tribune pour un comptoir de marchand de vin, s'y grise avec des grogs absorbés en si grand nombre que des huissiers sont obligés de l'aider à descendre.

L'alcoolisme est un mal énorme dont l'envahissement

effraie les États. Des gouvernements sages ont dicté des lois contre la production et l'abus de l'alcool. Le nôtre s'en est occupé aussi, mais le courage lui a manqué en chemin. Partout on crée des ligues antialcooliques; on prodigue des tracts et des conférences. La conscience publique déploie le drapeau d'une véritable croisade : la guerre à l'alcool, la guerre à l'alcoolisme! Aussi tous ceux qui possèdent encore une valeur morale, un vrai souci de la patrie et de son bien-être, un courage à la hauteur de ce grand mal, doivent descendre dans l'arène pour le combattre. Le médecin est l'unité sociale la plus légitimement indiquée pour participer à cette lutte. Nous sommes heureux de rappeler ici l'appel que le professeur Debove adressait à ses auditeurs dans une leçon qui a beaucoup contribué au mouvement antialcoolique :

.•.

« Est-ce à dire que notre pays, entraîné sur cette pente fatale, soit irrémédiablement perdu ? Mon patriotisme se refuse à faire même une pareille supposition. Mais d'où viendra donc le salut ? De vous peut-être, et c'est pour cela que je vous ai entretenus de ce brûlant sujet avec tant de complaisance.

Vous serez médecins : vous vous répandrez par toute la France, vous agirez sur la santé publique et même sur la santé morale par vos prescriptions et vos conseils. Si vous êtes bien convaincus des dangers que je me suis efforcé de vous montrer, si vous prêchez la sobriété par vos paroles et par vos actes, vous pouvez contribuer puis-

samment à changer l'opinion publique et à sauver ce pays
auquel l'alcoolisme fait courir le plus grand danger qu'il
ait jamais couru. »

Un médecin des hôpitaux, le Dr Jacquet, ajoute à son
tour :

« Et tous nous dirons à nos confrères : « Oui, le salut
peut venir de nous.

Sans doute on criera à l'inutilité de nos efforts : ils seront
insuffisants, peut-être, mais inutiles, non pas ; nous savons
nous que rien ne se perd. Et le salut sera si nous le voulons fortement.

Donc, parlons et surtout agissons.

C'est autour de nous que s'instruisent les jeunes générations médicales : inspirons-leur la haine féconde de l'alcool, tueur de force et de beauté.

Éclairons l'élite de nos concitoyens : tout ce qui, en
ce pays, a talent, science et conscience, combattra bientôt
avec nous.

Au bout de nos efforts, il y aura, nous le savons, une
forte diminution de la morbidité. Nous ne la trouverons
pas dommageable : donnons-nous cette gloire d'être dans
l'État la corporation qui sait immoler ses intérêts privés à
l'intérêt national.

La rumeur antialcoolique commence ; bientôt, si nous
le voulons, elle deviendra clameur. Bientôt aussi nos
hommes politiques, quand, suivant un conseil fameux ils
songeront à leurs circonscriptions, entendront monter
d'elles, couvrant les exigences des empoisonneurs, la
plainte des empoisonnés, leurs victimes.

La liberté d'empoisonner cessera enfin de leur être

sacrée : nous aurons alors les lois nécessaires pour fixer
solidement la réforme morale conquise, et ce peuple arra-
ché à la « servitude de l'alcool » recouvrera l'intégrité
de sa vigueur première et de son clair génie. »

.˙.

Il nous faut signaler aussi comme une des causes du
développement de la criminalité en France l'extraordi-
naire réclame que nous accordons aux criminels, sans
même qu'ils l'aient sollicitée. Un assassin est toujours à
peu près certain de trouver son portrait dans les journaux
de toutes nuances, avec sa biographie et des détails per-
sonnels qui le recommandent à l'admiration de ses cama-
rades. Nous considérons cette publicité comme une sorte
de flétrissure publique, mais les malfaiteurs s'en font une
tout autre conception. Tels que les grands hommes auxquels la patrie montre quelque gratitude, ils ont leur
Panthéon où leur souvenir se conserve, où leurs traits
sont fixés.

CHAPITRE XV

Enseignement

Aujourd'hui on enseigne officiellement le contraire du vrai, du beau et du bien. — Le droit d'enseigner appartient tout entier au père de famille. — Enseignement anti-religieux. — Une école sans Dieu est une école de vauriens. — Faillite de l'enseignement officiel. — École neutre. — Livres corrupteurs. — Instituteurs et institutrices socialistes. — Suicides. — L'enseignement public intéresse le médecin. — Enquête parlementaire sur l'enseignement public : il nous conduit à l'ignorance finale. — Baccalauréat. — Études médicales. — Utilité d'un enseignement civique.

Nous venons de voir à quelle étendue l'immoralité peut atteindre, quand elle est disséminée tous les jours et dans les lieux les plus reculés, par une littérature qui se fait malsaine pour faciliter sa diffusion : par la mauvaise presse capable de tous les méfaits pourvu qu'ils rapportent ; par le théâtre avec ses ignominies ; par la philosophie encombrée de doctrines hétéroclites, ennemies les unes des autres, mais toutes liguées contre le catholicisme : par les sciences qu'on force à établir des théories toujours reconnues excellentes quand Dieu en est exclu ; et enfin par les Beaux-Arts que déshonorent trop souvent la représentation et l'apothéose du vice.

Ceux qui sont responsables de cette démoralisation peuvent à la rigueur être considérés comme des égarés ou des pervertis que le besoin de vivre, celui de plaire ou d'amuser, le désir de se faire remarquer ou admirer ont poussés en dehors de leurs voies naturelles où ils auraient pu trouver honneur et profit.

Mais il faut vivre à une époque bouleversée comme la nôtre pour souffrir sans révolte qu'une des branches de l'activité humaine, la plus respectable de toutes, celle qui a pour mission de faire de dignes et honnêtes littérateurs, philosophes, savants et artistes, l'enseignement officiel, puisqu'il faut le nommer, oublie son noble but qui consiste à éclairer les intelligences, échauffer les âmes et pousser à toutes les vertus, pour se dégrader, se déshonorer au point de propager volontairement, sciemment, par ordre, à l'aide de méthodes raffinées et perfides et d'instructeurs complaisants, des doctrines contraires au vrai, au beau et au bien.

Les hommes, qui constituent ce qu'il est convenu d'appeler le gouvernement, ne reculent devant aucun moyen, si arbitraire soit-il, pour aboutir à ce résultat. La plus tyrannique des mesures prises est celle qui escamote la liberté de l'enseignement, qui détrousse les parents, les professeurs et leurs élèves du droit qu'ils ont de donner ou de choisir l'éducation qui leur plaît.

Dépourvus de raison valable pour commettre ce crime de lèse-nation, les maîtres du pouvoir se servent du droit du plus fort.

.*.

En effet, comme l'écrit le P. C. Buffet que nous avons l'intention de suivre dans ses arguments, le droit d'enseigner, selon le droit naturel, appartient au père de famille.

C'est une vérité qui fait partie intégrante du patrimoine intellectuel du genre humain ; tout esprit clairvoyant en saisit l'évidence.

Les enfants, comme tous les êtres intelligents, ont des droits et des devoirs et ce sont leurs devoirs qui déterminent leurs droits. On n'a des droits que pour accomplir des devoirs, et le fondement de tout droit est le devoir strict de tendre à Dieu, fin dernière de l'homme.

L'individu, qui voudrait abandonner son droit, ne le pourrait que si celui-ci n'était pas lié à l'accomplissement d'un devoir ; car le droit devient inaliénable quand il est en rapport avec un devoir.

L'enfant qui vient de naître est un être divin : il vient de Dieu et doit retourner à Dieu, tel est son devoir et telle est aussi l'origine de tous ses droits. De par sa faiblesse native il a droit à la vie physique et morale : sa nature humaine le réclame. Son devoir, nul ne peut le contester, est réel, absolu et rigoureux, et ses droits sont tout cela aussi nécessairement.

Mais ce devoir en corrélation avec son droit, l'enfant ne peut le remplir ; il ne peut travailler par lui-même à sa conservation et à son éducation. Quelqu'un, tout autre que lui, doit s'en charger ; quel est celui qui est nettement déterminé pour l'accomplissement de cette tâche aussi précieuse que délicate ? Évidemment c'est le père, ce sont les parents ; c'est un devoir positif et incontestable. Du reste, le cri de la nature est là, et devrait être suffisant pour convaincre l'adversaire le plus récalcitrant. Donc de par le droit naturel et en vertu de déductions logiques l'éducation de l'enfant appartient aux parents.

Une autre considération prouve aussi cette vérité. Tout le monde admet que la famille est l'unité composante de la société civile : la famille existait donc avant la société et, à l'origine, le devoir et le droit à l'éducation ne pouvaient appartenir qu'à la famille et non à l'État qui n'existait pas encore.

Là-dessus on a prétendu que les parents avaient aliéné ce droit. Mais nous venons de dire qu'aucun droit ne pouvait être cédé quand il était corrélatif à un devoir. Donc le devoir et le droit restent tout entiers à la famille.

En outre, nous ajoutons que le droit naturel des parents à l'éducation de leurs enfants exclut toute espèce de partage avec d'autres.

Cette éducation, en effet, est la fin principale du mariage qui contribue à compléter la société domestique par le fait de la naissance de l'enfant. Le père, la mère et l'enfant, telle est cette société, et comme il ne peut exister de société sans autorité, celle-ci ne peut appartenir qu'au père qui la tient d'un droit naturel et exclusif.

Si l'on considère d'une part que l'enfant est « comme une partie de son père », et d'autre part que les parents tiennent de la nature le droit exclusif et spécial qu'ils ont sur eux-mêmes, il découle de ces considérations qu'ils possèdent sur ces autres *eux-mêmes* le même droit exclusif et spécial.

Admettre qu'un autre que le père puisse avoir ce droit, c'est imaginer deux maîtres tirant l'un à droite, l'autre à gauche, l'éducation de l'enfant. Où serait donc l'unité de vues ? L'enfant devrait écouter avec le même respect le oui et le non sur son origine, sa destinée, sur Dieu et sur l'âme, sur le bien et le mal, sur le vice et la vertu. « C'est le comble de l'absurdité ! La nature des choses est fondée sur l'ordre et non sur le désordre. Elle ne peut pas attribuer à d'autres qu'aux parents le droit d'élever les enfants ! »

.·.

Mais l'État n'a-t-il pas la fatuité de prétendre aussi à la paternité ; ce n'est là, bien entendu qu'une « métaphore familière aux gens du bloc, mais qui est cause trop souvent de triomphes mal acquis. »

Pour objections les adversaires de la liberté prétendent :

1º Que les enfants naissent en même temps membres de la famille et membres de la société civile ; et si l'éducation importe au bien de la famille, elle importe encore plus au bien de l'État ; de sorte, qu'en fait d'éducation, les parents ne seraient que les mandataires de l'État.

Cette simultanéité de nature est une fiction ; car l'enfant n'entre pas dans la famille par l'État ; mais bien, au contraire, dans l'État par la famille ; en un mot il n'entre dans l'État que par le moyen et l'intermédiaire des parents dont il est le fruit immédiat.

Or, l'éducation de l'enfant étant la fin propre et essentielle de la société domestique doit appartenir au chef de cette société.

Que l'État s'intéresse à l'éducation de l'enfant au point de vue du bien public et social, c'est son droit et personne ne cherche à le lui enlever, comme on ne lui conteste pas non plus la faculté de se préoccuper toujours au même point de vue, des biens physiques et moraux de tous les citoyens. Or, l'État n'a aucun droit direct sur tous ces biens ; pourquoi s'en attribue-t-il un sur l'éducation ?

Le principe invoqué par l'État est donc absurde. Les enfants ne naissent pas membres de l'État aussi immédiatement qu'ils naissent de la famille : l'État, à aucun titre, ne peut avoir de droit direct sur tous les biens particuliers, soit domestiques, soit individuels.

2° Que les parents, étant citoyens avant d'être parents, ne sont que les mandataires de l'État vis-à-vis de leurs enfants. Mais serait-il donc vrai que la société civile est la source et le principe de la société domestique, et que les parents n'ont aucun pouvoir qui ne dérive de la puissance publique? Cette prétention constitue le pacte social de Rousseau qui prétend que nous n'avons « aucun droit qui ne soit une concession de l'État. » C'est l'erreur condamnée par le Syllabus et signalée dans les termes suivants : « L'État, origine et source de tous les droits, possède un droit qui n'est circonscrit par aucune limite. »

Le contrat social est le rêve d'un cerveau malade. « La théorie, écrit Taine, a deux faces, et tandis que d'un côté elle conduit à la démolition perpétuelle du gouvernement, elle aboutit de l'autre à la dictature illimitée de l'État... »

.·.

La théorie de l'État, origine de tous les droits, manque totalement de base scientifique. En effet, la famille ne tire pas sa raison d'être de l'État, mais c'est le contraire qui est vrai. La famille avec tous ses droits est, par nature, antérieure à la société civile. L'État ne peut exister sans la famille, tandis que celle-ci peut exister sans l'État dont la nature a pour fin principale non d'absorber, mais de défendre la famille ; non de s'en emparer pour en user et en abuser à son gré, mais de la protéger et de l'aider.

Dire que les parents, comme parents, ne sont que les mandataires de l'État est une parole impie. Prétendre que les parents avant d'être parents sont citoyens et sujets, c'est déclarer par le fait, que la paternité et la maternité sont des fonctions civiles. c'est soutenir une absurdité.

Il n'est donc pas permis à l'État de s'emparer de l'enfant pour l'instruire à sa façon. Certes il a la faculté d'intervenir contre l'incurie des parents qui négligent ou compromettent l'éducation de leurs fils et de leurs filles ; mais il n'a pas le droit tyrannique de régler et de fixer le mode de cette éducation et encore moins de s'en charger lui-même.

« En résumé, de par le droit naturel, l'éducation des enfants appartient aux parents, directement, immédiatement et rigoureusement. L'État possède sur l'éducation un droit indirect, éloigné et médiat qui s'arrête où commence le droit immédiat, inaliénable des parents et qui ne peut s'exercer que par les parents eux-mêmes. »

*
* *

La source des crimes, des maux actuels, la source de l'immoralité qui envahit à flots pressés le peuple à tous ses étages, c'est, sans aucun doute, l'enseignement anti-

religieux prescrit, ordonné par le gouvernement lui-
même. Les gens au pouvoir n'ont qu'un rêve, chasser la
religion sans laquelle, ils le savent bien, il n'y a pas de
morale possible. Lâcher la bride à la bête, c'est tout leur
programme. Ils sont bien décidés de sacrifier à l'immoralité les droits des familles et la liberté de l'enseignement. Nous en sommes là, du reste. Ils trahissent leur
mission, semblables à des agents de la force publique qui
enseigneraient le vol, le brigandage et le meurtre.

Aussi un grand nombre de productions intellectuelles
sont marquées au coin de l'immoralité. Et dans les écoles
on cesse d'enseigner tout ce qui pourrait sauvegarder la
morale : plus de Dieu, plus de catholicisme. Le relent du
vice sort par tous les pores de notre infortuné pays. Que
de crimes on relève tous les jours : jamais on n'en a tant
vu qu'à l'heure présente.

.·.

Les maîtres qui ont encore quelque souci de la
morale la basent sur la seule expérience, et rejettent
tous préceptes. L'élève devrait apprendre à discerner
le bien du mal expérimentalement : c'est ainsi seulement
qu'il parviendrait à se faire une claire notion du devoir.
Donc plus de règles de morale. M. X. apprendra à
ses élèves à faire ceci en le faisant lui-même : M. Y.
initiera les siens à faire cela, le contraire de ceci. On se
demandera alors avec anxiété quels sont ceux qui possé-
deront la vraie morale, car elle ne peut être diverse ? Il
faut donc que les maîtres, au moins, sachent distinguer

ce qui est moral de ce qui ne l'est pas : pour cela il faut
bien s'en rapporter à des règles fixes, à des préceptes
très nets, invariables, constants en tout temps et en tous
lieux. Mais si les maîtres ne peuvent se dispenser de doctrines en morale, comment les enfants pourraient-ils s'en
passer ?

On ne blâme pas, en morale, l'enseignement par
l'exemple qui confirme la règle ; on en reconnaît toute la
puissance dans la famille surtout. Mais en quoi peut être
nuisible à cet enseignement pratique l'enseignement théo-
rique, doctrinal du catéchisme ? Comment des parents et
des maîtres pourraient-ils retarder ou compromettre l'éducation morale des enfants en leur tenant ce langage : nous
faisons ceci parce que Dieu et la religion l'ordonnent ;
nous ne faisons pas cela parce qu'ils le défendent. Agissez
comme nous pour les mêmes raisons. Il est vrai que
dans les écoles primaires où l'on fait profession d'athéisme, il serait difficile de parler de la sorte.

* *

L'enseignement officiel est arrivé à admettre et à
faire accepter que les principes religieux basés sur des
promesses de récompenses ou des menaces de punitions
dans une vie future sont des hypothèses sans fondement.
Dès lors l'enfant parvenu à l'adolescence se demandera
forcément pourquoi il doit imiter M. X., quelle est la
raison qui l'empêche d'agir autrement que lui, de voler,
par exemple, pour mieux jouir de la vie ? L'exemple de
M. X. sera insuffisant pour le retenir ; et si, à l'occasion,

26

il peut accaparer le bien d'autrui, sans être aperçu des
gendarmes, il se croira bien sot de ne pas s'en emparer.
L'État, qui paie les gendarmes, le fait bien ; n'a-t-il pas
confisqué les églises, les biens des communautés, les
donations pieuses ? C'est ainsi que l'école sans Dieu est
une fabrique de vauriens.

On répète que les parents français n'ont pas assez d'autorité pour être des moralisateurs : conscients de leur
faiblesse ils mettent tôt leurs enfants au lycée. Mais le
lycée, comme l'écrit un universitaire, est généralement
un triste milieu d'éducation. Entre eux, les élèves ne connaissent que la loi du plus fort : vis-à-vis de leurs maîtres,
le surveillant est leur ennemi et ils sont les siens ; le
professeur dédaigne de les moraliser. « Quand le professeur, écrit M. Fouillée, aura dit qu'il faut aimer sa
famille et mourir pour sa patrie, il sera au bout de sa
morale. »

On reproche aux catholiques de ne donner d'autre
fondement à la morale que des prescriptions religieuses
aujourd'hui sans force. Sans force : à qui la faute ? si ce
n'est à ceux qui dénigrent et outragent la religion, qui
insultent et persécutent ses ministres.

On déclare que la religion et la morale sont actuellement disjointes et que la seconde n'a que faire de la première. Le docteur G. Lebon écrit : « Les banalités du
Décalogue ne sont que la mise en formules des règles
créées par des obligations sociales impérieuses. » Et il
ajoute : « En matière d'enseignement de la morale, il faut

donner à l'enfant des habitudes d'esprit, et ne pas perdre son temps à lui enseigner des règles ou lui faire de sententieux discours. »

On conseille même, c'est ce qu'on appelle faire passer le conscient dans l'inconscient, pour donner des sentiments de moralité à l'enfant, de le soumettre, comme on fait pour les chevaux, à un certain dressage capable de créer des réflexes à eux seuls suffisants pour apprendre à bien faire.

Il n'est pas étonnant qu'avec de pareilles leçons, les prescriptions religieuses soient aujourd'hui sans force.

*\
* *

Le gouvernement actuel, ou plus justement la franc-maçonnerie, conduit la France à la tyrannie par la persécution religieuse. Chaque jour voit ravir à l'Église quelqu'une de ses libertés ; demain on sacrifiera la dernière en arrachant à ses ministres séculiers le droit d'enseigner ; après demain, sans doute, on enlèvera ce même droit aux catholiques laïcs.

Dès lors l'enfant n'aura plus d'autre ressource que l'enseignement officiel qui lui apprendra, dès l'école primaire, qu'il n'y a pas de Dieu, que la Patrie est une notion discutable encore pour certains universitaires, et pour beaucoup de jeunes professeurs une vieillerie méprisable. L'un d'eux n'a-t-il pas subi la révocation pour avoir proclamé que le drapeau français devrait être planté dans le fumier, et avoir assimilé les soldats à des cambrioleurs ?

N'est-ce pas pour toutes ces raisons qu'on peut considérer légitimement l'un et l'autre comme des victimes, le révolté qui échoue à la Cour d'Assises et le catholique qui tombe martyr de sa foi. Chateaubriand avait raison d'écrire au lendemain de l'attentat de Louvel : « C'est une idée révolutionnaire qui a frappé le duc de Berry. »

.˙.

A ces paroles adressées à un accusé par le président d'une Cour d'Assises : « Vous avez fait l'apologie de crimes abominables, invoqué, en les approuvant, des actes de meurtre et de pillage et proclamé que la haine appelait la haine, où avez-vous appris cela ? » l'accusé de répondre : « Ce que j'ai appris à connaître, c'est dans les petits livres scolaires qu'on met à la laïque entre les mains de ma fillette. »

C'est à l'école sans Dieu et sans patrie que l'ouvrier illettré puise ses notions de morale et reçoit ses leçons de révolte et de haine. C'est là que son cerveau de primaire perverti et déformé apprend à nier, à blasphémer, à haïr.

L'histoire travestie, la morale réduite aux formules matérialistes, la société représentée comme l'exploitation du pauvre et du faible par le riche et le fort; voilà l'idée qui s'est emparée de l'esprit du malheureux ouvrier. Il en a conclu que la société ne méritait que haine et mépris, et que dès lors il fallait en détruire les œuvres et les institutions qui ne lui donnaient, à lui, que privations et souffrances, et gratifiaient les autres de profits

et de jouissances. Qui sont donc ces autres? mais ceux
qui sont arrivés au pouvoir par l'appel à la révolte, par la
mise en pratique des doctrines propagées dans les petits
livres mensongers que distribue à l'enfant le pédagogue
estampillé et palmé.

Ne nous étonnons donc pas de la naïveté des primaires
de croire aux leçons du maître. Leur ignorance les rend
incapables de discerner le mensonge et de confondre l'im-
posture ; ce qu'ils lisent est pour eux paroles de vérité
et de justice. Pervertis et dupés ils commettent des actions
coupables et ils sont jetés en prison au nom des lois
fabriquées par ceux-là mêmes qui, devenus ministres ou
députés, ont bénéficié des doctrines qualifiées criminelles
par les juges et les jurés.

Aussi commence-t-on à se préoccuper sérieusement
de la législation scolaire au point de vue de l'instruction
pédagogique ; combien plus tristes encore sont les résultats de l'éducation morale !

Plus on a multiplié à grands frais les écoles publiques
et les instituteurs laïcs, plus a augmenté le nombre des
enfants ignorants et des conscrits illettrés. Après vingt-
cinq ans d'une expérience si coûteuse pour les contri-
buables, l'œuvre de progrès aboutit à un bilan de faillite ;
les sectaires qui ont inspiré la législation et les agents
qui l'ont appliquée, le constatent ; on enregistre leurs
aveux. Ce qu'ils n'avouent pas et ce qui est autrement
grave et fâcheux, c'est la banqueroute morale que cette
législation a provoquée. Si l'instruction n'a pas progressé

et si elle recule, l'éducation antichrétienne, antinatio-
nale, antisociale a si bien perverti et corrompu les générations nouvelles qu'elles semblent avoir perdu toute
notion du devoir et estiment que, dans la lutte pour la
vie, tout se résume à obéir à ses instincts et à satisfaire ses
appétits.

La législation scolaire, coupable du recul de l'instruction, est aussi responsable du désordre moral et de l'anarchie sociale qui menacent de ruiner les intérêts publics et
privés et désagrègent peu à peu les forces vives de la race
et les éléments constitutifs de la nation.

Voilà vingt-cinq ans que systématiquement on arrache,
on outrage, on livre à la haine ou à la risée du peuple
les principes les plus nécessaires, les traditions les plus
glorieuses, les croyances les plus nobles, et que des
sophistes ou des farceurs grisent les cerveaux et abêtis-
sent les esprits.

On se désole et on s'affole devant les résultats ; mais par
vanité d'auteur ou calcul de politicien, ceux qui imagi-
nèrent cette législation et ceux qui l'approuvèrent n'osent
ni la condamner ni la désavouer. Ils ont été les instiga-
teurs et complices de cette besogne malsaine, ils ont
donné le concours de leur plume et de leur vote aux idéo-
logues malfaisants, aux sectaires haineux, aux démolis-
seurs stupides, et ils se contentent de gémir ! Ils ne comprennent pas que plus leur faute fut lourde, plus ils
devraient, sans tarder, s'attacher à la réparation du mal
dont ils portent la responsabilité devant le pays et dans
l'histoire.

.

On a voulu dissimuler le mal et calmer le sursaut des consciences en qualifiant neutre l'école laïque. Mais à cause même de sa neutralité, c'est-à-dire de son silence sur Dieu et sur nos devoirs à l'égard de Dieu, cette école est impie. Quand même le gouvernement prétexterait misérablement qu'il se trouve en face d'enfants catholiques, protestants ou juifs, il y aurait à lui répondre que très habituellement ce mélange n'existe que dans son imagination, que même dans ce mélange il ne troublerait aucune confession religieuse puisque la religion catholique, la religion protestante, la religion juive s'entendent pour enseigner l'existence de Dieu, l'immortalité de l'âme, une récompense éternelle pour les bons, un châtiment éternel pour les méchants.

Du reste l'école neutre est impossible ; car l'homme n'est pas indifférent entre le bien et le mal, entre la vérité et le mensonge, entre l'Église et les doctrines antireligieuses. Lui défendre de pencher vers le bien, vers la vérité, vers l'Église, c'est le précipiter vers le mal, vers l'erreur, vers l'impiété. C'est ce qui se passe aujourd'hui. C'est M. Aulard s'écriant : « Ne disons plus : nous ne voulons pas détruire la religion. Disons, au contraire : nous voulons détruire la religion. »

On a maintenant l'expérience d'une génération d'enseignement laïque en France et on peut constater les terribles résultats d'un attentat qui consiste à dépouiller un peuple chrétien de sa foi héréditaire. Le nouvel édifice si long-

temps promis d'un enseignement moral civique n'est pas
encore visible : en attendant, la jeunesse des deux sexes
étonne le monde par le cynisme logique de ses crimes,
par son immoralité, par son iniquité. Déracinez la foi
catholique du cœur de ceux qui l'ont reçue comme l'hé
ritage de plusieurs siècles, et ils cesseront de croire en
un Dieu et en un maître. Le socialisme, l'anarchie, l'assas
sinat politique sont les châtiments de ceux qui refusent
l'enseignement religieux aux petits enfants.

.·.

Les vrais coupables sont les hommes de la théorie et
de l'idée, autrefois dresseurs de barricades, aujourd'hui
enrichis et à l'abri des Codes et de la police. Loin d'être
punis ils sont récompensés, tandis que les malheureux
naïfs vont réfléchir en prison sur la perfidie et la traîtrise
de la perversion morale et scolaire qui les a égarés et
corrompus.

L'homme courageux et fidèle à sa foi est aussi une
victime quand il tombe atteint d'une balle par un malheureux, qui croit sans doute faire œuvre de justicier en
attaquant un catholique selon certaines doctrines enseignées dans les livres. Entendant sa condamnation l'assassin pleure de rage en considérant ceux qui ont armé son
bras, assis pleins de morgue et d'orgueil dans des chaires
de pédagogues ou même dans des fauteuils au Parlement.

Les victimes d'une instruction fausse et d'une éducation immorale sont légion. Et les petits livres infâmes

continuent de passer de main en main à l'école et au foyer domestique pour achever leur œuvre de haine et de destruction.

Il ne fait pas bon aujourd'hui de croire en Dieu, à la patrie, à la famille, au devoir ; on risque fort d'être supprimé. Rien ne résiste à l'idée révolutionnaire, à l'athéisme et aux livres corrupteurs. On n'admet plus que l'homme, fort de son indépendance, élève encore son âme vers ce Ciel dont on voudrait interrompre les chansons et éteindre les lumières.

Victimes donc, victimes également, les révoltés contre Dieu et la société, et les lutteurs pour la défense du foyer, du drapeau et de l'autel ; ceux-ci dignes de respect, ceux-là dignes de pitié.

Actuellement la plupart des instituteurs et des institutrices de France, gagnés à l'idée socialiste intégrale, en sont les propagandistes les plus convaincus et les plus dévoués. Et il faudrait que les malheureux pères de famille consentissent à confier à de pareils éducateurs leurs enfants, ce qu'ils ont de plus cher en ce monde ! Qu'ils les gardent plutôt près d'eux, où ils pourront au moins recevoir les premières impressions de l'âme, l'inspiration de tous les sentiments élevés qui donnent de la noblesse au cœur et de l'énergie au caractère, La famille est la grande école de l'homme ; c'est là qu'il doit apprendre, non pas la science des livres, mais la vraie science, celle du beau moral, celle qui éclaire l'âme, l'échauffe et la fortifie, et mène à la vertu par la loi du devoir.

* *

Le gouvernement nomme des médecins chargés d'inspecter les écoles au point de vue hygiénique. Certainement les services qu'ils rendent ont leur prix. Mais ce souci de l'administration marque bien son état d'âme ; il est exclusivement matérialiste. Loin de considérer l'enfant dans ce qu'il a de plus beau, de plus attendrissant, dans son âme candide et pure, loin de veiller à sa préservation morale, elle lui met entre les mains des livres fabriqués expressément pour le souiller.

Elle paraît ignorer que la culture intellectuelle, par sa mauvaise qualité, augmente le nombre des aliénés et des criminels. L'instruction primaire à l'heure présente est déviée, sophistiquée, mal comprise et mal appliquée. Si cette instruction était dirigée vers un but convenable, assaisonnée de bon sens pratique, appuyée sur Dieu et la religion, elle préparerait, développerait, fortifierait tout à la fois la santé de l'âme et celle du corps. Une éducation morale et religieuse, affermie par les bons exemples des parents et des maîtres, contribuerait aussi à limiter le nombre toujours plus considérable des suicides.

Villermé assure qu'il y a beaucoup moins de crimes dans les pays où existe une bonne instruction primaire. Aussi faut-il réclamer pour toutes les classes d'hommes, à côté de l'instruction qui féconde leur esprit, l'éducation qui développe la conscience et fonde la moralité.

Même à notre époque d'incrédulité, la religion demeure la plus énergique de toutes les forces morales ; elle

domine les circonstances les plus importantes de l'existence, et tous les détails de la vie sont subordonnés à la
réalisation de ses préceptes ; elle investit l'hygiène comme
elle absorbe la psychologie.

L'enseignement public intéresse donc la médecine ;
celle-ci démontre, par des statistiques irréfutables, que là
où il est mauvais, abondent davantage les crimes, les cas
de folie et de suicide ; et que là où il est bon, c'est-à-dire
moral et religieux, les vertus, le bien-être et la prospérité
du peuple vont sans cesse croissant. Les hommes qui ne
veulent pas se rendre à l'évidence de cette vérité ne sont
pas dignes de faire partie d'un gouvernement.

*
* *

Après ces quelques réflexions sur l'enseignement primaire, il est utile de se demander aussi si nos systèmes
d'éducation, si nos méthodes d'enseignement secondaire
entretiennent suffisamment la flamme divine de la curiosité. Est-elle alimentée, dirigée et fortifiée chez les jeunes
générations de manière à ce que l'étudiant, qui va s'asseoir
sur les bancs du haut enseignement scientifique, porte
encore en lui, fort vivace, ce qu'on appelle avec tant de
vérité le feu sacré ?

Le baccalauréat est souvent suivi d'un affaissement
fonctionnel produit par une masse de connaissances et de
notions plus ou moins bien apprises et toujours incomplè-
tement assimilées ; de là une espèce de satiété et enfin un
peu de dégoût. C'est pourquoi il convient d'examiner ce

qu'est actuellement le baccalauréat ès lettres et quelle valeur il donne à son possesseur.

Ce que nous allons extraire de l'enquête parlementaire, toute récente encore, sur la réforme de l'enseignement secondaire, va nous faire voir clairement qu'en France cet enseignement n'est qu'un bagage mnémonique et sans durée. L'enquête a constaté que les élèves ne savent absolument rien de ce qu'ils ont appris quelques mois après l'examen du baccalauréat. Elle a démontré aussi que les résultats de l'instruction et de l'éducation universitaires sont détestables.

Taine avait déjà reconnu que l'Université est une véritable calamité et nous conduit lentement à la décadence ; l'enquête a confirmé cette vue puissante de l'illustre historien.

M. Deville, dans une séance publique de l'Académie des sciences, avait dit : « L'Université telle qu'elle est organisée nous conduit à l'ignorance absolue. »

Le grand chimiste Dumas avait aussi fait observer « que le mode actuel d'enseignement dans notre pays ne pouvait être continué sans devenir pour lui une cause de décadence. »

M. Andler, maître de conférences à l'École Normale, écrit : « Après une étude qui prend jusqu'à dix heures par semaine et qui dure sept ans, les élèves ne sont pas capables de se tirer d'une version autrement qu'à coups de dictionnaire. C'est du temps gaspillé. »

Neuf élèves sur dix sortis des études secondaires sont

ncapables de traduire à livre ouvert l'auteur le plus facile
t de lire par conséquent les écrivains latins.

Jules Lemaître, dans une conférence, disait : « J'ai vu
es cahiers et les devoirs de quelques adolescents pris au
hasard : c'est lamentable. »

Voici ce que constate M. Lavisse sur l'enseignement
les langues vivantes : « Parmi les étudiants que je con-
nais à la Sorbonne, il est très rare qu'il s'en trouve un
capable de lire couramment l'anglais ou l'allemand. »

C'est lui encore qui a résumé en quelques lignes l'enseignement de la littérature à l'Université : « Petits livres
appris par cœur, salis par des doigts ennuyés ; mots
incompris encombrant les mémoires distraites ; opinions
d'autrui absorbées sans même être assimilées, sur des
chefs-d'œuvre qu'on n'a pas lus ; formules pour examens ;
a morale et Dieu lui-même mis en face d'accolades qui
engendrent des sous-accolades. Et ce qui est pire encore,
les maîtres préparent leurs élèves à la réponse qu'ils
savent devoir plaire à l'examinateur. »

Sur l'enseignement des mathématiques voici ce qu'en
écrit M. Beck, directeur de l'École Alsacienne : « Ce qui
est très frappant, c'est que, de tous les élèves de rhétorique, qui ont fait cependant pas mal de mathématiques,
bien peu seraient capables de passer le brevet élémentaire
à l'Hôtel de Ville. »

L'enseignement supérieur est aussi pauvre que l'enseignement secondaire ; l'un et l'autre sont *manuélistes*. La
mémoire est bourrée d'un tas de choses théoriques qui ne
tiennent que jusqu'à l'examen.

* *

C'est toujours la même méthode mnémotechnique qui met la France dans un état si inférieur à l'égard de l'étranger et qui justifie cette qualification « d'idiots savants » donnée à nos agrégés, à nos docteurs, à nos ingénieurs.

Hélas! on n'établit plus la valeur des hommes qu'à la quantité de choses qu'ils peuvent réciter après les avoir apprises dans des manuels.

M. Lavallée, docteur ès lettres, donne son opinion sur la valeur générale de l'enseignement universitaire ; les élèves qui sortent des collèges et des lycées après leurs humanités « ne savent ni écrire, ni même lire le latin ; ils n'ont aucune notion des beautés des littératures antiques dont ils ont péniblement essayé d'expliquer quelques fragments, sans avoir jamais lu en entier un des chefs-d'œuvre de ces littérateurs ; la plupart ne peuvent pas écrire une page sans faute d'orthographe en un français correct. »

« Examinez, écrit aussi Manœuvrier, ancien élève de l'Ecole Normale supérieure, les copies du baccalauréat ; assistez à quelques examens oraux, vous verrez à quel pénible avortement ont abouti, pour la plupart des candidats, les efforts de maîtres très consciencieux et très distingués, répétés pendant six ou huit années consécutives. »

* *

De ces citations nous pouvons déjà conclure que l'enseignement classique aboutit à l'ignorance finale qui engendre tant de déclassés et d'esprits faux, ennemis redoutables pour la société à moins qu'ils se résignent à devenir, abdiquant toute indépendance, les humbles serviteurs de l'Etat.

« Les vices essentiels, écrit encore Lavallée, dont souffre actuellement l'enseignement classique, le condamnent à produire de plus en plus non une élite d'hommes dignes de ce nom, mais une foule d'aspirants aux fonctions publiques, de littérateurs de vingtième ordre ou de déclassés.

Ajoutez à cela l'épreuve finale qui le termine, le baccalauréat, et qui, en raison même du grand nombre des concurrents et de la rapidité des interrogations, devient de plus en plus une loterie ; les élèves le savent bien et sortent du collège imbus de cette idée qu'il en est de la vie entière comme du baccalauréat, que tout s'y décide par chance ou par protection. »

« L'Université, écrit le docteur G. Lebon, ne fabrique plus que des rêveurs et des discoureurs, étrangers à la réalité, étrangers au monde où ils sont appelés à vivre.

Ils sont surtout incapables d'agir sans appui. Au foyer familial, c'est la main paternelle qui les guide. Au collège, c'est la main du pion. Jetés dans la vie, ils resteront désorientés tant que l'État ne les guidera pas à son tour. »

« Ils ne savent pas penser, dit J. Payot, personnellement parce qu'ils ont été toute leur vie d'écoliers victimes d'un bourrage qui les a rendus incapables de réflexion.

D'autre part, par ce procédé, on les dégoûte des lectures ; ils ne prennent aucun appétit pour les choses que nous leur enseignons. Ils sont dans la situation d'un enfant qu'on gaverait de nourriture. »

Leur psychologie est une indifférence absolue pour les choses de la vie extérieure, et tend à considérer comme rien tout ce qui est en dehors des programmes d'examens.

M. Darboux, doyen de la Faculté des sciences de Paris, dit qu'on rencontre « de malheureux candidats qui ne savent presque rien de la guerre de 1870, qui ignorent que Metz et Strasbourg n'appartiennent plus à la France. »

« Le Doyen de la Faculté de médecine, dit Lippmann, citait récemment le cas d'un bachelier qui n'avait jamais entendu parler de la guerre de 1870.

Cela est dû à une incuriosité totale : beaucoup de jeunes gens ont horreur, en sortant des classes, d'apprendre et d'écouter quoi que ce soit ; une fois sortis du lycée ils ne veulent plus rien voir, rien entendre ; ils ont horreur de tout enseignement même sur un fait presque contemporain.

Un jeune homme que j'interrogeais sur le téléphone, parut complètement étonné de ma question, et je constatais qu'il n'avait jamais entendu parler de téléphone. »

« On a constaté, dit encore M. Lippmann, que nombre de nos futurs médecins, bachelier ès sciences, ne savent faire ni une division, ni une règle de trois. On a donc été obligé de charger un des jeunes confrères du P. C. N. de Paris, d'enseigner aux élèves en question de l'arithmétique élémentaire. »

Taine, dans son dernier ouvrage, a écrit : « Au moins neuf sur dix ont perdu leur temps et leur peine ; ils ont perdu des années efficaces, importantes ou même décisives : comptez d'abord la moitié ou les deux tiers de ceux qui se présentent à l'examen, je veux dire les *refusés ;* ensuite parmi les admis, gradués, brevetés et diplômés, encore la moitié ou les deux tiers, je veux dire les surmenés. On leur a demandé trop en exigeant que tel jour, sur une chaire ou sur un tableau, ils fussent deux heures durant et pour un groupe de sciences des répertoires vivants de toute la connaissance humaine. En effet, ils ont été cela, ou à peu près, ce jour-là, pendant deux heures : mais un mois plus tard, ils ne le sont plus ; ils ne pourraient pas subir de nouveau l'examen : leurs acquisitions trop nombreuses et trop lourdes glissent incessamment hors de leur esprit, et ils n'en font pas de nouvelles. Leur vigueur morale a fléchi : la sève féconde est tarie ; l'homme fait apparaît, et souvent c'est l'homme fini. »

« Voilà, s'écrie G. Le Bon, ce que l'Université fait de la jeunesse qui lui est confiée, de cet espoir de la France, dont elle ne réussit qu'à pervertir les âmes ou les atrophier. Que vont devenir les jeunes gens ainsi formés ? Que seront-ils un jour ? »

* . * . *

Cependant on ne croit pas qu'il faille supprimer, à la fin des études classiques, un examen général qui atteste, s'il est bien fait, l'instruction des jeunes gens ; il faut à ceux-ci un but à leurs efforts et une utilité positive à leur travail ; sans cela ce serait favoriser leur paresse et les maintenir dans l'inertie.

En tout cas ce que prouvent nos citations est suffisant pour montrer la valeur des futurs médecins au moment

27

où ils échangent les bancs du lycée pour ceux d'une Faculté de médecine.

Les études médicales, du moins pour la grande généralité des jeunes gens, seront souvent ce qu'ont été elles mêmes les études classiques, « La sève féconde est tarie, la morale a fléchi. » On poursuivra les études professionnelles à la diable ; on verra la plupart des étudiants fréquenter moins les laboratoires, les hôpitaux, les bibiothèques que les cafés et les bals publics.

On pourrait nous objecter : et les examens il faut cependant les subir un jour ou l'autre avec succès. C'est vrai ; mais, vérité lamentable, il n'est pas d'étudiant si mal doué, si pauvre de connaissances soit il, qui ne parvienne à passer ses examens ; il y mettra le temps, il collectionnera des échecs, mais il arrivera toujours.

Ceux qui ont le feu sacré, et il y en a, feront, par leur travail opiniâtre, de bonnes études médicales et parallèlement entretiendront et même perfectionneront leurs connaissances littéraires ; d'autres cultiveront, chacun selon ses goûts particuliers, les beaux arts : le dessin, la peinture, la musique ; passionnés pour le beau, ils trouveront plus de charme à contempler l'œuvre d'un grand maître qu'à fumer des cigares et à siroter de la bière ou du vin.

« On entre dans la médecine, dit le Dr de Fleury, trop commodément après des examens multiples mais sommaires. si sommaires qu'avec un peu d'entêtement il n'y a guère de candidat qui ne finisse par y réussir. La porte n'est donc pas fermée aux médiocres. »

L'enseignement pèche, en général, par sa qualité ; pèche-t-il moins par ses lacunes ? Non. Les matières enseignées sont nombreuses, il est vrai ; mais ce n'est pas une raison suffisante pour refuser au programme une place à l'enseignement civique ; jamais époque n'en a eu plus besoin que la nôtre.

Le perfectionnement social n'est pas sorti complet et fini des mains d'une seule génération ; il est l'œuvre du temps ; il avance de siècle en siècle et souvent par secousses ; lesrésultats de ses progrès sont aussi lents à se mettre en harmonie.

Cependant notre société souffre et elle a droit de se plaindre. Son existence est liée à l'accomplissement des devoirs de tous et beaucoup manquent de conscience pour les remplir ; de là atteinte au pacte social, relâchement des mœurs publiques, et un long cortège de crimes et de malheurs généraux et particuliers.

De toutes parts on demande quelles sont les causes de tant de faiblesses dégradantes et quelles sont aussi les sources où peuvent aller se retremper les âmes

On a oublié que la vie de l'homme est un combat de tous les instants ; au dehors et au dedans de lui-même il trouve la nécessité de lutter, la nécessité de vaincre ; c'est la loi de sa nature ; c'est au dehors la condition de son existence et au dedans de sa moralité.

La société repose sur un contrat ; nous vivons sous sa garantie ; il assure l'inviolabilité de nos personnes et de nos biens, le libre exercice de nos facultés. En acceptant les bienfaits qu'il confère, nous avons accepté les charges qu'il impose, et, avant tout, l'obligation de le maintenir et de le défendre. Au sein de la société tous se meuvent et travaillent dans l'intérêt de notre sûreté, de notre liberté, de notre propriété, depuis le pouvoir qui fait les lois, jusqu'au plus obscur agent qui veille à leur observation : à leur tour, tous ont droit d'attendre de nous l'exécution franche et entière de la part du contrat qui nous regarde, et c'est la plus stricte équité qui nous trace le Code de nos devoirs civiques. Propriétaires, elle nous ordonne de subvenir, dans une juste proportion, à toutes les charges de l'État : électeurs, de ne confier le soin de nous représenter qu'à des hommes, non moins probes qu'habiles, qui comprennent bien une si haute mission ; mandataires de la nation, d'être prêts à tout sacrifier à la défense de ses droits : dépositaires du pouvoir, d'en user toujours en vue des seuls intérêts publics ; citoyens, d'appuyer de toute la force d'une opinion sage et éclairée le maintien de l'ordre, de la morale publique et des lois, et, dans des temps calamiteux, d'en provoquer le rétablissement par une généreuse manifestation du sentiment patriotique. Tel est le devoir, telle est la vertu de l'homme social.

Cependant, à l'époque présente, aucun objet de haute utilité publique n'est plus vaguement aperçu, plus mal compris et plus mal appliqué que ce devoir. La cause en est dans l'ignorance de la science sociale. Pour le peuple l'instruction ne suffit pas : il faut l'éducation complète, large, marchant dans toutes ses voies, avec la puissance de tous ses moyens : il faut ce grand art rétabli dans son importance et sa dignité ; et surtout à un peuple de citoyens, il faut une éducation civique. Et, chose inouïe, l'incurie publique ne fait rien pour répondre à ce besoin si essentiel de la société.

Indépendamment et au-dessus des efforts individuels de l'homme, il existe un agent puissant de tout perfectionnement humain, c'est le mouvement social lui-même, imprimé par une main divine dès le jour où l'homme perfectible fut placé sur la terre. C'est lui qui, obéissant au principe d'une admirable providence, fait découler sans cesse l'ordre et le bien général du développement et de l'extension des facultés de tous ; c'est lui qui, déconcertant chaque jour nos timides prévisions, accomplit avec sa longue patience ce que l'homme ne pouvait obtenir de ses efforts précipités, entraîne dans sa marche nécessaire, irrésistible, des obstacles que vingt générations avaient jugés indéracinables, et, ne rétrogradant jamais, va répandant partout des flots de lumière, et préparant de toutes parts les peuples à de nouvelles et plus heureuses destinées.

Mais tout en applaudissant à cette progression spontanée de la perfectibilité humaine, gardons-nous d'en rester spectateurs oisifs, et d'attendre tout du temps et des révolutions de choses et d'idées qu'il amène.

Il faut un enseignement spécial pour les hommes de l'avenir ; c'est le champ de l'espérance et le terrain des vertus nouvelles. Il faut savoir renoncer à agir sur l'ancienne génération, dont les idées se sont établies au milieu des froissements de nos commotions politiques : trop châtiée par le passé, elle s'est réfugiée dans le présent. et s'occupe bien moins de préparer l'avenir que de lui échapper.

L'éducation des citoyens est abandonnée au hasard par insouciance et par esprit de routine ou même par l'effet d'une opinion systématique. C'est une éducation qu'à l'heure actuelle on a plutôt l'air de refuser que de vouloir répandre ; on en fait pour les jeunes gens comme un secret, un mystère qui ne devrait se révéler à eux que progressivement et dans le cours de leurs années ; fâcheuse erreur qu'il importe de détruire.

C'est à l'adolescent qu'il faut enseigner la science sociale, au moins ses premiers rudiments. Les idées peuvent s'acquérir à tout âge : mais, pour que l'âme s'y prête, il faut qu'elle y soit formée de bonne heure, alors qu'elle est encore tendre, vive et impressionnable ; on doit se bien convaincre que jamais les sentiments civiques ne passeront dans les mœurs de l'âge mûr, si d'abord, par l'éducation, ils ne se sont emparés de l'homme dans l'adolescence de son cœur et de sa raison.

Mais comment faire apprécier le bienfait et faire sentir la nécessité d'une éducation civique, au milieu de cette indifférence de tant de familles, où l'on ne s'occupe jamais ni de patrie, ni d'intérêts et de devoirs publics, et où les enfants, abandonnés à la routine et à la sécheresse d'une éducation vulgaire, ne reçoivent aucune impulsion vers les hautes idées et les nobles sentiments ?

L'éducation primitive, qui a développé le germe de nos penchants, est d'une extrême importance ; son influence s'étend au loin ; et souvent notre destinée entière s'y rattache.

Mais indépendamment de ce mobile commun de toutes les impulsions communiquées à l'homme dans son enfance, il est deux moyens d'éducation plus spécialement propres à servir à l'apprentissage de la vie publique : l'enseignement de l'école et l'institution domestique. L'un, par l'étude rationnelle de certaines sciences, peut ouvrir à l'adolescent une sphère d'idées, d'où il embrassera d'un coup d'œil juste et élevé sa position, ses relations, ses intérêts et ses devoirs comme membre d'un État; l'autre, par des inspirations et des exemples puisés au sein de la famille, le disposera aux vertus sans lesquelles la science du citoyen est stérile ; vertus qui ne s'apprennent pas, mais dont le germe doit être déposé de bonne heure dans l'âme, et qui ne s'y développe jamais mieux que lorsque des mains paternelles l'y ont cultivé.

Dans les écoles et les collèges ce qu'il importe d'enseigner c'est l'histoire et la philosophie, une philosophie grande et pure : qu'elle ait jeté dans l'âme les germes du sentiment religieux ; qu'elle ait reporté la cause et la sanction de toute morale dans le sein même de la Divinité : qu'elle ait placé les humaines vertus sous la sauvegarde des immuables principes d'ordre et de justice éternels, l'homme alors paraît dans toute sa force, dans toute sa dignité.

*
* *

Jeunes gens, nous connaissons vos mœurs graves, vos généreux penchants, vos esprits ardents et vos cœurs attachés à tout ce qui est juste.

Jeunes gens, vous montez sur la scène du monde : peut-être l'occuperez-vous et aurez-vous alors à fixer pour longtemps le sort de la civilisation. Calmes, religieux et forts, préparez-vous dignement à une mission si grande.

Jeunes gens, si des passions se rallument, si des droits sont encore mis en péril, montrez-vous vigilants et énergiques ; courez-vous ranger sous le drapeau du devoir, et là, dans ce poste sacré, quels que soient les ennemis, de quelque côté que viennent les coups, quelque danger qui menace vos têtes, généreux athlètes, combattez ! La gloire semble avoir épuisé pour nos pères les couronnes du courage guerrier ; mais le courage civil a ses palmes aussi, non moins nobles, quoique moins brillantes, et la vertu vous les destine.

TABLE DES MATIÈRES

CHAPITRE XI

Vie progressive de l'enfant.

CHAPITRE XII

Evolution physique de l'enfant.

CHAPITRE XIII

Désillusions dans le mariage. — Avarie. — Divorce.

CHAPITRE XIV

Devoir conjugal. — Dépopulation.

CHAPITRE XV

Violation des lois du mariage.

CHAPITRE XVI
Elevage des enfants. — Allaitement.

CHAPITRE XVII
Education des enfants.

CHAPITRE XVIII
Maladies de l'enfant.

CHAPITRE XIX
Etablissement des enfants.

CHAPITRE XX
La syphilis.

CHAPITRE XXI
Valeur sanitaire du mariage.

CHAPITRE XXII
Le célibat.

CHAPITRE XXIII
Secret professionnel.

SECOND LIVRE
ROLE DU MÉDECIN DANS LA SOCIÉTÉ

CHAPITRE I
Considérations générales sur la société.

CHAPITRE II
Rôle du médecin dans la société.

CHAPITRE III
Rôle du médecin dans la civilisation.

CHAPITRE IV

Rôle du médecin dans la civilisation *(suite)*. — Les pauvres.

CHAPITRE V

Le médecin perd son prestige.

CHAPITRE VI

Hygiène.

CHAPITRE VII

Littérature.

CHAPITRE VIII

Romantisme et romans.

CHAPITRE IX

La presse.

CHAPITRE X
Le théâtre.

CHAPITRE XI
Philosophie.

CHAPITRE XII
Sciences.

CHAPITRE XIII
Beaux-Arts.

CHAPITRE XIV

Législation. — Médecine légale. — Criminalité.

CHAPITRE XV

Enseignement.

— Imp. A. Taffin-Lefort. — 11-17. —